全国优秀教材二等奖

全国医药中等职业教育药学类“十四五”规划教材（第三轮）

供药学类专业使用

药用化学基础（一）——无机化学（第3版）

主　编　张雪昀　倪　汀

副主编　吴　瑞　狄敬旭　申扬帆

编　者　（以姓氏笔画为序）

王　歌（河南医药健康技师学院）

申扬帆（湖南食品药品职业学院）

任　欢（广东省食品药品职业技术学校）

吴　瑞（山东药品食品职业学院）

何爱英（江西省医药学校）

狄敬旭（江苏省常州技师学院）

张雪昀（湖南食品药品职业学院）

倪　汀（江苏省常州技师学院）

韩　冰（佛山市南海区卫生职业技术学校）

中国健康传媒集团

中国医药科技出版社

内容提要

本教材为“全国医药中等职业教育药学类‘十四五’规划教材（第三轮）”之一。本教材结合中等职业教育药学类专业的特点和医药行业对从业人员的要求，考虑现阶段中等职业教育学生的认知水平和理解能力，吸收近年来药学类中等职业教育化学教学改革的新成果编写而成。本教材分为理论知识和实验两大部分，理论知识部分包括七章，分别为走进物质的微观世界、搭建微观与宏观的桥梁、知晓溶液的基本知识、探索化学反应的基本规律、解悟电解质溶液的奥妙、认识一类复杂化合物、浏览丰富多彩的无机物等。本教材为书网融合教材，即纸质教材有机融合电子教材、教学配套资源（PPT、微课、视频等）、题库系统、数学化教学服务（在线教学、在线作业、在线考试），使教学资源更多样化、立体化。

本教材供全国中等职业教育和五年制高等职业教育医药卫生类专业使用。

图书在版编目（CIP）数据

药用化学基础．一，无机化学/张雪昀，倪汀主编．— 3 版．—北京：中国医药科技出版社，2020.12

全国医药中等职业教育药学类“十四五”规划教材．第三轮

ISBN 978 – 7 – 5214 – 2168 – 2

Ⅰ.①药… Ⅱ.①张… ②倪… Ⅲ.①药物化学 – 无机化学 – 中等专业学校 – 教材 Ⅳ.①R914

中国版本图书馆 CIP 数据核字（2020）第 236046 号

美术编辑 陈君杞
版式设计 友全图文

出版 **中国健康传媒集团** | 中国医药科技出版社
地址 北京市海淀区文慧园北路甲 22 号
邮编 100082
电话 发行：010 – 62227427 邮购：010 – 62236938
网址 www.cmstp.com
规格 787mm × 1092mm $^{1}/_{16}$
印张 13 $^{1}/_{4}$
彩插 1
字数 240 千字
初版 2011 年 5 月第 1 版
版次 2020 年 12 月第 3 版
印次 2023 年 7 月第 5 次印刷
印刷 三河市万龙印装有限公司
经销 全国各地新华书店
书号 ISBN 978 – 7 – 5214 – 2168 – 2
定价 44.00 元

出版说明

2011 年，中国医药科技出版社根据教育部《中等职业教育改革创新行动计划（2010—2012 年）》精神，组织编写出版了“全国医药中等职业教育药学类专业规划教材”；2016 年，根据教育部 2014 年颁发的《中等职业学校专业教学标准（试行）》等文件精神，修订出版了第二轮规划教材“全国医药中等职业教育药学类‘十三五’规划教材”，受到广大医药卫生类中等职业院校师生的欢迎。为了进一步提升教材质量，紧跟职教改革形势，根据教育部颁发的《国家职业教育改革实施方案》（国发〔2019〕4 号）、《中等职业学校专业教学标准（试行）》（教职成厅函〔2014〕48 号）精神，中国医药科技出版社有限公司经过广泛征求各有关院校及专家的意见，于 2020 年 3 月正式启动了第三轮教材的编写工作。

党的二十大报告指出，要办好人民满意的教育，全面贯彻党的教育方针，落实立德树人根本任务，培养德智体美劳全面发展的社会主义建设者和接班人。教材是教学的载体，高质量教材在传播知识和技能的同时，对于践行社会主义核心价值观，深化爱国主义、集体主义、社会主义教育，着力培养担当民族复兴大任的时代新人发挥巨大作用。在教育部、国家药品监督管理局的领导和指导下，在本套教材建设指导委员会专家的指导和顶层设计下，中国医药科技出版社有限公司组织全国 60 余所院校 300 余名教学经验丰富的专家、教师精心编撰了“全国医药中等职业教育药学类‘十四五’规划教材（第三轮）”，该套教材付梓出版。

本套教材共计 42 种，全部配套“医药大学堂”在线学习平台。主要供全国医药卫生中等职业院校药学类专业教学使用，也可供医药卫生行业从业人员继续教育和培训使用。

本套教材定位清晰，特点鲜明，主要体现如下几个方面。

1. 立足教改，适应发展

为了适应职业教育教学改革需要，教材注重以真实生产项目、典型工作任务为载体组织教学单元。遵循职业教育规律和技术技能型人才成长规律，体现中职药学人才培养的特点，着力提高药学类专业学生的实践操作能力。以学生的全面素质培养和产业对人才的要求为教学目标，按职业教育“需求驱动”型课程建构的过程，进行任务分析。坚持理论知识“必需、够用”为度。强调教材的针对性、实用性、条理性和先进性，既注重对学生基本技能的培养，又适当拓展知识面，实现职业教育与终身学习的对接，为学生后续发展奠定必要的基础。

2. 强化技能，对接岗位

教材要体现中等职业教育的属性，使学生掌握一定的技能以适应岗位的需要，具有一定的理论知识基础和可持续发展的能力。理论知识把握有度，既要给学生学习和掌握技能奠定必要的、足够的理论基础，也不要过分强调理论知识的系统性和完整性；注重技能结合理论知识，建设理论－实践一体化教材。

3. 优化模块，易教易学

设计生动、活泼的教学模块，在保持教材主体框架的基础上，通过模块设计增加教材的信息量和可读性、趣味性。例如通过引入实际案例以及岗位情景模拟，使教材内容更贴近岗位，让学生了解实际岗位的知识与技能要求，做到学以致用；"请你想一想"模块，便于师生教学的互动；"你知道吗"模块适当介绍新技术、新设备以及科技发展新趋势、行业职业资格考试与现代职业发展相关知识，为学生后续发展奠定必要的基础。

4. 产教融合，优化团队

现代职业教育倡导职业性、实践性和开放性，职业教育必须校企合作、工学结合、学作融合。专业技能课教材，鼓励吸纳1～2位具有丰富实践经验的企业人员参与编写，确保工作岗位上的先进技术和实际应用融入教材内容，更加体现职业教育的职业性、实践性和开放性。

5. 多媒融合，数字增值

为适应现代化教学模式需要，本套教材搭载"医药大学堂"在线学习平台，配套以纸质教材为基础的多样化数字教学资源（如课程PPT、习题库、微课等），使教材内容更加生动化、形象化、立体化。此外，平台尚有数据分析、教学诊断等功能，可为教学研究与管理提供技术和数据支撑。

编写出版本套高质量教材，得到了全国各相关院校领导与编者的大力支持，在此一并表示衷心感谢。出版发行本套教材，希望得到广大师生的欢迎，并在教学中积极使用和提出宝贵意见，以便修订完善，共同打造精品教材，为促进我国中等职业教育医药类专业教学改革和人才培养作出积极贡献。

数字化教材编委会

主　编　张雪昀　倪　汀

副主编　吴　瑞　狄敬旭　申扬帆

编　者　（按姓氏笔画排序）

王　歌（河南医药健康技师学院）

申扬帆（湖南食品药品职业学院）

任　欢（广东省食品药品职业技术学校）

吴　瑞（山东药品食品职业学院）

何爱英（江西省医药学校）

狄敬旭（江苏省常州技师学院）

张雪昀（湖南食品药品职业学院）

倪　汀（江苏省常州技师学院）

韩　冰（佛山市南海区卫生职业技术学校）

前言

本教材按照全国医药中等职业教育药学类规划教材建设方案的要求，结合中等职业教育药学类专业的特点和医药行业对从业人员的知识、技能结构需要，考虑现阶段中等职业教育学生的认知水平和理解能力，吸收近年来药学类中等职业教育化学教学改革的新成果编写而成。教材内容重点讲述基本理论、基本知识和基本技能。在内容的选取和编排上努力提高教材的“思想性、科学性、启发性、先进性和适用性”。

本书是在原有的无机化学课程体系基础上，按现阶段中等职业教育学生的认知规律和药学类专业学习的需要重新整合编排教学内容。在与初中化学衔接的基础上，教材内容紧密联系医药行业实际，穿插了一些内容精致并与药学或日常生活联系紧密的“你知道吗”知识拓展栏目，旨在拓展学生的视野，增强趣味性和实用性，诱发和提高学生的学习兴趣，并为课程思政提供部分素材。在教学内容设计方面，每节都以“学习目标”为开始，由“实例分析”导入，中间穿插“请你想一想”，以“目标检测”为结尾。

编写中努力体现以下特点。

1. 以认知规律为主线，将相关内容进行了模块整合。

2. 充分体现“药用”二字，药学类专业特色鲜明。各章中都尽量选用与医药行业有关的案例、例题、知识拓展。

3. 充分体现“基础”二字，中等职业教育和服务药学类专业的特色鲜明。以必需、够用为宗旨适当减少了纯理论性的内容，增加了实践操作技能和理论应用性方面的知识，突出职业技能特点，以满足学生后续专业知识学习和技能训练的需要。

本教材为书网融合教材，即纸质教材有机融合电子教材、教学配套资源（PPT、微课、视频等）、题库系统、教学化教学服务（在线教学、在线作业、在线考试），使教学资源更多样化、立体化。

本书由张雪昀、倪汀担任主编，吴瑞、狄敬旭、申扬帆担任副主编，全书共七章，具体分工如下（按章节顺序排列）：何爱英负责编写第一章，吴瑞负责编写第二章，倪汀、狄敬旭负责编写第三章，任欢负责编写第四章，张雪昀、申扬帆负责编写第五章和实验部分及附录，王歌负责编写第六章，韩冰负责编写第七章。

本教材编写过程中，参考了大量的文献资料，同时，还得到了各位编者所在院校领导和有关专家的大力支持、帮助，在此，一并表示衷心的感谢！

由于受编者学识水平所限，难免存在疏漏与不足之处，恳请广大师生批评指正。

编　者

2020 年 10 月

目录

第一章　走进物质的微观世界　1

第一节　原子结构　1

一、原子的组成　2

二、同位素　3

三、原子核外电子的排布　4

四、原子结构与元素性质的关系　6

1. 掌握原子的组成；原子的质子数、中子数、核外电子数以及质量数之间的关系。
2. 熟悉元素原子核外电子的排布规律及原子结构示意图。

第二节　元素周期律与元素周期表　7

一、元素周期律　8

二、元素周期表　9

三、元素周期表的应用　12

1. 掌握元素周期律以及元素性质在元素周期表中的递变规律及应用。
2. 熟悉元素周期表的基本结构。

第三节　化学键　14

一、离子键　15

二、共价键　16

1. 掌握化学键的定义和分类；离子键的形成、定义；共价键的形成、定义及分类。
2. 熟悉配位键及配位键的形成条件。

第四节　分子间作用力　19

一、分子的极性　19

二、分子间作用力　20

三、氢键　21

1. 掌握分子间作用力与氢键的概念及其对物质物理性质的影响。
2. 熟悉极性分子和非极性分子的概念。

第二章　搭建微观与宏观的桥梁　25

第一节　物质的量　25

一、物质的量及其单位——摩尔　25

二、摩尔质量　27

三、有关物质的量的计算　28

1. 掌握物质的量及其单位——摩尔；摩尔质量。
2. 熟悉阿伏伽德罗常数的含义。

第二节　气体摩尔体积　32

一、摩尔体积　33

二、气体摩尔体积　33

1. 掌握气体摩尔体积的概念。
2. 熟悉摩尔体积的概念。

第三章 知晓溶液的基本知识	**37**	
第一节 溶液的基本概念	37	1. 掌握溶液的组成；溶解度的概念和影响溶解度的因素。 2. 熟悉溶解过程；溶解度的应用。
一、溶液的组成	38	
二、溶解过程	38	
三、溶解度	39	
四、溶解度的应用	40	
第二节 溶液浓度的表示方法	44	1. 掌握溶液浓度的表示方法。 2. 熟悉滴注生理盐水、葡萄糖注射液和消毒酒精溶液浓度表示方法和规格。
一、物质的量浓度	44	
二、质量浓度	45	
三、质量分数	46	
四、体积分数	46	
第三节 溶液浓度的换算、溶液的配制和稀释	49	1. 掌握溶液浓度的换算方法。 2. 熟悉溶液的配制和稀释的步骤。
一、溶液浓度的换算	49	
二、溶液的配制和稀释	50	
第四节 溶液的渗透压	56	1. 掌握溶液的扩散、渗透现象及渗透压的概念。 2. 熟悉渗透浓度的计算。
一、渗透现象和渗透压	56	
二、渗透压与渗透浓度的关系	58	
三、低渗、等渗和高渗溶液	58	
第五节 胶体溶液	61	1. 掌握胶体溶液的性质、稳定因素和聚沉的方法。 2. 熟悉分散系的概念和分类。
一、分散系	61	
二、胶体溶液的性质	62	
三、溶胶的稳定性和聚沉	64	
第四章 探索化学反应的基本规律	**67**	
第一节 化学反应速率	67	1. 掌握各种因素对化学反应速率的影响。 2. 熟悉化学反应速率的概念。
一、化学反应速率	67	
二、影响化学反应速率的因素	68	
第二节 化学平衡	72	1. 掌握化学平衡的概念；化学平衡的移动原理。 2. 熟悉化学平衡的特征。
一、可逆反应和化学平衡	72	
二、化学平衡常数	73	
三、化学平衡的移动	74	
第三节 氧化还原反应	79	1. 掌握氧化还原反应；氧化剂与还原剂的概念。 2. 熟悉常见的氧化剂和还原剂。
一、氧化还原反应	79	
二、氧化剂和还原剂	80	

第五章 解悟电解质溶液的奥妙 84

第一节 弱电解质的解离平衡 84

一、强电解质和弱电解质 85

二、弱电解质的解离平衡 86

三、同离子效应 89

1. 掌握强、弱电解质的概念，解离方程式，弱电解质的解离平衡常数的意义。
2. 熟悉强、弱电解质的区别、同离子效应。

第二节 酸碱理论简介 91

一、酸碱电离理论简介 91

二、酸碱质子理论简介 92

1. 掌握酸碱电离理论和酸碱质子理论中有关酸、碱的概念。
2. 熟悉共轭酸碱对。

第三节 水的解离和溶液的 pH 95

一、水的解离平衡 95

二、溶液的酸碱性和 pH 96

三、酸碱指示剂 98

1. 掌握溶液的 pH 的概念；溶液的酸碱性和氢离子浓度与 pH 的关系。
2. 熟悉水的离子积。

第四节 离子反应 101

一、离子反应和离子方程式 102

二、离子反应发生的条件 102

1. 掌握离子反应和离子方程式。
2. 熟悉离子反应发生的条件。

第五节 盐类水溶液的酸碱性 104

一、盐类的水解 104

二、盐的分类与盐溶液的酸碱性 105

三、影响盐类水解的因素 107

1. 掌握盐类水解的实质；盐类水解与溶液酸碱性的关系。
2. 熟悉盐的分类。

第六节 缓冲溶液 109

一、缓冲溶液的概念 109

二、缓冲溶液的组成 110

三、缓冲作用原理 110

四、缓冲溶液的配制 111

五、缓冲溶液在医药上的应用 111

1. 掌握缓冲作用、缓冲溶液的概念。
2. 熟悉缓冲溶液的组成、缓冲对的类型。

第七节 难溶电解质的沉淀溶解平衡 113

一、溶度积 113

二、溶度积规则 114

三、沉淀的生成和溶解 114

1. 掌握难溶电解质的沉淀溶解平衡；溶度积规则。
2. 熟悉溶度积常数的意义。

第六章 认识一类复杂化合物 118

第一节 配合物的基本概念 118

一、配合物的定义 119

二、配合物的组成 119

三、配合物的命名 121

1. 掌握配合物的概念、命名。
2. 熟悉配合物的组成。

第二节 螯合物 123
一、螯合物的定义 123
二、螯合物的形成条件 124

1. 掌握螯合物的概念。
2. 熟悉螯合物的形成条件。

第七章 浏览丰富多彩的无机物 127

第一节 常见非金属单质及其化合物 127
一、卤素及其化合物 128
二、氧、硫及其化合物 132
三、氮、磷、砷及其化合物 136
四、碳、硅及其化合物 141
五、硼的重要化合物 142

1. 掌握卤素及其化合物的性质；过氧化氢、氨、硝酸、铵盐和碳酸盐的性质；浓硫酸的特性。
2. 熟悉硫、磷及其重要化合物的性质；氮及其氧化物的性质；臭氧。

第二节 常见金属单质及其化合物 145
一、金属的一般通性 146
二、碱金属及其化合物 147
三、碱土金属及其化合物 149
四、铅、铝及其重要化合物 150
五、铜、银、锌、汞、铁及其化合物 152

1. 掌握金属键和金属的通性；钾、钠、镁、钙及其重要化合物的性质。
2. 熟悉铅、铝、铜、银、锌、汞、铁及其重要化合物。

实验部分 159
实验室规则 159
实验常用仪器简介 160
实验一 无机化学实验基本操作 165
实验二 溶液的配制和稀释 172
实验三 药用氯化钠的制备 174
实验四 化学反应速率和化学平衡 175
实验五 电解质溶液和同离子效应 177
实验六 缓冲溶液 179
实验七 几种重要阴离子的检验 181
实验八 几种阳离子的检验 182
实验九 硫酸亚铁铵的制备 183
实验十 实验技能测试 185
附录 186
附录一 常用计量单位换算 186
附录二 部分无机酸、碱在水中的解离常数(298.15K) 187
附录三 常用缓冲溶液的配制 188
附录四 常见难溶电解质的溶度积(25℃) 189
参考答案 190
参考文献 197

第一章 走进物质的微观世界

大自然展现在我们面前的是一个千变万化、绚丽多姿的宏观世界。宏观世界是由数以万计的各种不同物质构成的，那么这些物质又是由什么组成的呢？让我们一起走进物质的微观世界，去探索物质的微观结构吧。

第一节 原子结构

PPT

学习目标

知识要求

1. **掌握** 原子的组成；原子的质子数、中子数、核外电子数以及质量数之间的关系。
2. **熟悉** 元素原子核外电子的排布规律及原子结构示意图。
3. **了解** 元素、同位素的概念及其应用。

能力要求

1. 能正确书写 1～20 号元素原子核外电子的排布式及原子结构示意图。
2. 会用原子结构与元素性质的关系解决有关问题。

实例分析

实例 1897 年，英国物理学家汤姆逊将一块涂有硫化锌的小玻璃片放在阴极射线所经过的路途上，看到硫化锌会发闪光，他发现一般情况下，阴极射线是直线行进的，但加上电场，阴极射线都出现了偏折。1911 年，英国物理学家卢瑟福用一束 α 粒子（带 2 个单位正电荷的氦原子核）轰击金箔时，发现大部分 α 粒子都能顺利穿过金箔，而且不改变原来前进的方向，只有万分之一的 α 粒子好像碰到了坚不可摧的质点而被完全反弹回来，少数 α 粒子穿过金箔时发生了偏转（图 1－1）。

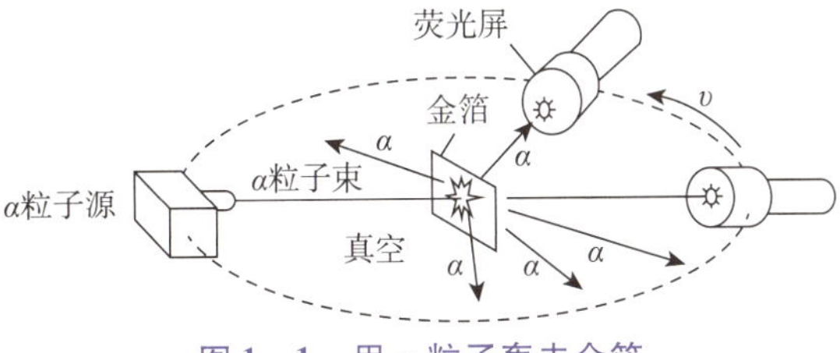

图 1－1 用 α 粒子轰击金箔

问题 为什么会有这样的现象？这说明了原子的结构是怎样的？

一、原子的组成

原子是一种电中性的微粒(其直径约为 10^{-10}m),是由一个带若干(Z 个)正电荷的原子核和带若干(Z 个)负电荷的电子组成的;原子核是由 Z 个质子和若干(N 个)中子组成的紧密结合体,其直径不及原子直径的万分之一;电子的直径更小。可见原子核和电子仅占原子体积中的几千亿分之一,原子内部绝大部分是“空着的”,如图 1-2 所示。质子带一个单位正电荷,电子带一个单位负电荷,中子不带电。

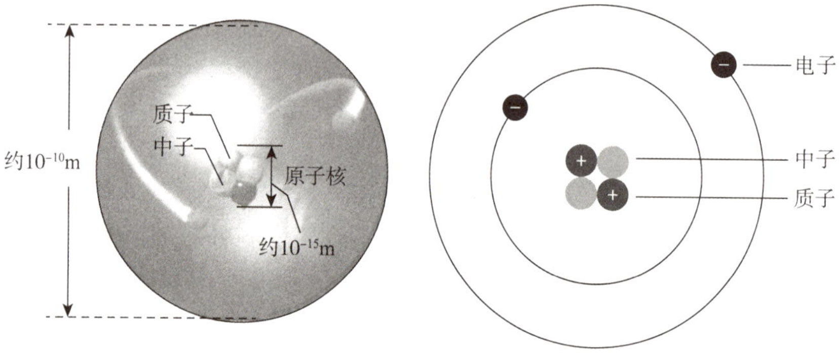

图 1-2 氦原子结构示意图

对于一个原子来说:核电荷数(Z)= 核内质子数(Z)= 核外电子数

电子的质量为 9.1091×10^{-31}kg,质子的质量为电子的 1836 倍。所以,原子的质量几乎集中在原子核上。质子、中子的质量也很小,通常用他们的相对质量进行计算。作为相对原子质量标准的 ^{12}C 原子的质量是 1.9927×10^{-26}kg,它的 1/12 是 1.6606×10^{-27}kg。质子和中子对它的相对质量分别为 1.007 和 1.008,取近似整数值为 1。

若忽略电子的质量,把一个原子的原子核内所有的质子和中子的相对质量取整数相加,所得的数值称为该原子的相对质量数,简称质量数,用符号 A 表示。即:

原子的质量数(A)= 质子数(Z) + 中子数(N)

因此,只要知道上述三个数值中的任意两个,就可以推算出另一个数值来。例如,氧原子的核电荷数为 8,质量数为 16,则氧原子的中子数为 8。

综上所述,如以 $^{A}_{Z}X$ 代表一个质量数为 A、质子数为 Z 的原子,则组成原子的粒子间的关系如下:

$$\text{原子}\,^{A}_{Z}X\begin{cases}\text{原子核}\begin{cases}\text{质子} & Z\text{个}\\ \text{中子} & (A-Z)\text{个}\end{cases}\\ \text{核外电子} \qquad\qquad\quad Z\text{个}\end{cases}$$

请你想一想

1. 是否有原子的原子核里没有中子?氢元素的一种原子质量数为 1,即 $^{1}_{1}H$,请问:这个氢原子的中子数是多少?核外电子数是多少?

2. 硫原子的质量数是 32,即 $^{32}_{16}S$,那么该硫原子的中子数和核外电子数各是多少?

二、同位素

具有相同质子数的同一类原子总称为元素。同一种元素的不同原子的质子数是相同的，但中子数不一定相同。如氢元素就有三种不同的原子，见表 1 – 1。像这种质子数相同而中子数不同的同一种元素的不同原子，在元素周期表中处于同一位置互称为同位素。

表 1 – 1　氢的同位素

同位素	符号	名称	质量数	质子数	中子数	电子数
氢$^{1}_{1}H$	H	氕	1	1	0	1
重氢$^{2}_{1}H$	D	氘	2	1	1	1
超重氢$^{3}_{1}H$	T	氚	3	1	2	1

大多数的元素都有两种或两种以上的同位素。例如，碳元素有^{12}C、^{13}C 和^{14}C 等几种同位素。除了三种氢的同位素有特定的名称外，其他都没有特定的名称，都以^{A}X 来表示。

同位素分为稳定同位素（如氕、氘、^{12}C、^{13}C 等）和放射性同位素（如氚、^{14}C、^{131}I、^{60}Co 等）。放射性同位素能自发不断地放出一些不可见的射线（如 α、β、γ 射线），它们在医药、工农业、科研和国防等方面有着广泛的应用。例如在医药上，碘（^{131}I）用于甲状腺功能测定、甲状腺扫描，也用于治疗甲状腺功能亢进、甲状腺癌转移、顽固心绞痛；钴（^{58}Co）用于恶性贫血的诊断；钴（^{60}Co）或镭（^{226}Ra）用于对癌细胞进行放射性治疗；利用放射性同位素作为示踪原子，可以研究药物的作用机制、药物的吸收和代谢等。

放射性同位素除了天然存在的以外，还可以通过人工的方法制造出许多放射性同位素，又称为人造放射性同位素。

同种元素的各种同位素虽然质量数不同，但它们在周期表中占据同一位置，其化学性质几乎完全相同。在天然存在的某种元素里，不论是游离态（单质）还是化合态，各种同位素原子所占百分比一般是不变的。通常使用的元素相对原子质量，是按各种天然同位素所占的百分比算出来的平均值。例如，天然存在的氯元素有两种同位素：

^{35}Cl　原子的相对质量是 34.969　百分含量是 75.77%

^{37}Cl　原子的相对质量是 36.966　百分含量是 24.23%

所以氯元素的相对原子质量为：

$$34.969\times75.77\%+36.966\times24.23\%\approx35.453$$

利用同位素的质量数及各种天然同位素的百分含量也能计算出该元素的近似相对原子质量。

请你想一想

借助互联网，做如下调查：①我国第一颗原子弹和氢弹是何时发射成功的？原子弹、氢弹和中子弹有何不同？②了解苏联的切尔诺贝利核电站发生核泄漏事件的时间和造成的危害？③了解核能在民用生活上的应用情况。

你知道吗

放射性同位素在医学上的应用

放射性同位素在医学上的应用已极为广泛：如碘的同位素^{131}I甲状腺吸碘试验、同位素肾图、碘玫瑰红钠肝功能测定，心放射图和肺放射图等可以对相应脏器进行功能测定。铬的同位素^{51}Cr能测定人的血容量、胃肠道出血量以及血红细胞寿命等。

放射性同位素造影术利用同位素药物分布在各脏器或组织浓度的不同，可以通过对心、肝、脾、肺、肾、脑、甲状腺和骨骼等进行静态或动态扫描，了解各种脏器的形态和大小，并能发现肿瘤。

对于内脏器官上的癌细胞，用适度的射线剂量对准癌细胞的巢穴进行适当的照射，可以做到只杀死癌细胞，而对其周围的正常组织不会造成伤害或少受伤害。也可以手术切除为主，手术后再用适度的射线剂量进行照射，以杀死残余的癌细胞。

利用放射性同位素^{60}Co发出的射线，可以对医疗器具进行消毒灭菌。

利用放射性同位素放出射线的能量来产生电能的“核电池”，可为心脏起搏器提供动力。

总之，放射性同位素在医学上的应用为保护人类健康做出了巨大贡献。

三、原子核外电子的排布

1. 核外电子的分层排布 在含有多个电子的原子里，电子的能量并不相同，能量低的电子通常在离核较近的区域运动，能量高的电子通常在离核较远的区域运动。为了区分在不同区域运动的电子，将能量相近的划为一层，称为电子层，用符号 n 表示。电子层按能量由低到高（离核由近到远），依次称为第 1 电子层（$n=1$）、第 2 电子层（$n=2$）……一直到第 7 电子层（$n=7$）。习惯上也分别称为 K、L、M、N、O、P、Q 层。

2. 核外电子的排布规律 原子核外电子的排布规律如下。

（1）电子是按能量由低到高在核外由近及远分层排布。即核外电子先排第 1 电子层，排满后再排第 2 电子层，依此类推。

（2）每一电子层最多容纳的电子数是$2n^2$（n代表电子层数）。即第 1 电子层最多容纳 2 个电子，第 2 电子层最多容纳 8 个电子，第 3 电子层最多容纳 18 个电子，依此类推。

（3）最外层电子数不超过 8（K 层为最外层时，电子数不超过 2）；次外层电子数不超过 18；倒数第三层电子数不超过 32。

（4）当最外层电子数达到 8（K 层为 2）时，就达到了稳定结构。

表 1 – 2 列出了 1 ~ 20 号元素原子的电子层排布情况。

表 1 – 2 1 ~ 20 号元素原子的电子层排布

核电荷数	元素符号	电子层			
		K	L	M	N
1	H	1			
2	He	2			
3	Li	2	1		

续表

核电荷数	元素符号	电子层			
		K	L	M	N
4	Be	2	2		
5	B	2	3		
6	C	2	4		
7	N	2	5		
8	O	2	6		
9	F	2	7		
10	Ne	2	8		
11	Na	2	8	1	
12	Mg	2	8	2	
13	Al	2	8	3	
14	Si	2	8	4	
15	P	2	8	5	
16	S	2	8	6	
17	Cl	2	8	7	
18	Ar	2	8	8	
19	K	2	8	8	1
20	Ca	2	8	8	2

3. 核外电子排布的表示方法　化学上有多种方式表示核外电子的排布情况，最简单的是原子结构示意图。原子结构示意图用小圆圈加数字表示原子核及核内质子数，弧线表示电子层，弧线上的数字表示该电子层上的电子数。知道原子的核外电子数和电子层分布以后，我们就可以画出原子结构示意图。表 1－3 列出了 1～20 号元素的原子结构示意图。

表 1－3　1～20 号元素的原子结构示意图

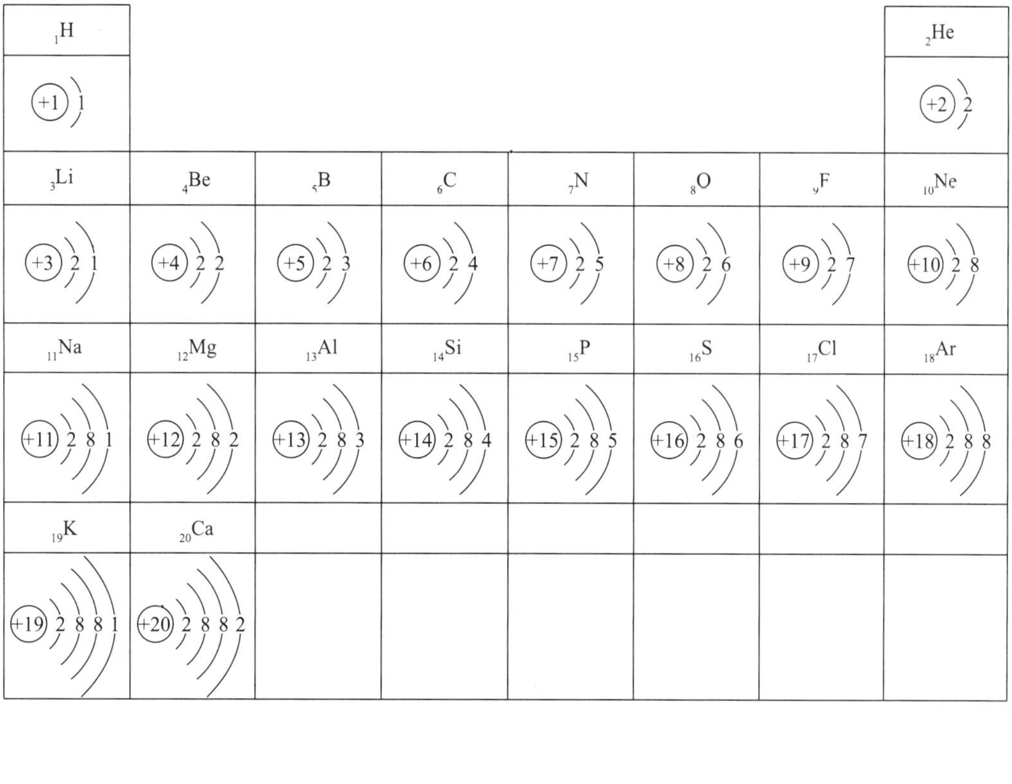

四、原子结构与元素性质的关系

元素的化学性质主要是由原子的最外层电子决定的，稀有气体元素的原子最外层上有8个电子(氦的最外层为2个电子)，达到了稳定结构，它们既不易失去电子，也不易得到电子，所以化学性质稳定，一般不与其他物质发生化学反应。金属元素的原子最外层电子数较少，在化学反应中易失去这些电子使次外层变成最外层，达到稳定结构；非金属元素的原子最外层电子数较多，在化学反应中易得到电子使最外层达到稳定结构。

通常把原子失去电子而变成阳离子的趋势称为元素的金属性。原子越容易失去电子，生成的阳离子越稳定，该元素的金属性就越强。例如：

$$\xrightarrow[\text{金属性依次减弱(原子失去电子的能力依次减弱)}]{\text{钾(K)　钠(Na)　镁(Mg)　铝(Al)}}$$

通常把原子得到电子而变成阴离子的趋势称为元素的非金属性。原子越容易得到电子，生成的阴离子越稳定，该元素的非金属性就越强。例如：

$$\xrightarrow[\text{非金属性依次减弱(原子得到电子的能力依次减弱)}]{\text{氟(F)　氯(Cl)　溴(Br)　碘(I)}}$$

你知道吗

1959年，诺贝尔奖获得者，被认为继爱因斯坦之后最为睿智的理论物理学家——理查德·费因曼教授在美国加州理工大学发表了题为“在底部还有很大空间”的演讲。在费因曼看来，人类社会目前的生产方式，总是“从上而下”的，他提出：“为什么我们不可以从单个分子、甚至原子出发，进行组装，达到我们的要求？物理学的规律不排除一个原子一个原子地制造物品的可能。”

40年后，热遍全球的纳米技术实现了这一梦想。要从分子、原子出发，制造物品，第一步得看见原子和分子。1981年，德国科学家发明了纳米显微镜，即扫描隧道显微镜(STM)，人类由此可以直观地观察到单个原子了。第二步就是要能够操纵它。1990年，美国加州IBM实验室，将35个氙原子排布成“IBM”3个字母，其总面积只有几个平方纳米，人类第一次实现了操纵单个原子，拉开了纳米科技的序幕。

目标检测

一、选择题

(一)单项选择题

1. 对铝离子Al^{3+}叙述错误的是

A. 核电荷数为13　　B. 核外电子数为13

C. 质量数为27　　D. 中子数为14

2. 下列元素原子核外具有 4 个电子层的是

A. Li　　B. Na　　C. K　　D. S

3. 同一种元素一定具有相同的

A. 电子数　　B. 中子数　　C. 质量数　　D. 质子数

（二）多项选择题

1. 在所有原子中一定含有的微粒是

A. 质子　　B. 中子　　C. 电子　　D. 质子、中子和电子

2. 有关$^{12}_{6}C$原子和$^{14}_{6}C$原子，下列叙述正确的是

A. 中子数相等　　B. 质子数相等

C. 电子数相等　　D. 属于同种元素

二、判断题

1. 阳离子越稳定，该元素的金属性就越强。

2. 决定元素化学性质的是核电荷数。

3. 原子结构示意图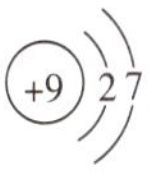表示阳离子。

第二节　元素周期律与元素周期表

PPT

学习目标

知识要求

1. **掌握**　元素周期律以及元素性质在元素周期表中的递变规律及应用。
2. **熟悉**　元素周期表的基本结构。

能力要求

1. 能正确书写 1～36 号元素的名称和元素符号。
2. 会利用元素性质在周期表中的递变规律判断元素的金属性或非金属性及对应的碱或酸的强弱。

实例分析

实例　1869 年 35 岁的门捷列夫发表了第一张元素周期表，他在周期表中没有机械地完全按照相对原子质量数值的顺序排列。他敏感地认识到当时已知的 63 种元素远非整个元素大家族，大胆地预言了类似硼、铝、硅的未知元素（门捷列夫叫它类硼、类铝和类硅，即以后发现的钪、镓、锗），为它们在表中留下空位，预言了它们的性质。若干年后，他的预言都得到了证实，引起了科学界的震动。

问题　门捷列夫为什么能准确地预测未知元素呢？

一、元素周期律

迄今为止，已发现了118种元素。为了研究方便，人们将元素按核电荷数由小到大的顺序进行编号，此编号称为原子序数(原子序数等于原子的核电荷数)。表1－4中列出了3～18号元素的某些性质随核电荷数递增的变化情况。

表1－4 3～18号元素的某些性质随核电荷数递增的变化情况

核电荷数	3	4	5	6	7	8	9	10
元素符号	Li	Be	B	C	N	O	F	Ne
最高正化合价	+1	+2	+3	+4	+5			
负化合价				－4	－3	－2	－1	
金属性与非金属性	活泼金属	两性元素	不活泼非金属	非金属	活泼非金属	很活泼非金属	最活泼非金属	惰性元素
最高氧化物的水化物	LiOH 碱	$Be(OH)_2$ 两性	H_3BO_3 弱酸	H_2CO_3 弱酸	HNO_3 强酸			
核电荷数	11	12	13	14	15	16	17	18
元素符号	Na	Mg	Al	Si	P	S	Cl	Ar
最高正化合价	+1	+2	+3	+4	+5	+6	+7	
负化合价				－4	－3	－2	－1	
金属性与非金属性	很活泼金属	活泼金属	两性元素	不活泼非金属	非金属	活泼非金属	很活泼非金属	惰性元素
最高氧化物的水化物	NaOH 强碱	$Mg(OH)_2$ 中强碱	$Al(OH)_3$ 两性	H_2SiO_3 弱酸	H_3PO_4 中强酸	H_2SO_4 强酸	$HClO_4$ 最强酸	

1. 原子最外层电子数呈周期性变化 从表1－2可以看出，3～10号元素随着元素核电荷数的递增，元素原子最外层电子数从1逐步递增至8，达到稳定结构。11～18号元素又会重复这种情况，呈周期性变化。

2. 原子半径呈周期性的变化 从图1－3可以看出，当元素原子的电子层数相同时，从3号元素Li到9号元素F或从11号元素Na到17号元素Cl，随着核电荷数的递增，核对外层电子吸引力增大，元素原子半径逐渐缩小。元素原子半径呈周期性的变化。稀有气体由于原子半径的测定标准不一样而例外。

3. 元素主要化合价呈周期性变化 从表1－4可以看出元素的化合价随核电荷数的递增，最高正化合价周期性地逐渐递增，由+1→+7(氧、氟除外)，负价从中部(碳、硅)起周期性地从－4→－1。并且，非金属元素的最高正价与负价绝对值之和等于8。稀有气体元素的化合价看作0。

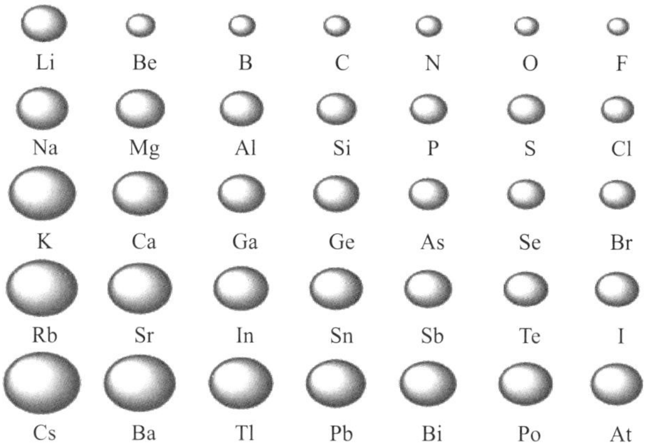

图 1－3　部分元素原子半径示意图

4. 元素金属性、非金属性及元素最高氧化物的水化物酸碱性的周期性变化　从表 1－4 可以看出随着核电荷数的递增，元素周期性地由活泼金属元素逐渐递变为活泼非金属元素；元素最高氧化物的水化物也周期性地从强碱递变到强酸。

对 18 号以后的元素继续研究下去，同样发现，元素按核电荷数递增的顺序排列后，各种性质都发生了周期性的变化，即每间隔一定数目的元素后，又出现了与前面元素相类似的性质。综上所述，可得出：元素的性质随着原子序数的递增而呈周期性的变化的规律称为元素周期律。

元素的性质之所以随着原子序数的递增而呈周期性的变化，是因为元素的性质主要是由原子的最外层电子数决定的。而元素原子中的最外层电子数是随着核电荷数的递增呈现周期性变化的。因此，可以说元素性质的周期性变化是元素原子中电子排布的周期性变化的必然结果。

请你想一想

某非金属元素 R 的最高价氧化物的化学式为 RO_3，请写出其最低价氢化物的化学式。

二、元素周期表

根据元素周期律，把现在已知的 118 种元素中电子层数相同的各种元素，按原子序数递增的顺序从左到右排成横行，再把不同横行中最外电子层的电子数相同的元素按电子层数递增的顺序由上而下排成纵行。这样得到的一个表称为元素周期表。周期表的每一个格，注明了该元素的名称、符号、原子序数、相对原子质量等。

元素周期表是元素周期律的具体表现形式，它反映了元素之间相互关系的规律。使众多元素得以形成一个完整而严密的体系。

1. 元素周期表的结构

(1)周期　目前，已知的元素在周期表中可排成七个横行，每个横行称为一个周期，即有7个周期。每一周期元素的电子层数相同，周期的序数等于该周期元素原子具有的电子层数。各周期含有元素的数目不一定相等，因此，周期有长短之分。具体周期的划分如表1-5。

表1-5 周期的划分

周期	容纳的元素数目(个)	周期类别
第一周期	2	短周期
第二周期	8	
第三周期	8	
第四周期	18	长周期
第五周期	18	
第六周期	32	
第七周期	32	

其中，57号元素镧(La)到71号元素镥(Lu)，共15种元素，它们的电子层结构和性质非常相似，总称为镧系元素。89号元素锕(Ac)到103号元素铹(Lr)，共15种元素，它们的电子层结构和性质也十分相似，总称为锕系元素，为了使表的结构紧凑，将镧系元素、锕系元素分别放在周期表的各自一格里，并将它们并列两行放在表的下面。

(2)族　周期表共有18个纵行，分为16个族。其中7个主族、7个副族、1个第Ⅷ族和1个零族。7个主族分别称ⅠA族、ⅡA族……ⅦA族，由长、短周期元素共同组成。7个副族分别称ⅠB族、ⅡB族……ⅦB族。副族和第Ⅷ族由长周期元素组成，又称为过渡元素。第8、9、10三个纵行统称为第Ⅷ族；第18个纵行是稀有气体，称为0族。

主族元素的族序数 = 该族元素的最外层电子数 = 该族元素的最高正化合价

2. 元素周期表中元素性质的递变规律

(1)元素的电负性在周期表中的递变规律　元素的电负性是指分子中元素原子吸引电子的能力，用符号X表示。其值是指定最活泼的非金属元素氟的电负性为4.0，而后通过对比求出其他元素的电负性，见表1-6所列。元素的电负性越大，表示该元素原子在分子中吸引成键电子的能力越强；反之，则表示原子在分子中吸引成键电子的能力越弱。

从表1-6可以看出，元素的电负性呈周期性的变化。同一周期的主族元素，从左向右电负性逐渐增大；同一主族中，自上而下电负性逐渐减小。从表中还可以看到，金属元素的电负性较小，非金属元素的电负性较大。电负性大的集中在表的右上区，电负性小的集中在表的左下区。电负性最大的元素是氟，最小的是铯(钫是放射性元素，一般不讨论它的电负性)。

表 1－6　元素的电负性

IA	ⅡA	ⅢB	ⅣB	ⅤB	ⅥB	ⅦB	Ⅷ			ⅠB	ⅡB	ⅢA	ⅣA	ⅤA	ⅥA	ⅦA
H 2.1																
Li 1.0	Be 1.5											B 2.0	C 2.5	N 3.0	O 3.5	F 4.0
Na 0.9	Mg 1.2											Al 1.5	Si 1.8	P 2.1	S 2.5	Cl 3.0
K 0.8	Ca 1.0	Sc 1.3	Ti 1.5	V 1.6	Cr 1.6	Mn 1.5	Fe 1.8	Co 1.9	Ni 1.9	Cu 1.9	Zn 1.6	Ga 1.6	Ge 1.8	As 2.0	Se 2.4	Br 2.8
Rb 0.8	Sr 1.0	Y 1.2	Zr 1.4	Nb 1.6	Mo 1.8	Tc 1.9	Ru 2.2	Rh 2.2	Pd 2.2	Ag 1.9	Cd 1.7	In 1.7	Sn 1.8	Sb 1.9	Te 2.1	I 2.5
Cs 0.7	Ba 0.9	Lu 1.2	Hf 1.3	Ta 1.5	W 1.7	Re 1.9	Os 2.2	Ir 2.2	Pt 2.2	Au 2.4	Hg 1.9	Tl 1.8	Pb 1.9	Bi 1.9	Po 2.0	At 2.2

(2)元素的金属性和非金属性在周期表中的递变规律　同一周期的主族元素，电子层数相同，从左向右随着核电荷数的递增，原子核对核外电子吸引力增大，元素原子半径逐渐缩小，元素的金属性逐渐减弱，非金属性逐渐增强。同一主族元素，自上而下元素原子电子层数增多，原子半径增大，元素的金属性逐渐增强，非金属性逐渐减弱。这与元素的电负性在周期表中的递变规律相统一。元素的电负性越大，说明该原子在化合物中吸引电子的能力越强，即该元素的非金属性越强，金属性越弱；元素的电负性越小，元素的非金属性越弱，金属性越强。

主族元素最高氧化物的水化物的碱性递变规律和金属性的递变规律一样，主族元素最高氧化物的水化物的酸性递变规律和非金属性的递变规律一样。如表 1－7 所示。

表 1－7　主族元素的金属性和非金属性以及它们最高氧化物的水化物酸碱性变化规律

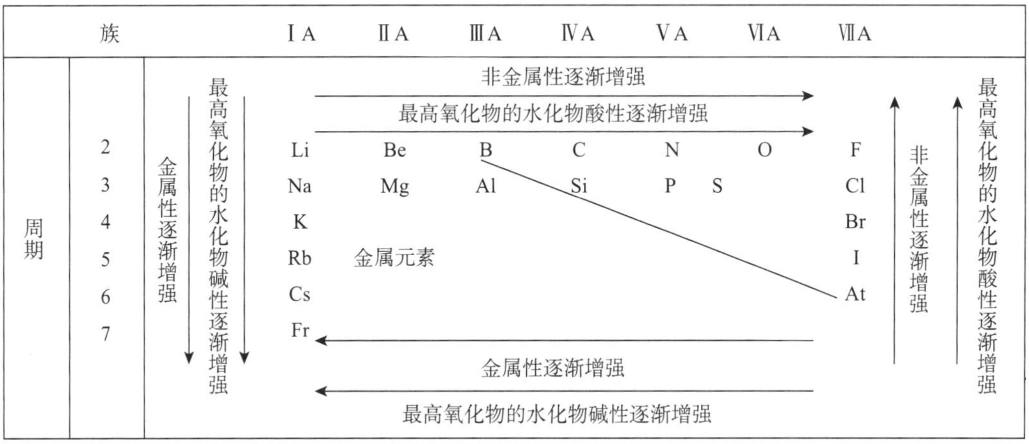

三、元素周期表的应用

元素周期表把元素的性质和其电子层结构密切联系起来，反映了元素之间的内在联系和性质的递变规律。元素周期表是学习化学的重要工具。比如，根据元素在周期表中的位置，可推断该元素的性质，根据元素的性质，又可推断元素相关化合物的性质。例如，位于第 3 周期 Ⅰ A 族的钠元素，由此可推断它的最外层有一个电子，电负性小，原子半径较大，金属性强，它的最高氧化物的水化物的碱性强。

请你想一想

你觉得先有元素周期律还是先有元素周期表？在元素周期表中，哪一种元素的金属性最强？哪一种元素的非金属性最强？它们分别位于元素周期表中的什么位置？

你知道吗

门捷列夫与元素周期律

俄国化学家门捷列夫总结了前人的经验。经过长期研究，花了很大的精力，寻求化学元素间的规律，终于在 1869 年发现了元素周期律。

最初的周期表都是按相对原子质量排序的。当某一元素的性质按相对原子质量排列性质差别较大时，门捷列夫根据自己发现的元素周期律大胆地调换了位置。他这样做的根据是：元素的性质比元素的相对原子质量更为重要。后来的事实证明，他这样做是正确的。例如，碲的相对原子质量是 127.6，如果按相对原子质量排，它应排在碘的后面，因碘的相对原子质量是 126.9。但是，在周期表中，门捷列夫把碲提到碘的前面，以便使它位于性质和它极为相似的硒的下面，并使碘位于性质和碘极为相似的溴的下面。

最重要的一点，在排列不致违背元素周期律的前提下，门捷列夫就毫不犹豫地在元素周期表中留出空位，并以一种似乎是非常大胆的口气宣布：位于空位的元素将来一定会被发现。不仅如此，他还用表中待填补进去的元素的上、下两个元素的特性作为参考，指出它们的大致性状。他所预言的三种元素，都在他在世时全部被发现了。

1875 年法国化学家布瓦博德朗发现了第一个待填补的元素，定名为镓。1879 年瑞典化学家尼尔森发现了第二个待填补的元素，定名为钪。1886 年，德国化学家文克勒又发现第三个待填补的元素，定名为锗。这三个元素的性状都和门捷列夫的预言几乎完全相符。门捷列夫由于发现了元素周期律，排出了元素周期表而闻名于全世界。

目标检测

一、选择题

（一）单项选择题

1. 下列各组中，它们原子的最外层电子数不等的是

A. 钠和钾　　B. 镁和钙

C. 氟和氯　　D. 氮和氧

2. 元素的化学性质主要与原子结构中的有关的是

A. 质子数　　B. 中子数

C. 电子层数　　D. 最外层电子数

3. 某元素原子有三个电子层，最外层电子数是 5，其原子序数是

A. 13　　B. 15

C. 17　　D. 19

4. 下列是元素的原子序数，选出化合价相同的一组金属是

A. 1，3，11　　B. 4，12，16

C. 3，11，19　　D. 11，12，13

5. 元素周期表结构中，与电子层数相关的是

A. 周期　　B. 族

C. 分区　　D. 镧系元素

（二）多项选择题

1. 关于镁原子，下列说法正确的是

A. 核电荷数为 12　　B. 镁的原子序数为 12

C. 镁属于非金属元素　　D. 核外有 3 个电子层

2. 下列叙述中错误的是

A. 原子半径 Cl > S > O

B. Li、Na、K 的金属性依次增强

C. 金属性 K < Na

D. Na、Mg、Al 原子最外层电子数逐渐减少

二、判断题

1. 元素周期表中的 Li、Be 和 B 均为金属元素。

2. 主族元素在周期表中的位置取决于该元素原子的电子层数和最外层电子数。

3. 周期表中第三周期元素从左到右原子半径逐渐增大。

三、简答题

1. 画出原子序数为 16 和 20 两种元素的原子结构示意图，并指出它们在周期表中的位置，各表现出哪些主要的化学性质？

2. 按下列要求分别排出各组的顺序。

(1)将下列元素按金属性由强到弱的顺序排序

Al、K、Mg、Na

(2)将下列元素按非金属性由弱到强的顺序排序

F、S、Cl、P

(3)将下列物质按碱性由强到弱的顺序排序

KOH、$Ca(OH)_2$、$Mg(OH)_2$

(4)将下列物质按酸性由弱到强的顺序排序

$HClO_4$、H_2SO_4、H_3PO_4、H_2SiO_3

第三节 化学键

PPT

学习目标

知识要求

1. **掌握** 化学键的定义和分类；离子键的形成、定义；共价键的形成、定义及分类。
2. **熟悉** 配位键及配位键的形成条件。
3. **了解** 离子化合物、共价化合物；离子晶体、原子晶体的特点。

能力要求

1. 会正确判断物质中的化学键类型。
2. 能利用离子键和共价键的有关知识解释一些简单物质的性质。
3. 会判断一些常见物质的晶体类型。

实例分析

实例 1. 钻石在我们日常生活中象征着财富，它是自然界产出的一种矿物，其主要成分是碳，是所有已知矿物中最坚硬的一种。

2. 给出一组常见物质的熔沸点数据

物质名称	熔点(℃)	沸点(℃)
氯化钠(NaCl)	801	1413
水(H_2O)	0	100

问题 1. 为什么钻石很硬，氯化钠的熔点、沸点比水高很多？这都是由什么决定的？

2. 什么是化学键？又有哪些化学键呢？

通常把分子或晶体中，相邻原子(或离子)间强烈的相互作用称为化学键。按原子之间相互作用的方式和强度的不同，将化学键又分为离子键、共价键和金属键。本节主要介绍离子键、共价键。

一、离子键

1. 离子键的形成　我们知道，金属钠与氯气能发生化学反应，生成氯化钠：

$$2Na + Cl_2 = 2NaCl$$

这是由于钠原子的最外层只有 1 个电子，容易失去，氯原子的最外层有 7 个电子，容易获得 1 个电子，从而使其原子的最外层都达到 8 电子的稳定结构。当钠与氯在一定条件下发生反应时，钠原子最外层的 1 个电子转移到氯原子的最外层上去，形成带相反电荷的阳离子 Na^+ 和阴离子 Cl^-。阴、阳离子之间除了有静电引力相互作用外，还有电子与电子、原子核与原子核之间的相互排斥作用；当两种离子接近到一定距离时，吸引和排斥的作用达到了平衡，于是阴、阳离子之间就形成了稳定的化学键。其形成过程如图 1 – 4 所示。

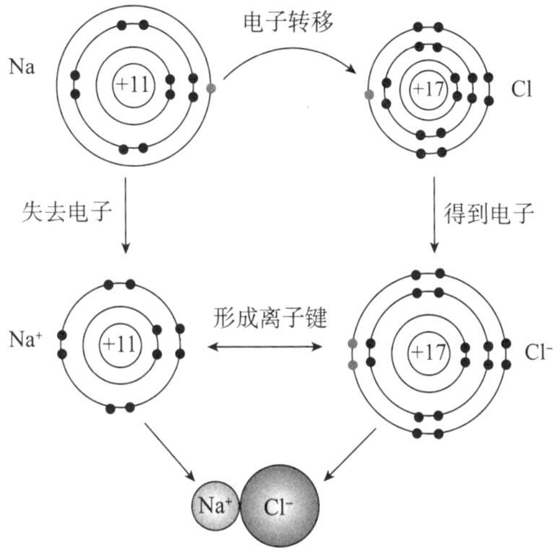

图 1 – 4　NaCl 离子键的形成

像氯化钠这样阴、阳离子间通过静电作用所形成的化学键称为离子键。

一般活泼的非金属元素和活泼的金属元素，即电负性相差很大的两种元素相互化合时形成离子键。如氧化镁、氯化钙、溴化钾等都是以离子键结合的化合物。

2. 离子化合物　由离子键结合形成的化合物叫离子化合物。如：氯化钠、氯化钙、氧化镁、氟化钙等。在离子化合物中，离子所带的电荷数，就是它们的化合价数。如：Na^+、K^+是 +1 价，Mg^{2+}、Ca^{2+}是 +2 价，Cl^-、Br^-是 –1 价，O^{2-}、S^{2-}是 –2 价。

离子化合物一般较易溶于极性溶剂，特别是水，难溶于非极性溶剂，且在熔融状态或在水溶液中都能导电。

离子化合物在室温下多数以晶体形式存在，这种由离子键结合而成的晶体称为离子晶体。自然界中常见的离子晶体如图 1 – 5 所示。离子晶体一般具有热稳定性较大、硬度较高、密度较大、熔、沸点较高等特点。如：氧化钙的熔、沸点分别为2572℃、2850℃；氯化钠的熔、沸点分别为801℃、1413℃。

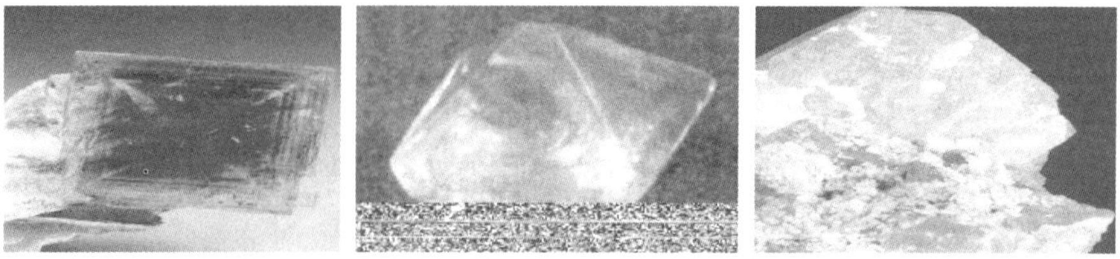

萤石(CaF_2)　　明矾[$KAl(SO_4)_2 \cdot 12H_2O$]　　重晶石($BaSO_4$)

图1-5　自然界中的离子晶体

二、共价键 微课

1. 共价键的形成　现以氢气分子的形成为例来说明共价键的形成。

在形成氢气分子过程中，由于电负性差值为零，电子不可能从一个氢原子转移到另一个氢原子上，而是两个氢原子各自提供一个电子在两个氢原子间共用。这两个共用电子在两个氢原子核周围运动，对每一个氢原子核都有吸引力，除了这种引力外，同样还有电子与电子、原子核与原子核之间的相互排斥作用；当两种原子接近到一定距离时，吸引和排斥的作用达到了平衡，于是两个原子之间就形成了稳定的化学键。氢分子的形成可用电子式表：

$$H\cdot + \cdot H \longrightarrow H:H$$

像这种原子间通过共用电子对所形成的化学键称为共价键。常用一根短线表示一对共用电子，所以氢分子又可表示为H－H。

非金属元素之间化合时易形成共价键。如Cl_2、HCl、H_2O、NH_3、CH_4等分子中的化学键都是共价键。

2. 配位键　上面介绍的共价键，其共用电子都是由成键原子各提供一个电子而形成的。还有一类特殊的共价键，它与前面讲的共价键不同的地方是成键两原子的共用电子对是由一个原子单方面提供的，我们把这种特殊的共价键称为配位键。用A→B表示，其中A原子是提供电子对的，称为电子对给予体；B原子是接受电子对的，称为电子对接受体。例如NH_3分子就是以配位键方式和H^+结合生成NH_4^+的。氨分子中的氮原子上有一对没有和其他原子共用的电子(孤对电子)，H^+是氢原子失去电子而形成，它具有一个空轨道。当NH_3和H^+相互作用时，NH_3分子上的孤对电子进入H^+的空轨道，这一对电子在氮、氢原子间共用，就形成了配位键。

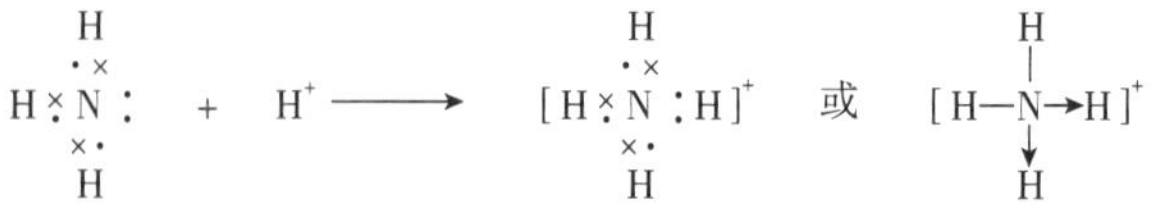

从NH_4^+的形成过程可以看出形成配位键必须具备两个条件：一是电子对给予体必须具有孤对电子；二是电子对接受体必须具有空轨道。

3. 共价键的分类　共价键分为极性共价键和非极性共价键。相同元素原子间形成的共价键，由于两个相同原子吸引电子的能力(电负性)相同，共用电子对不偏向任何一方，成键原子不显电性，这样的共价键称为非极性共价键，简称非极性键。如 H_2、O_2分子中的共价键就是非极性键。不同元素原子之间形成的共价键，成键原子的电负性不相等，共用电子对会偏向电负性较大的原子一端，使之带部分负电荷，而电负性较小的原子一端则带部分正电荷，共价键上出现带正电荷和带负电荷的两极，这样的共价键称为极性共价键，简称极性键。如：HCl 分子中的 H－Cl、H_2O 分子中的 H－O 键都是极性键。

键的极性大小是根据成键原子的电负性差值大小来判断的。一般来说，两个成键原子的电负性差值 $\Delta X=0$ 时，形成非极性键；$\Delta X\neq0$ 时，形成极性键，两个成键原子的电负性差值越大，键的极性越强。如：

H_2	$\Delta X=0$	非极性键
HCl	$\Delta X=3.0-2.1=0.9$	极性键
NaCl	$\Delta X=3.0-0.9=2.1$	离子键

4. 共价型物质　分子内原子间通过共价键形成的物质称为共价型物质。它包括共价型单质和共价型化合物。若按其晶体结构类型则可分为分子晶体(下一节再阐述)和原子晶体(图 1－6)。

原子间通过共价键形成的晶体称为原子晶体。因为这类晶体中的基本结构粒子是原子，原子间是以共价键结合的，由于共价键的强度比离子键还强，所以原子晶体的熔、沸点很高，硬度也很大。如金刚石(C)、单质硅(Si)、碳化硅(SiC)、石英(SiO_2)等，金刚石的熔点是3550℃，在目前已知的所有物质中它的硬度最大。

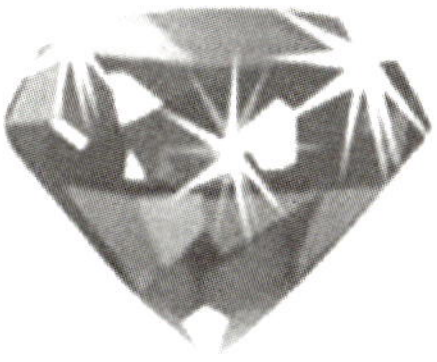
金刚石(C)

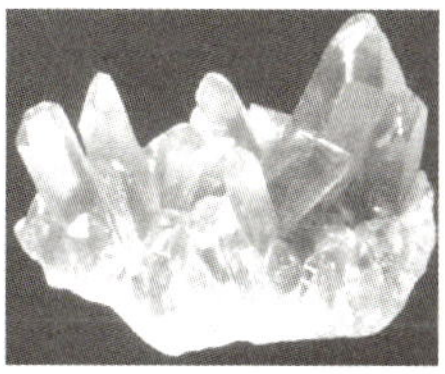
石英(SiO_2)

图 1－6　自然界中的原子晶体

请你想一想

刚玉(Al_2O_3)、石英(SiO_2)都是自然界中美丽宝石的主要成分，指出其组成元素分别是金属元素还是非金属元素，判断两者分别属于什么化合物？分别属于什么晶体？

你知道吗

金刚石在医药领域的应用

金刚石具有硬度高、耐磨性好、稳定性好、生物相容性好等优异性能。可以制成超锋利的刀片或以薄膜形式镀到手术刀具上，以其制备的刀具在手术过程中对手术部位的挤压、撕拉损伤小，伤口边缘整齐、易愈合。还可以作为涂层用于人体植入材料，纳米金刚石可用于人造关节的涂层材料，还用于包覆心血管支架和假肢等。

纳米金刚石还可用于载药、标记、蛋白质分离、抗癌治疗、杀菌等方面。纳米金刚石的晶体表面有许多官能团，能和药物以共价键或非共价键的方式结合，把药物运输到靶细胞、靶器官来发挥药效，作为运输药物、标记特征的靶向材料。

目标检测

一、选择题

(一)单项选择题

1. 下列元素间所形成的共价键，极性最强的是

A. H－F　　B. F－F

C. H－Cl　　D. H－Br

2. 下列物质中含有配位键的是

A. H_2O　　B. NH_4Cl

C. Cl_2　　D. NaCl

3. 下列物质中，熔沸点最高的是

A. MgO　　B. HF　　C. HCl　　D. CO_2

(二)多项选择题

1. 下列化合物中含离子键的有

A. NaCl　　B. NH_4Cl

C. CaO　　D. H_2S

2. 下列各组物质中，化学键的类型相同的是

A. MgO 和 KCl　　B. NH_4F 和 NaF

C. Na_2O_2和 H_2O_2　　D. H_2O 和 SO_2

二、判断题

1. 液态的 HCl 不导电能够证明它是共价化合物。
2. 某化合物可溶于水，证明其一定存在离子键。
3. $Ca(OH)_2$中既有离子键又有共价键。

第四节　分子间作用力

PPT

学习目标

知识要求

1. **掌握**　分子间作用力与氢键的概念及其对物质物理性质的影响。
2. **熟悉**　极性分子和非极性分子的概念。
3. **了解**　“相似相溶”规律。

能力要求

1. 会判断极性分子和非极性分子。
2. 会利用“相似相溶”规律判断物质的溶解性。

实例分析

实例　取两支试管分别编号，然后在1号试管中加入5ml水，2号试管中加入5ml CCl_4溶液，然后分别在两支试管中加入几粒固体碘。

试管编号	1	2
试剂1	5ml 水	5ml CCl_4
试剂2	几粒固体碘	几粒固体碘
实验现象		

问题　碘在水和CCl_4中的溶解度差别很大，物质在溶剂中的溶解度大小主要受什么因素影响呢？

一、分子的极性

分子中包含带正电荷的原子核和带负电荷的核外电子，由于所带的正、负电荷数目相等，使得整个分子显中性。正如物体有重心一样，任何一个分子都可以找到正电荷重心和负电荷重心(电荷集中的一点)。根据正、负电荷重心是否重合将分子分为极性分子和非极性分子。正、负电荷重心重合的分子就是非极性分子，如H_2分子；正、负电荷重心不重合的分子就是极性分子，如HCl分子，如图1－7所示。

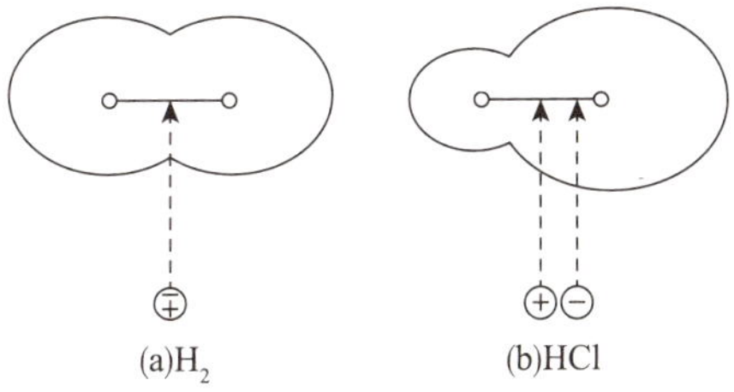

图1－7　H_2分子和HCl分子的电荷分布示意图

分子的极性取决于分子中化学键的极性和分子空间结构的对称性。对于双原子分子，键的极性就是分子的极性。如：H_2、O_2、Cl_2等分子中都是非极性键，它们也都是非极性分子；HF、HCl、HI 等分子中都是极性键，它们也都是极性分子。对于多原子分子，如果分子中的共价键是极性键，则分子有无极性要取决于分子的空间构型。如CH_4、CO_2等，虽然都是由极性键结合而成的分子，但由于分子很对称使得分子的正、负电荷重心重合在一起，整个分子为非极性分子。H_2O、NH_3分子不对称，使得它们的正、负电荷重心不重合，所以，它们是由极性键结合而成的极性分子。

分子的极性对物质的溶解性有较大的影响。一般来说，极性物质易溶于极性溶剂，而难溶于非极性溶剂；非极性物质易溶于非极性溶剂或弱极性溶剂，而难溶于极性溶剂，这就是"相似相溶"规律。如：NH_3易溶于水，I_2则难溶于水而易溶于CCl_4。

二、分子间作用力

在降低温度、增大压强时，NH_3、CO_2、N_2等气体能够凝结成液体或固体，这证明了在分子与分子之间存在着一种作用力，这种分子间的作用力也称为范德华力。范德华力一般表现为引力，其作用力很微弱，一般只有 1 ~ 40kJ/mol，比化学键(化学键键能约为 100 ~ 600kJ/mol)弱得多。

和决定物质化学性质的化学键不同，分子间作用力主要影响物质的物理性质，如熔点、沸点、溶解度等。一般来说，同类型分子的相对分子质量越大，分子间的范德华力就越强，当固体熔化或液体气化时用来克服范德华力所消耗的能量也就越多，因此物质的熔、沸点相对就越高。如F_2、Cl_2、Br_2、I_2的熔、沸点就随着相对分子质量的递增而升高。

分子间通过范德华力而形成的晶体称为分子晶体。由于在分子晶体中的基本结构粒子是分子，分子间的相互作用力较弱，所以分子晶体一般具有较低的熔、沸点和硬度，熔融状态也不导电，如CCl_4、CO_2等。离子晶体、原子晶体、分子晶体的结构特性比较见表 1 - 8。

表 1 - 8　离子晶体、原子晶体、分子晶体结构特性比较

晶体种类	结构粒子	结合力	晶体的特性	实例	熔点(℃)
离子晶体	阴、阳离子	离子键	热稳定性较大，硬度较高，密度较大，熔、沸点较高，熔融状态或在水溶液中都能导电	NaCl	801
原子晶体	原子	共价键	硬度很大，熔、沸点很高，不易导电	SiO_2	1732
分子晶体	极性分子	范德华力或氢键	硬度很小，熔、沸点很低，能溶于极性溶剂	HCl	-114.8
	非极性分子	范德华力	硬度极小，能溶于非极性溶剂	CO_2	-56.6

你知道吗

医用干冰的用途

液体二氧化碳(CO_2)蒸发时或在加压冷却时可凝成固体 CO_2，俗称干冰，要求纯度达到99.9%以上才是医用干冰。医用干冰由于具有体积小、储存量大、安全可靠等特点，常用于各大医院干冰冷冻治疗，血液、疫苗、药品保存等。已被国际上相当一部分大学(主要是生命科学院)及研究所用于活体细胞标本的冷藏运输，医用干冰和液氮罐相比运输更容易，更方便，更安全。

三、氢键

上面讲到，同类型分子的相对分子质量越大，分子间作用力也越强，它们的熔、沸点也越高。但是人们在研究ⅤA、ⅥA、ⅦA等族元素的氢化物熔、沸点变化规律时发现，NH_3、H_2O 和 HF 的熔、沸点出现反常现象，见表1-9。这些反常现象说明 NH_3、H_2O 和 HF 等物质中除了存在分子间作用力以外，分子间还存在着另一种作用力，这种作用力就是氢键。

表1-9　一些氢化物的沸点(℃)

ⅣA族		ⅤA族		ⅥA族		ⅦA族	
CH_4	-160	NH_3	-33	H_2O	100	HF	120
SiH_4	-112	PH_3	-88	H_2S	-61	HCl	-85
GeH_4	-86	AsH_3	-55	H_2Se	-41	HBr	-67
SnH_4	-52	SbH_3	-18	H_2Te	-2	HI	-36

1. 氢键的形成　下面以HF为例来说明氢键的形成。在HF分子中，由于氟的电负性比氢的电负性大得多，F-H键的极性很强，共用电子对强烈地偏向氟原子一边，使氢原子几乎成为"裸露"的质子，因此，氟原子带有部分负电荷，氢原子带部分正电荷。这种带部分正电荷的氢原子很容易吸引另一个HF分子中带有部分负电荷的氟原子，从而使两个(甚至几个)HF分子结合起来，形成了分子间的氢键，如图1-8所示。

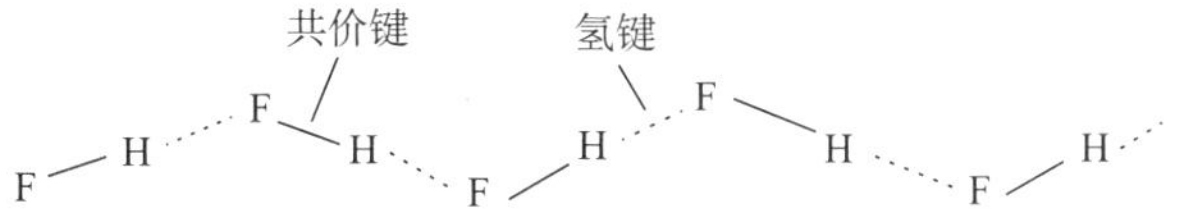

图1-8　分子间氢键

凡是与电负性很大、原子半径小的原子X(F、O、N)结合的氢原子，还能再与另一个电负性很大、半径小且外层有孤对电子的原子Y相结合，这种结合力称为氢键。通常用X—H…Y来表示，其中X和Y代表F、O、N等电负性很大而半径很小的非金属原子，"…"代表氢键。X与Y可以相同，也可以不同，如：O—H…O、F—H…F、

N—H···O。

由上可知，形成氢键必须具备两个条件：①有一个与电负性很大、半径小的元素原子形成极性键的氢原子；②有一个带孤对电子、电负性很大而半径小的原子，如 F、O、N 等原子。

氢键的键能一般在 42kJ/mol 以下，比共价键小得多，比范德华力稍大一些，但和范德华力的数量级相同，所以氢键不是化学键，而是分子间的一种特殊的作用力。

2. 氢键对物质性质的影响 氢键不仅存在于分子之间，也可以在同一分子内形成，如：硝酸、邻硝基苯酚，如图 1－9 所示。氢键存在于许多化合物中，它的存在对物质的性质产生一定的影响。

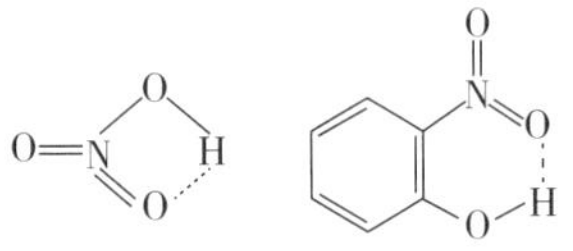

图 1－9 硝酸、邻硝基苯酚分子内氢键

(1) 对熔、沸点的影响 分子间氢键的形成，使物质的熔沸点升高。因为要使固体熔化或液体汽化，必须给予额外的能量去破坏分子间的氢键。如 HF、H_2O 和 NH_3 的熔、沸点比同类化合物都高的反常现象，就是由于分子间氢键的影响。

(2) 对溶解度的影响 在极性溶剂中，如果溶质分子和溶剂分子之间可以形成氢键，则溶质的溶解度增大。例如，NH_3 在水中的溶解度远远大于 PH_3 在水中的溶解度，在 20℃时，1 体积水可溶解 700 体积的氨，而在 17℃时，每 100 体积的水只能溶解 26 体积的 PH_3。

以上讨论的都是分子间氢键。如果分子内形成氢键，由于分子极性变小，一般使化合物的熔、沸点降低，在水中的溶解度变小。如：邻硝基苯酚分子内形成了氢键，因此在水中的溶解度小于对硝基苯酚。

3. 氢键的形成可改变物质的密度 比如，常压下水在 4℃密度最大。当水结成冰后，由于冰分子间氢键的作用，使分子发生定向有序排列，分子间的空隙增大，因此，冰的密度反而低于 4℃的水。

请你想一想

水分子间的氢键是怎样形成的呢？

你知道吗

生命摇篮的基石

地球上何以会有生命？为什么种类纷繁的生物会在地球上发展？大家一定会说水是生命的摇篮。试想如果地球上没有覆盖表面十分之七的海洋，又会是怎样一番景象呢？悬殊的昼夜温差，会把地球变成一个死寂的世界。海水在白天接受阳光的爱抚，把太阳能储藏在体内，夜晚再慢慢把热量释放出来，调节了地球表面的气温。而在这当中，水很大的比热 [4.2×10^3 J/(kg · ℃)] 扮演了一个重要的角色。因为水分子之间存在氢键，要使水分子的热运动加剧，就必须克服它们分子之间较强的氢键作用，那么使每一克水温度升高一度，就需要更多的热量。水除了有特别大的熔化热、汽化热、较低的蒸汽压和较高的沸点外，比热大也是它的重要物理性质。氢键的存在导致了水的比热较大，从这个意义上说，氢键是生命摇篮的基石恐怕一点也不过分。

目标检测

一、选择题

（一）单项选择题

1. 下列各组中都是由极性键形成的非极性分子的是

A. H_2O 和 NH_3　　B. CO_2 和 HCl

C. CO_2 和 CH_4　　D. H_2 和 Cl_2

2. 下列分子间易形成氢键的是

A. H_2O　　B. HCl

C. H_2S　　D. CH_4

3. 下列氢化物沸点大小顺序正确的是

A. HI > HBr > HCl > HF　　B. HCl > HBr > HF > HI

C. HF > HI > HBr > HCl　　D. HF > HCl > HBr > HI

4. 下列物质在水中的溶解度最大的是

A. CO_2　　B. HCl

C. I_2　　D. CH_4

5. 下列各组物质的熔、沸点高低只与范德华力有关的是

A. Li、Na、K、Pb　　B. HF、HCl、HBr、HI

C. LiCl、NaCl、KCl、RbCl　　D. F_2、Cl_2、Br_2、I_2

（二）多项选择题

1. 下列关于氢键的说法错误的是

A. 氢键是一种化学键

B. NO_2 分子间因氢键而聚合成 N_2O_4

C. 水分子间存在氢键使水分子间作用力增加，导致水的沸点较高

D. 氢键只能存在于分子间，不能存在于分子内

2. 下列分子中，属于含有极性键的非极性分子的是

A. CO_2　　B. HF

C. Cl_2　　D. CCl_4

3. 下列关于分子的极性的说法中，正确的是
   A. 极性分子中可能含有非极性键
   B. 非极性分子中可能含有极性键
   C. 极性分子中只含有极性键
   D. 非极性分子中只含有非极性键

二、判断题

1. 干冰汽化克服的是分子间作用力。
2. 氨气极易溶于水，重要的原因之一是由于氨分子与水分子之间能形成氢键。
3. HF 与 I_2熔、沸点高，都是由于分子之间存在范德华力。

书网融合……

微课　　划重点　　自测题

第二章 搭建微观与宏观的桥梁

物质是由分子、原子、离子等微观粒子构成，这些肉眼看不到的微观粒子是难以称量的。物质之间的反应，是原子、分子或离子按一定数目关系进行的。我们一般用质量来计量固体物质，用体积来计量液体、气体物质。那么，一定质量或体积的物质中所含微观粒子的数目是多少？如何搭建微观粒子和宏观物体之间的桥梁呢？这就是本章要解决的问题。

PPT

第一节 物质的量

学习目标

知识要求

1. 掌握 物质的量及其单位——摩尔；摩尔质量。
2. 熟悉 阿伏伽德罗常数的含义。

能力要求

会进行有关物质的量的计算。

实例分析

实例 幼小的曹冲通过把大象安放到大船上，在船身水面所达到的地方做上记号，再让船装载若干石头至水面达原记号处，然后称石头的总重量，就称出了大象的质量。如果要你用托盘天平称出一粒米的质量，你会怎么做呢？聪明的你肯定会想到先称出一堆米的质量，再除以米粒的个数，就能得出结果了。

问题 那么如何才能知道一个水分子的质量呢？

一、物质的量及其单位——摩尔

请你想一想

在日常生活中，这些物体我们肉眼可以看见，也可以数清。如图 2 – 1 所示，人们常用什么量词来计量这些宏观物体的数目？

观察与思考

生活中人们还用（　　）来描述物体的长短，用（　　）来表述光阴的流逝，用（　　）来衡量物体的轻重。

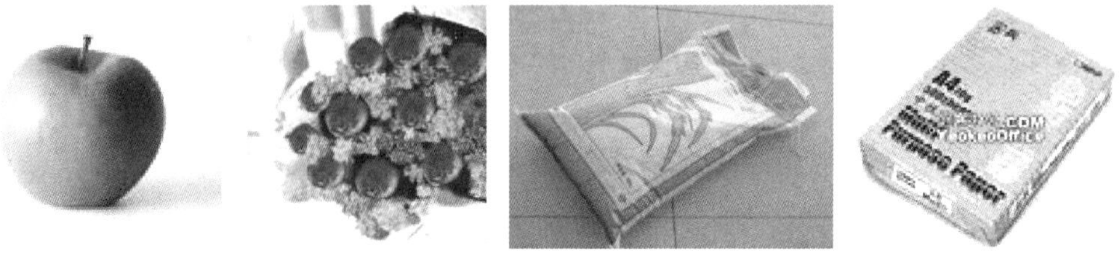

一( )苹果　一( )红玫瑰(12支)　一( )米　一( )复印纸(500张)

图 2-1　宏观物体数量的表示方法

长度、时间、质量都属于物理量，它们可以计量宏观物体的不同属性。在微观世界里，比如分子、原子、离子和电子等微观粒子，肉眼无法分辨，要计量微观粒子的数目，就需要一个物理量，而这个物理量要像一座桥梁，把无法分辨的微观粒子与看得见的宏观物体联系起来，这个物理量就是“物质的量”。物质的量是表示物质所含微观粒子数目多少的物理量，用符号“n”来表示。

1971 年，第 14 届国际计量大会决定，在国际单位制中增加第七个基本单位——摩尔。摩尔是物质的量的单位。其定义为：摩尔是一系统的物质的量，该系统中所包含的粒子数与 0.012kg ^{12}C 的原子数目相等。单位符号为 mol。

你知道吗

国际单位制的基本单位

国际单位制(SI)中单位分成三类：基本单位、导出单位和辅助单位。基本单位共有 7 个(表 2-1)：

表 2-1　国际单位制基本单位

物理量	单位名称	单位符号
长度	米	m
质量	千克	kg
时间	秒	s
电流	安[培]	A
热力学温度	开[尔文]	K
物质的量	摩[尔]	mol
发光强度	坎[德拉]	cd

根据摩尔的定义可知，0.012kg ^{12}C 中所含碳原子的数目就是 1mol。并以此为标准，其他任何含有相同数目微观粒子的集合体都为 1mol。0.012kg ^{12}C 中碳原子数又称为阿伏伽德罗常数，科学实验测得大约是 6.02×10^{23}，用符号“N_A”来表示。也就是说 1mol 是 6.02×10^{23} 个微粒的集合体。例如：

1mol 水含有 6.02×10^{23} 个水分子

1mol 氧气含有 6.02×10^{23} 个氧气分子

1mol 铁含有 6.02×10^{23} 个铁原子

可见 1mol 任何物质所含有的粒子数是相同的。

“摩尔”来源于一个拉丁文词语，它的原意是大量或堆集的意思，因此，物质的量是含有一定数目微观粒子的“堆”。在这个特殊的“堆”里，微观粒子数的近似值是 6.02×10^{23} 个。

微观粒子可以是分子、原子、离子、电子及其他粒子或这些粒子的特定组合。如 1mol 氧原子含有 6.02×10^{23} 个氧原子，而 1mol 氧气含有 6.02×10^{23} 个氧气分子，由于 1 个氧分子含有 2 个氧原子，故 1mol 氧气含有 $2\times6.02\times10^{23}$ 个氧原子。

因此，凡是物质的量相等的任何物质，它们所包含的粒子数一定是相同的。物质的量(n)、阿伏伽德罗常数(N_A)与粒子数(N)之间的关系式为：

$$n=\frac{N}{N_A}$$

根据这个关系式可以进行某物质的物质的量及其粒子数之间的换算。例如：2mol HCl 中含有的 HCl 分子数是 $2\times6.02\times10^{23}$ 个，3.01×10^{23} 个 HNO_3 分子的物质的量是 0.5mol。

你知道吗

1. 物质的量是基本物理量之一，是专有名词，不能分割或添加字段。

2. 物质的量的计量对象必须是微观粒子(分子，原子，离子，质子等)，不能表示宏观物体。

3. 使用时必须指明微观粒子的具体名称或符号，如：1mol 氧是指 1mol 氧原子还是 1mol 氧气分子，含义就不明确。

4. 阿伏伽德罗常数 N_A 是个精确值，而 6.02×10^{23} 仅是 N_A 的近似值。

5. 物质的量的数值可以是整数也可以是小数。

二、摩尔质量

请你想一想

请分析下表中提供的有关数据信息。

表 2－2　1mol 不同物质的质量和体积

物质	状态	1mol 物质中所含粒子数	1mol 物质的质量(g)	密度(20℃)(g/cm^3)	体积(20℃)(cm^3)
Fe	固	6.02×10^{23}	56	7.8	7.2
Al	固	6.02×10^{23}	27	2.7	10
Pb	固	6.02×10^{23}	207	11.3	18.3
H_2O	液	6.02×10^{23}	18	1	18
H_2SO_4	液	6.02×10^{23}	98	1.83	53.6

观察与思考

1mol 固态、液态物质的质量在数值上有什么特点?

我们把 1mol 物质的质量称为该物质的摩尔质量，用符号 M 表示。单位常用克/摩尔(g/mol)表示。根据摩尔的定义，显然，C 的摩尔质量是 12g/mol。而任何粒子的摩尔质量，都是以克/摩尔(g/mol)为单位，数值上等于该粒子的相对原子质量、相对分子质量或相对式量。例如：

Fe 的相对原子质量是 56，则 Fe 的摩尔质量是 56g/mol；

H_2O 的相对分子质量是 18，则 H_2O 的摩尔质量是 18g/mol；

H_2SO_4的相对分子质量是 98，则 H_2SO_4的摩尔质量是 98g/mol；

OH^-的相对式量是 17，则 OH^-的摩尔质量是 17g/mol。

物质的量(n)、物质的质量(m)和摩尔质量(M)之间的关系式为：

$$n=\frac{m}{M}$$

根据这个关系式可以进行某物质的物质的量及其质量之间的换算。例如：氧气的摩尔质量是 32g/mol，那么 64g 氧气的物质的量就是 2mol；氢氧化钠的摩尔质量是 40g/mol，那么 0.1mol 的氢氧化钠的质量就是 4g。

三、有关物质的量的计算 微课

1. 物质的量、质量及粒子数之间的换算 三者之间的关系式为：

$$\text{质量}(m)\underset{\times M}{\overset{\div M}{\rightleftharpoons}}\text{物质的量}(n)\underset{\div N_A}{\overset{\times N_A}{\rightleftharpoons}}\text{粒子数}(N)$$

从上述的关系式中可以看出：“物质的量”就像一座桥梁，把微观世界的粒子数和宏观物体的质量联系起来了。就像生活中的桥梁给人们的出行带来了极大的方便一样，它也给化学研究带来了极大的方便。

例 1 求 64g 硫的物质的量是多少?(已知硫的摩尔质量 M = 32g/mol)。

解：已知：$m=64g$，$M=32g/mol$

则 $n=\frac{m}{M}=\frac{64}{32}=2(mol)$

答：64g 硫的物质的量是 2mol。

例 2 计算 2mol NaOH 的质量是多少?(已知 NaOH 的摩尔质量 $M=40g/mol$)。

解：已知：$n=2mol$，$M=40g/mol$

所以 $m=n\times M=2\times 40=80(g)$

答：2mol NaOH 的质量是 80g。

例 3 计算 32g SO_2中含有多少个 SO_2分子。(已知 SO_2的摩尔质量 $M=64g/mol$)。

解：已知：$m=32g$，$M=64g/mol$

所以 $n=\frac{m}{M}=\frac{32}{64}=0.5(mol)$

又 $N=n\times N_A=0.5\times 6.02\times 10^{23}=3.01\times 10^{23}$(个)

答：32g SO_2中含有 3.01×10^{23}个 SO_2分子。

例 4　多少克硫酸里含有的硫酸分子数与 90g 水里含有的水分子数相等？

解：已知：$m_{水}=90g$，$M_{水}=18g/mol$，$M_{硫酸}=98g/mol$

硫酸分子数与水分子数相等即硫酸的物质的量与水的物质的量相等。

90g 水的物质的量是：

$$n=\frac{m}{M}=\frac{90}{18}=5(mol)$$

所以，5mol 硫酸的质量是：

$$m=n\times M=5\times98=490(g)$$

答：490g 硫酸里含有的硫酸分子数与 90g 水里含有的水分子数相等。

2. 物质的量在化学反应方程式计算中的应用

请你想一想

观察下列化学反应方程式中各物质间的关系：

	$2H_2$	+	O_2	$=\!=\!=$	$2H_2O$
化学计量系数之比	2	:	1	:	2
分子数之比	2	:	1	:	2
同时扩大 6.02×10^{23} 倍	$2\times6.02\times10^{23}$		$1\times6.02\times10^{23}$		$2\times6.02\times10^{23}$
物质的量之比	2mol	:	1mol	:	2mol

观察与思考

学习了物质的量这个物理量后，你对化学反应方程式的定量关系有了哪些新的认识？

由上面各物质间的关系，我们可以得出以下结论：化学反应方程式中各物质的化学计量数之比，等于对应物质的粒子数之比，也等于对应物质的物质的量之比。

应用物质的量来表示化学方程式中各物质的化学计量系数，会给化学方程式的有关计算带来很大方便。

例 5　完全中和 80g NaOH 需要硫酸多少摩尔？是多少克？

解：设需要硫酸 n 摩尔

已知：$m_{NaOH}=80g$，$M_{NaOH}=40g/mol$，$M_{硫酸}=98g/mol$

所以 NaOH 的物质的量是：$\frac{80}{40}=2(mol)$

$$2NaOH+H_2SO_4=\!=\!=Na_2SO_4+2H_2O$$

系数比	2	1
物质的量之比	2	n

$$\frac{2}{1}=\frac{2}{n}\qquad n=1(mol)$$

硫酸的质量是：$1\times98=98(g)$

答：完全中和 80g NaOH 需要硫酸 1mol，是 98g。

例 6 要制取 4g 氢气，需要用多少克锌与足量稀硫酸反应？

解：设需要锌 n 摩尔。

已知：$m_{氢气}=4g$，$M_{氢气}=2g/mol$，$M_{锌}=65g/mol$

$$Zn + H_2SO_4 = ZnSO_4 + H_2$$

$$1 \qquad\qquad\qquad 1$$

$$n \qquad\qquad\qquad \frac{4}{2}=2$$

$$\frac{1}{1}=\frac{n}{2} \qquad n=2(mol)$$

需要锌的质量是：$2\times65=130(g)$

答：要制取 4g 氢气，需要用 130g 锌与足量稀硫酸反应。

例 7 实验室用锌与稀盐酸反应制取氢气，得到氢气 0.8g，计算需要 37% 的稀盐酸多少克？

解：设需要 HCl n 摩尔。

$$Zn + 2HCl = ZnCl_2 + H_2$$

$$2 \qquad\qquad 1$$

$$n \qquad\qquad \frac{0.8}{2}=0.4$$

$$\frac{2}{1}=\frac{n}{0.4} \qquad n=0.8(mol)$$

再设需要 37% 的稀盐酸 mg。

则 $m\times37\%=0.8\times36.5$

$m\approx78.92(g)$

答：需要 37% 的稀盐酸 78.92g。

目标检测

一、选择题

(一) 单项选择题

1. 0.5mol 氢气含有

A. 0.5 个氢分子　　B. 1 个氢原子

C. 3.01×10^{23} 个氢分子　　D. 3.01×10^{23} 个氢原子

2. N_2 的摩尔质量是

A. 14　　B. 28

C. 14g/mol　　D. 28g/mol

3. 1mol H_2O 中含有________mol H 原子

A. 1　　B. 2

C. 6.02×10^{23}　　D. $2\times6.02\times10^{23}$

4. ________mol H_2SO_4 含有 6.02×10^{23} 个 H 原子。

A. 6.02×10^{23}　　B. 3.01×10^{23}

C. 1　　D. 0.5

5. 下列各组物质中，分子个数相同的是

A. 1g 氧气和 1g 氢气　　B. 18g 水和 1mol 氮气

C. 44g 二氧化碳和 1g 氢气　　D. 8g 氧气和 1g 氢气

6. 2mol 氮原子的质量是

A. 28g　　B. 56g

C. 2g　　D. $2\times6.02\times10^{23}$g

7. 1g 下列各种物质，原子数最多的是

A. Na　　B. Fe

C. Al　　D. Mg

8. 某二价金属的相对原子质量是 40，则它的硫酸盐的摩尔质量是

A. 176g/mol　　B. 136g/mol

C. 138g/mol　　D. 272g/mol

(二) 多项选择题

1. 下列说法正确的是

A. 1mol 任何物质都含有 6.02×10^{23} 个原子

B. 阿伏伽德罗常数个粒子的集合体就是 1mol

C. 1mol 水中含有 2mol 氢原子和 1mol 氧原子

D. 阿伏伽德罗常数就是 6.02×10^{23}

2. 下列说法错误的是

A. 1mol H_2 的质量是 1g

B. 1mol HC1 的质量是 36.5g/mol

C. Cl_2 的摩尔质量等于它的相对分子质量

D. 硫酸根离子的摩尔质量是 96g/mol

3. 下列说法错误的是

A. 6.02×10^{23} 是阿伏伽德罗常数的近似值

B. 1mol ^{12}C 的质量是 12g

C. 含有阿伏伽德罗常数个粒子的物质就是 1mol

D. 1mol O_2 含有 6.02×10^{23} 个氧原子

4. 对于物质的量相同的 H_2SO_4 和 H_3PO_4，下列说法不正确的是

A. 分子数相同

B. 氧原子数不同

C. 原子总数相同

D. 氢原子数相同

5. 下列有关阿伏伽德罗常数 N_A 的说法正确的是

A. 32 克 O_2 所含的原子数目为 N_A

B. 0.5mol H_2O 含有的原子数目为 1.5N_A

C. 1mol H_2O 含有的 H_2O 分子数目为 N_A

D. 0.5N_A 个氯气分子的物质的量是 0.5mol

二、判断题

1. 摩尔是一个基本物理量。

2. 0.012kg ^{12}C 含有约 6.02×10^{23} 个碳原子。

3. 1mol 任何物质都含有 6.02×10^{23} 个分子。

4. 2mol H_2O 是 1mol H_2O 摩尔质量的 2 倍。

5. 不同温度下，同种物质的摩尔质量是不同的。

6. 阿伏伽德罗常数是指 0.012kg ^{12}C 的原子数目，根据实验测得其近似值为 6.02×10^{23}。

7. 摩尔质量相同的任何气体物质，其密度必然相同。

8. 22g CO_2 中含有的氧原子数为 N_A。

三、计算题

1. 计算下列物质的物质的量或质量

(1) 1.06g Na_2CO_3　　(2) 6.4g Cu

(3) 19.6g H_2SO_4　　(4) 0.5mol SO_4^{2-}

(5) 0.5mol 氯气　　(6) 10mol $CuSO_4\cdot5H_2O$

2. 120g NaOH 物质的量是多少摩尔？完全中和需用 98% 的 H_2SO_4 溶液多少克？

第二节　气体摩尔体积

PPT

学习目标

知识要求

1. **掌握**　气体摩尔体积的概念。

2. **熟悉**　摩尔体积的概念。

能力要求

会进行有关气体摩尔体积的计算。

请你想一想

1. 观察图 2－2 中 1mol 铁、铝、铅的体积示意图，分析：该图表达了什么信息？
2. 填写表 2－3 中空白处的数据，并分析其特点。

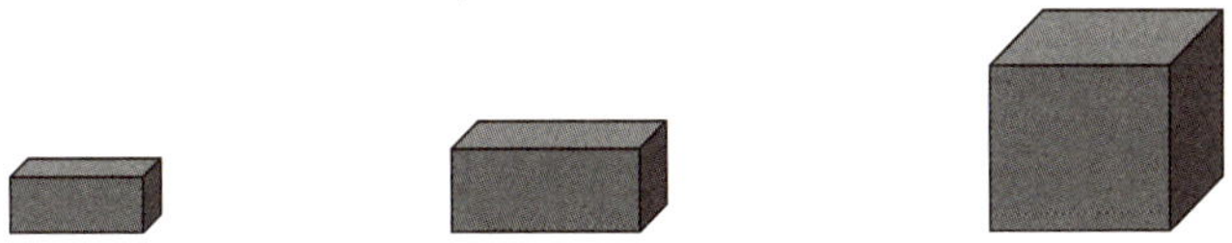

1mol铁（7.2cm³） 1mol铝（10cm³） 1mol铅（18.3cm³）

图 2－2 1mol 铁、铝、铅的体积示意图

表 2－3 几种气体在 0℃、101.3kPa 下的摩尔体积

气体物质	1mol 气体含的分子数	1mol 气体质量(g)	密度(0℃、101.3kPa)(g/L)	体积(0℃、101.3kPa)(L)
H_2	6.02×10^{23}	2.016	0.0899	
O_2	6.02×10^{23}	32	1.429	
N_2	6.02×10^{23}	28.02	1.251	
CO_2	6.02×10^{23}	44.01	1.977	

观察与思考

1. 对于 1mol 不同的固态和液态物质，为什么它们的体积各不相同呢？
2. 相同条件(0℃、101.3kPa)下，1mol 任何气体的体积是否相同呢？

一、摩尔体积

在一定温度和压强下，1mol 物质的体积，称为该物质的摩尔体积。用符号 V_m 表示，化学上常用 cm³/mol 表示固态或液态物质的摩尔体积，用 L/mol 表示气态物质的摩尔体积。根据摩尔体积的定义，可知：

$$V_m = \frac{V}{n}$$

式中 V—物质的体积，常用单位 cm³、L；

n——物质的量，单位 mol。

摩尔体积的大小，一是取决于构成物质的微粒本身的大小，二是取决于微粒之间的平均距离。对于固态或液态物质，因微粒之间的距离很小，所以它们的摩尔体积主要取决于微粒本身的大小。由于这些微粒的大小各不相同，因而各种固态或液态物质的摩尔体积差异很大。如图 2－2 所示的铁、铝、铅的摩尔体积各不相同。

二、气体摩尔体积

气态物质的体积大小与固态、液态物质不同。气体分子间的距离远远地大于气体分子本身的大小，因此气体的体积大小主要取决于分子之间的平均距离。气体分子间的平均距离与温度和压强有密切关系。实验证明：在相同状况(即同温同压)下，不同气体分子间的平均距离几乎都是相同的。所以，在同温、同压下，相同体积的任何气体都含相同数目的分子(即物质的量相同)，这就是阿伏伽德罗定律。

从表2-3可以算出：在0℃、101.3kPa下，1mol H_2、O_2、N_2、CO_2的体积都约为22.4L。更多实验证实：在标准状况(0℃、101.3kPa)下，1mol任何气体所占有的体积都约为22.4L，这个体积称为气体摩尔体积。记为 $V_m = 22.4L/mol$。

你知道吗

1. 气体摩尔体积的使用范围：必须是气体，可以是单一气体或混合气体。如：水、SO_3、CCl_4等在标准状况下不是气体，不能用气体摩尔体积计算。

2. 气体摩尔体积的数值与温度、压强有关；非标准状况下气体摩尔体积可能是22.4 L/mol，也可能不是22.4 L/mol。若1mol气体体积为22.4 L，不一定是在标准状况，如：气体在273 ℃和202 kPa时，V_m也为22.4 L/mol。

3. “三同”定“一同”。即同温、同压、同体积的任何气体，含有相同的分子数(或物质的量相同)。

4. 同温、同压、同体积的任何气体的分子数相等，但原子数不一定相等。

在标准状况下，气体的物质的量 n、气体的体积 V 和气体摩尔体积 V_m之间的关系式为：

$$n = \frac{V}{V_m}$$

例1 据估算，成人在平静呼吸时，每小时呼出CO_2约11.2L(标准状况下)，求每小时呼出CO_2的质量是多少？

解：$\because V = 11.2L \quad V_m = 22.4L/mol \quad M(CO_2) = 44g/mol$

$$n(CO_2) = \frac{V}{V_m} = \frac{11.2L}{22.4L/mol} = 0.5mol$$

$\therefore m = n \times M = 0.5mol \times 44g/mol = 22g$

答：成人在平静呼吸时每小时呼出CO_2的质量是22g。

例2 3.4g氨气在标准状况下的体积是多少？

解：$\because m(NH_3) = 3.4g \quad M(NH_3) = 17g/mol \quad V_m = 22.4L/mol$

$$n(NH_3) = \frac{m(NH_3)}{M(NH_3)} = \frac{3.4g}{17g/mol} = 0.2mol$$

$$n = \frac{V}{V_m}$$

$\therefore V = n \times V_m = 0.2mol \times 22.4L/mol = 4.48L$

答：3.4g氨气在标准状况下的体积是4.48L。

目标检测

一、选择题

(一)单项选择题

1. 下列说法正确的是

A. 在标准状况下，1mol 水的体积是 22.4L

B. 1mol H_2所占的体积一定是 22.4L

C. 在标准状况下，阿伏伽德罗常数个分子所占的体积约为 22.4L

D. 标准状况下，28g N_2和 CO 混合气体，体积约为 22.4L

2. 两个体积相同的容器，一个盛 NO_2，另一个盛 N_2和 O_2，在同温同压下，两容器内的气体一定具有相同的

A. 原子总数　B. 质子总数　C. 分子总数　D. 质量

3. 在标准状况下，以下气体体积最大的是

A. 2g 的氢气　B. 16g 的氧气

C. 44g 的二氧化碳　D. 42g 的氮气

4. 同温同压下，两种气体的体积如果不同，其主要原因是

A. 气体的分子大小不同

B. 气体的物质的量不同

C. 气体分子的化学性质不同

D. 气体分子的平均距离不同

5. 标准状况下，下列物质占体积最大的是

A. 98g H_2SO_4　B. 6.02×10^{23} 个 CO_2分子

C. 44.8L 气体　D. 6g H_2

6. 下列各组物质，其分子数相同的是

A. 1g H_2和 16g O_2

B. 1mol CO 和 22.4L 水(101.3kPa、0℃)

C. 18g 水和常温常压下 22.4L CO_2

D. 3mol SO_2和 2mol SO_3

(二)多项选择题

1. 1mol 任何气体所占体积都约为 22.4L，必需的前提条件的是

A. 标准状况　B. 任何条件

C. 0℃、101.3kPa　D. 常温常压

2. 在标准状况下，与 12g H_2的体积相等的 N_2的

A. 质量为 12g　B. 物质的量为 6mol

C. 体积为 22.4L　D. 质量为 168g

3. 下列说法正确的是

A. 标准状况下，32g O_2占有的体积约为22.4L

B. 22.4L N_2含阿伏伽德罗常数个氮气分子

C. 在标准状况下，22.4L 水的质量约为18g

D. 22g CO_2与标准状况下11.2L HCl 气体含有相同的分子数

4. 下列条件下，两种气体分子数一定不相等的是

A. 相同质量、不同密度的 NO_2和 CO_2

B. 相同体积、相同密度的 CO 和 C_2H_4

C. 相同温度、相同压强、相同体积的 O_2和 O_3

D. 相同压强、相同质量的 NO_2和 N_2O_4

二、判断题

1. 标准状况下，H_2和 N_2的摩尔体积均为22.4L/mol。
2. 标准状况下，11.2L O_2和 H_2混合气体所含分子数约为3.01×10^{23}。
3. 不同温度下，相同体积的 CO 和 N_2密度相同，则二者含有的原子数相同。
4. 只有在标准状况时，1mol CO_2才含有6.02×10^{23}个 CO_2分子。
5. 在标准状况下，1mol 氧气和1mol 氦气的体积相同，含有原子数也相同。
6. 在标准状况下，CO 和 CO_2气体的体积比为3∶1，则它们的质量之比为1∶3。

书网融合……

微课　　划重点　　自测题

第三章　知晓溶液的基本知识

在初中我们学习过溶液的一些基本知识，在溶液里进行的化学反应通常是比较快的。所以，在实验室里或化工生产中，要使两种能起反应的固体起反应，常常先把它们溶解，然后把两种溶液混合，并加以振荡或搅动，以加快反应的进行。溶液对动植物的生理活动也有很大意义。动物摄取食物里的养分，必须经过消化，变成溶液，才能吸收。在动物体内氧气和二氧化碳也是溶解在血液中进行循环的。在医疗上用的葡萄糖溶液和生理盐水、医治细菌感染引起的各种炎症的注射液(如卡那霉素)、医疗上的急救药(如盐酸肾上腺素)、各种眼药水等，都是按一定的要求配成溶液使用的。因此，我们必须知晓溶液的基本知识。

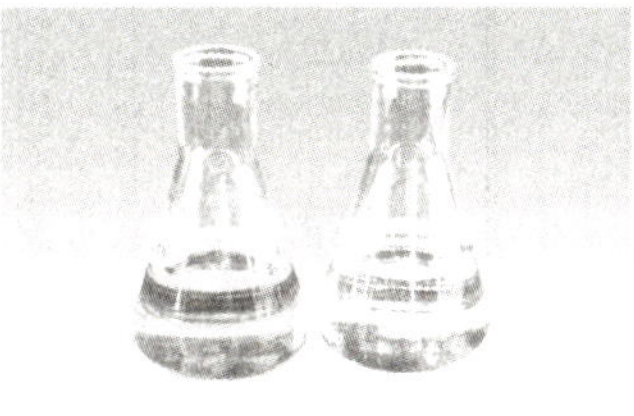
实验室中的溶液

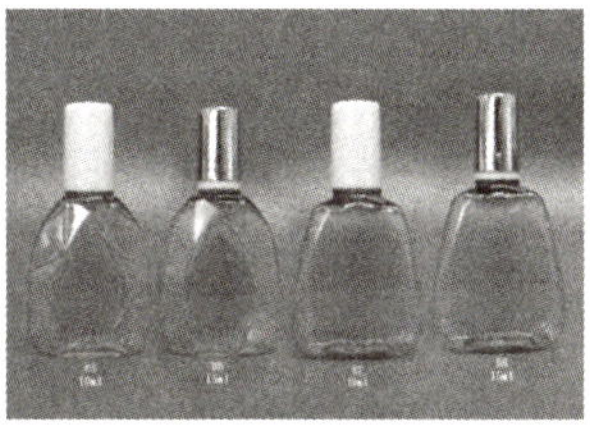
眼药水

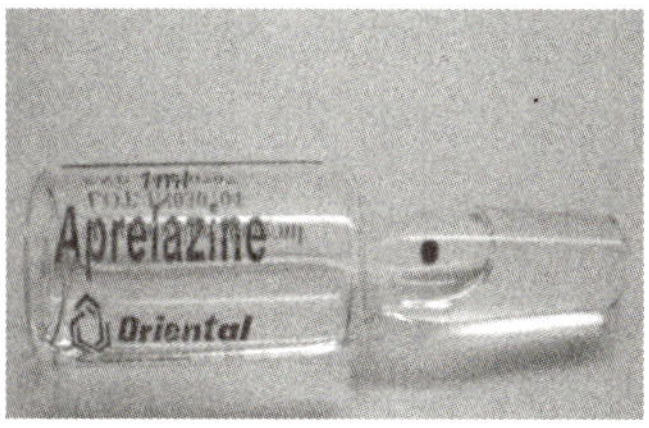

皮下注射针剂

第一节　溶液的基本概念

PPT

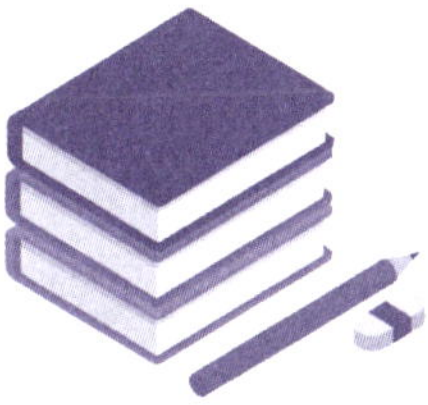

学习目标

知识要求

1. **掌握**　溶液的组成；溶解度的概念和影响溶解度的因素。
2. **熟悉**　溶解过程；溶解度的应用。
3. **了解**　饱和溶液、不饱和溶液的含义。

能力要求

1. 能根据影响溶解度的因素，会选用合适的方法来增大或减少物质的溶解度。
2. 能根据溶解度的应用原理，会对物质的提纯、分离选用合适的方法，并能熟练地操作。

实例分析

实例 2015年10月5日，瑞典斯德哥尔摩卡罗琳医学院宣布当年诺贝尔生理学或医学奖授予中国药学家屠呦呦及另外两名科学家，以表彰他们在研究和治疗寄生虫疾病方面取得的成就。疟疾作为一种典型的寄生虫疾病而严重危害人类生命健康，目前，每年还有45万人被疟疾夺去生命。时间追溯到20世纪60年代，当时，因疟原虫对奎宁类药物已产生抗药性，疟疾的防治重新成为世界各国医药界的研究课题。在极为艰苦的科研条件下，屠呦呦团队与中国其他机构合作，经过艰苦卓绝的努力，先驱性地发现了一种新药——青蒿素，开创了疟疾治疗的新方法。屠呦呦也因此成为首位获得诺贝尔奖科学类奖项的中国大陆人。

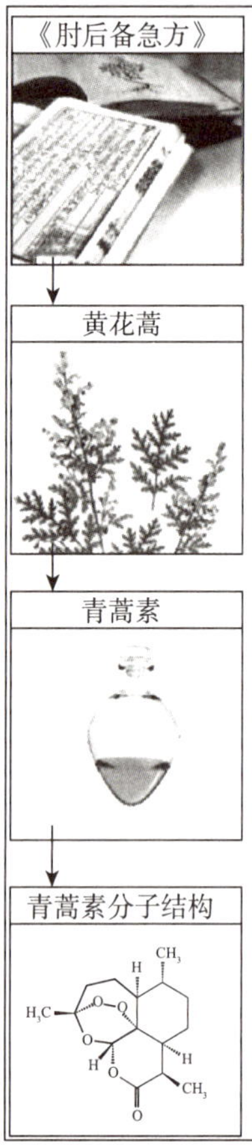

屠呦呦根据东晋葛洪《肘后备急方》的说法，想到利用黄花蒿治疗虐疾，并研究出从黄花蒿中提炼青蒿素的方法。

问题 挽救了千千万万人生命的“东方神药”——青蒿素是如何发现的？同学们一定觉得很深奥，其实从青蒿中提取青蒿素的方法就是以萃取原理为基础的，主要用乙醚浸提法和汽油浸提法。那么萃取的基本原理是什么呢？

一、溶液的组成

我们把一种物质以分子或离子的状态均匀地分散到另一种物质中而形成的均一、稳定的体系称为溶液。被溶解的物质称为溶质，溶解溶质的物质称为溶剂。溶剂在常温时有固、液、气三态，因此溶液也有三种状态(图3-1)。

我们把气体混合物称为气态溶液，简称气体，如空气就是一种气态溶液。彼此呈分子分散的固体混合物称为固态溶液，简称固溶体，如合金就是一种固态溶液。一般我们所说的溶液只是专指液体溶液，是气体或固体在液态溶剂中的溶解或液液相溶所形成的液体。其中，水(H_2O)是最常用的溶剂，能溶解很多种物质，通常不指明溶剂的液态溶液，都是指水溶液。汽油、乙醇、三氯甲烷也是常用的溶剂，如汽油能溶解油脂，乙醇能溶解碘等。

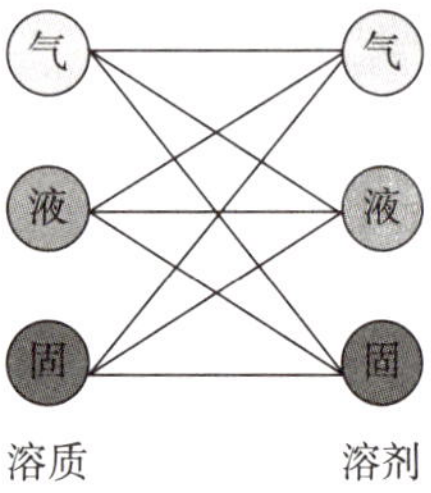

图3-1 溶液的三种状态

二、溶解过程

1. 溶解的过程 溶质的溶解过程是个复杂的过程。首先是溶质分子(或离子)在溶剂的作用下，克服溶质粒子间的吸引力扩散到溶剂中去，此过程是物理过程，需要吸收热量。与此同时，溶质分子（或离子）不断运动又和水分子相互吸引生成水合分子（离子），此过程是化学过程，这时有热量的放出和体积的变化。那么溶解过程是吸热还是放热，要看扩散和水合两个过程热效应的综合。如果扩散过程吸收的热量大于水合过程放出的热量，则整个溶解过程是吸热的；如果水合过程放出的热量大于扩散过程吸收的热量，则整个过程是放热的。因此，溶解过程是一个包括物理过程和化学过程的复杂过程。

2. 溶解平衡　溶质均匀地分散到溶剂中的过程称为溶解。与此同时，溶解在溶剂中的溶质粒子由于不断运动，又重新回到溶质表面上来，这个过程称为结晶（图3－2）。

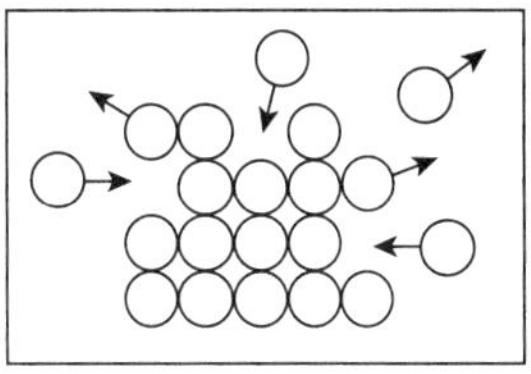

图3－2　溶解和结晶

当把溶质刚放到溶剂中时，溶解的速度较快，结晶的速度为零。随着溶液中溶质粒子的数目增多，溶解的速度不断减慢，结晶的速度不断加快，当溶解的速度和结晶的速度相等时，称为溶解平衡（图3－3）。在一定温度下，达到溶解平衡状态的溶液称为饱和溶液。这时溶液中溶质的浓度不随时间变化。在一定条件下，溶解达到平衡时，溶解和结晶并没有停止，只是溶解和结晶的速率相等，是一个动态平衡。

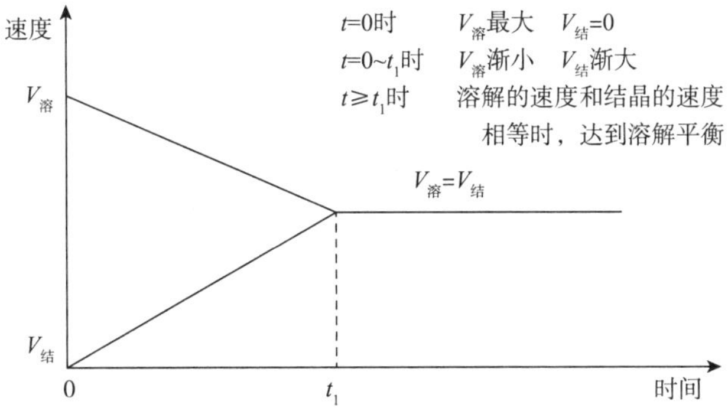

图3－3　溶解平衡

当条件改变时，平衡被破坏，在新的条件下达到新平衡，所以溶解平衡是暂时的，相对的。

三、溶解度

溶解度（S）是指在一定温度和压强下，在100g溶剂中达到溶解平衡时所溶解溶质的克数。其单位是“g/100g溶剂”。在未注明溶剂的情况下，通常溶解度指的是物质在水里的溶解度。

溶剂溶解溶质能力的大小，一方面决定于溶剂和溶质的本性，例如，水是最普通最常用的溶剂，甲醇和乙醇可以任何比例与水互溶。大多数碱金属盐类都可以溶于水；苯几乎不溶于水。另一方面也与外界条件，如温度、压强有关。溶解度明显受温度的影响，大多数固体物质的溶解度随温度的升高而增大；气体物质的溶解度则与此相反，随温度的升高而降低。固体和液体的溶解度基本不受压力的影响，而气体在液体中的溶解度与气体的分压成正比。

你知道吗

为什么喝汽水会打嗝而感到凉快，但不宜多喝

夏季运动后人们常喝汽水，喝后常常会打嗝，这是因为汽水中含有小苏打和柠檬酸，二者作用会产生大量的二氧化碳，当打开瓶塞时，压强减小，CO_2的溶解度减小，因此大量的CO_2就会逸出而冒出大量的气泡，人们喝后会从体内排出导致打嗝并带走一部分热量，所以能清凉解渴。但饮用过多，其中的酸气会降低胃液的消化功能和杀菌能力，还会影响食欲，增加血容量，使心、肾负担过重，出现尿频、尿急、心慌乏力等症状。因此，别只顾凉爽，不要多喝。

请你想一想

解释下列现象

1. 碘用于消毒，医疗上用碘酒而不用碘的水溶液。
2. 烧水时，刚开始会看到里面有许多小气泡不断上升。
3. 从冰箱里拿出一瓶冰镇啤酒，打开有气泡出现，倒入杯中会出现许多泡沫。

在化学上，通常把室温(20℃)下，在100g水中溶解度在10g以上的物质称为易溶物质，溶解度在1~10g之间的物质称为可溶物质，溶解度在0.01g~1g之间的物质称为微溶物质，溶解度小于0.01g的物质称为难溶物质。

《中国药典》(2020年版)对药品的近似溶解度则以下列名词术语表示。

极易溶解　　系指溶质1g(ml)能在溶剂不到1ml中溶解；
易溶　　系指溶质1g(ml)能在溶剂1~不到10ml中溶解；
溶解　　系指溶质1g(ml)能在溶剂10~不到30ml中溶解；
略溶　　系指溶质1g(ml)能在溶剂30~不到100ml中溶解；
微溶　　系指溶质1g(ml)能在溶剂100~不到1000ml中溶解；
极微溶解　　系指溶质1g(ml)能在溶剂1000~不到10000ml中溶解；
几乎不溶或不溶系指溶质1g(ml)在溶剂10000ml中不能完全溶解。

四、溶解度的应用

利用不同物质溶解度的不同，可以进行物质的提纯、分离或者进行某些物质的制取，常用的方法有重结晶和萃取。

1. 重结晶　是将晶体溶于溶剂或熔融以后，又重新从溶液或熔体中结晶的过程。

重结晶可以使不纯净的物质得到纯化，或使混合在一起的盐类彼此分离。

重结晶的效果与溶剂的选择有很大的关系，最好选择对主要化合物是可溶性的，对杂质是微溶或不溶的溶剂，滤去杂质后，将溶液浓缩、冷却，即得纯化的物质。本节只简单介绍改变饱和溶液的温度和蒸发减少溶剂从而将物质从溶液中结晶分离出来的方法。

对于溶解度随温度变化(图 3 -4)有显著变化的物质(如硝酸钾)，常采用改变饱和溶液的温度的方法使之重结晶。如把含有少量杂质的硝酸钾固体加入适量的水并加热使之溶解，将接近饱和的硝酸钾溶液趁热过滤，除去不溶性的杂质，然后冷却滤液可得到较纯的硝酸钾晶体，而那些可溶性的杂质由于溶解的量较小而留在母液中。

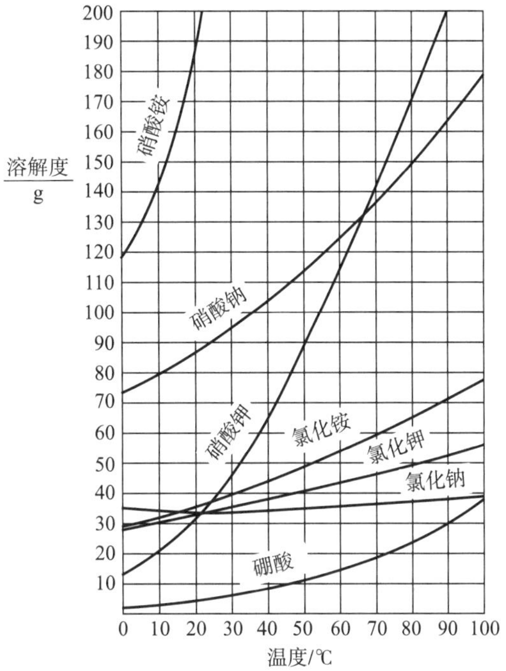

图 3 -4　几种物质的溶解度曲线

对于溶解度随温度改变变化较小的物质(如氯化钠)，可采用蒸发减少溶剂的方法进行分离提纯。如把含有少量杂质的氯化钠固体加入适量的水并加热使之溶解，过滤除去不溶性的杂质，然后将滤液加热浓缩至析出氯化钠晶体。但注意浓缩时不要将滤液蒸干，这样可使可溶性杂质留在滤液中。

重结晶往往需要进行多次，才能获得较好的纯化效果。

2. 萃取　是一种用液态的萃取剂处理与之不互溶的双组分或多组分溶液，实现组分分离的过程。它是利用物质在两种互不相溶(或微溶)的溶剂中溶解度的不同，使物质从一种溶剂内转移到另一种溶剂中。经过反复多次萃取，可将绝大部分的物质提取出来。

通常被萃取的物质在两种溶剂中的溶解度相差越大，萃取的次数越多，萃取越完全，物质有效成分分离(或提纯)得越完全。常用萃取装置如图 3 -5 所示。

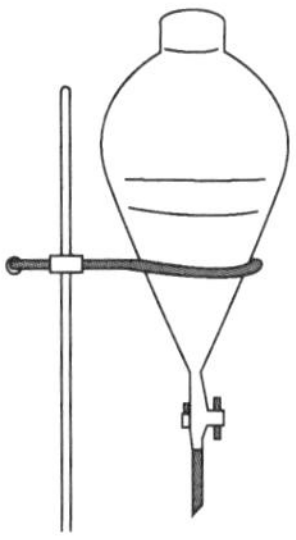
图 3 -5　萃取装置

你知道吗

纳米技术改善难溶性药物的溶解度

药物的溶解性是影响药物生物利用度的重要因素之一，难溶性药物因在水中的溶解度小，难以被机体吸收，导致生物利用度较差。随着组合化学、基因技术等在药物研发中的广泛应用，大量具有活性的候选药物被发现。但是，由于存在水溶性差的缺陷，四成左右的候选药物不能上市而限制了其在临床上充分发挥疗效。据估计，全球每年约有650亿美元的药品因生物利用度差而造成治疗费用与疗效比例的严重失调。实际上，许多难溶性药物有着很强的生物活性，在治疗肿瘤、心血管疾病等领域有着良好疗效。

当前，在药剂学研究中，提高难溶性药物的溶解度和溶解速率有多种方法，如加入助溶剂、增溶剂和亲水性介质(适用于液体制剂)；制成固体分散体和包含物(适用于固体制剂)；还可以采取减少粒径的措施，比如做成药物的纳米结晶(适用于各种剂型)。

其中，纳米技术的应用优势日益显现：纳米乳/微乳是一种由水、油、表面活性剂和一些复合表面活性剂组装成的粒径小于100纳米的半透明溶液，其易于制备、相对稳定，而且可使大多数水不溶性药物的生物利用度提高显著。这一技术越来越受到国内外一些研究机构、制药公司的青睐。

目标检测

一、选择题

(一)单项选择题

1. 溶液在日常生活中应用广泛。下列对溶液的有关说法正确的是

   A. 溶液都是无色、透明的液体

   B. 溶液中各部分性质相同

   C. 溶液中各部分密度不同

   D. 溶液中只能有一种溶质

2. 在20℃时，测得25g水中溶解9g氯化钠恰好形成饱和溶液，则

   A. 氯化钠的溶解度为18g

   B. 氯化钠的溶解度为36g

   C. 20℃时氯化钠的溶解度为18g

   D. 20℃时氯化钠的溶解度为36g

3. 将70℃硝酸钾饱和溶液降温到10℃，有晶体析出(晶体中不含水)，下列各量没有发生变化的是

   A. 溶液中溶剂的质量

   B. 溶液的质量

   C. 溶液中溶质的质量

   D. 溶液中溶质与溶剂的质量比

4. 调味剂是重要的食品添加剂，将下列调味剂加入水中，不能形成溶液的是

   A. 味精　　B. 蔗糖

C. 色拉油　　D. 食盐

5. 欲使任意一种不饱和溶液转变为饱和溶液，最可靠的方法是

A. 再加入同种溶质　　B. 降低温度

C. 升高温度　　D. 倒出一些溶液

（二）多项选择题

1. 以下关于溶解度说法正确的是

A. 大多数固体物质的溶解度随温度的升高而增大

B. 气体物质的溶解度随温度的升高而降低

C. 固体和液体的溶解度基本不受压力的影响

D. 气体在液体中的溶解度与气体的分压成正比

2. 以下关于重结晶说法正确的是

A. 可以使不纯净的物质得到纯化

B. 最好选择对主要化合物是可溶性的，对杂质是微溶或不溶的溶剂

C. 改变饱和溶液的温度一定可以达到重结晶的目的

D. 通过蒸发减少溶剂肯定可以将溶质从溶液中结晶分离出来

3. 以下关于萃取说法正确的是

A. 次数越多，萃取越完全，物质有效成分分离（或提纯）得越完全

B. 目的就是实现组分分离

C. 是利用物质在两种互不相溶（或微溶）的溶剂中溶解度的差异来实现的

D. 萃取剂只能处理与之不互溶的双组分溶液

4. 以下关于溶解平衡说法正确的是

A. 溶解达到平衡时，溶解和结晶停止

B. 溶解平衡是暂时的，有条件的

C. 溶解达到平衡后，溶液中剩余的溶质颗粒的形态不再发生改变

D. 当溶解的速度和结晶的速度相等时，称为溶解平衡

二、判断题

1. 溶解度是指在 100g 溶液中达到溶解平衡时所溶解溶质的克数。

2. 溶解的过程都是放热的。

3. 无色透明的液体都是溶液。

第二节　溶液浓度的表示方法

PPT

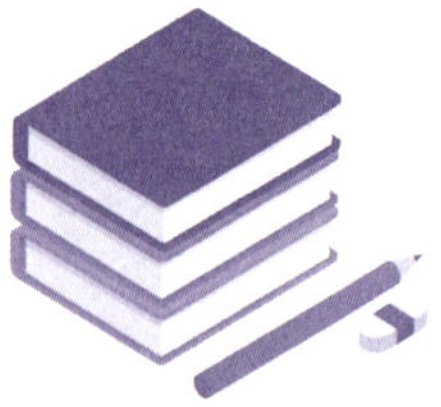

学习目标

知识要求

1. **掌握**　溶液浓度的表示方法。
2. **熟悉**　滴注生理盐水、葡萄糖注射液和消毒酒精溶液浓度表示方法和规格。

能力要求

会进行有关溶液浓度的计算。

实例分析

实例　抗击新冠疫情期间为确保学校顺利开学，某校后勤处购进一批防疫物资，包括医用酒精、“84”消毒液、免洗手消毒液等。负责全校消毒工作的小林发现不同防疫物资的成分含量表示方法有所不同。医用酒精中乙醇含量是75%(V/V)，而“84”消毒液有效氯含量是34.0~46.0g/L，免洗手消毒液葡萄糖酸氯己定含量为5g/L。

问题　小林看到的g/L和%等符号，它们代表什么含义呢？

在实际工作中，许多药物和试剂需要配成一定浓度的溶液。溶液的浓度是指一定量的溶液(或溶剂)中所含溶质的量。表示溶液浓度的方法有很多，医药上常用的有物质的量浓度、质量浓度、质量分数和体积分数。

一、物质的量浓度

用1L溶液中所含溶质的物质的量来表示的溶液浓度，称为物质的量浓度。对于溶质为B的溶液，其物质的量浓度称为“B的物质的量浓度”，符号为c_B或$c(B)$，有时也可记作［B］。

$$\text{B的物质的量浓度}=\frac{\text{B的物质的量(mol)}}{\text{溶液的体积(L)}}$$

物质的量浓度的数学表达式为：$c_B=\frac{n_B}{V}$

式中，n_B表示溶质B的物质的量，单位为mol、mmol；V表示溶液的体积，单位为L、m^3；c_B表示物质的量浓度，其国际单位是mol/m^3，但化学和医药上常用mol/L、mmol/L等单位来表示。世界卫生组织建议，在医学上表示体液组成时，凡是已知相对分子质量的物质，均应使用物质的量浓度。

如1L生理盐水中含有0.154mol的氯化钠，则该溶液的物质的量浓度为0.154mol/L，表示为：$c_{NaCl}=0.154mol/L$或$c(NaCl)=0.154mol/L$，也可写为［NaCl］=0.154mol/L。

例1　按照我国药典规定，注射生理盐水的规格是0.5L生理盐水中含NaCl 4.5g，求此生理盐水的物质的量浓度为多少？如某病人滴注生理盐水800ml，问进入病人体内的氯化钠为多少克？

解：∵ 氯化钠的相对分子质量是58.5，其摩尔质量是58.5g/mol。4.5g氯化钠的物质的量为：

$$\therefore n_{NaCl}=\frac{m_{NaCl}}{M_{NaCl}}=\frac{4.5g}{58.5g/mol}\approx 0.0769mol$$

$$c_{NaCl}=\frac{n_{NaCl}}{V}=\frac{0.0769mol}{0.5L}\approx 0.154mol/L$$

$\because V=800ml=0.8L$

$\therefore n_{NaCl}=c_{NaCl}\cdot V=0.154mol/L\times 0.8L=0.1232mol$

$m_{NaCl}=n_{NaCl}\cdot M_{NaCl}=0.1232mol\times 58.5g/mol\approx 7.2g$

答：该生理盐水的物质的量浓度为0.154mol/L，进入病人体内的氯化钠为7.2g。

例2 配制0.1mol/L的硫酸钠溶液200ml，需要$Na_2SO_4\cdot 10H_2O$多少克？

解：∵ $c(Na_2SO_4)=0.1mol/L$　　$M(Na_2SO_4\cdot 10H_2O)=322g/mol$

$V=200ml=0.2L$

$n(Na_2SO_4)=c(Na_2SO_4)\cdot V=0.1mol/L\times 0.2L=0.02mol$

$n(Na_2SO_4)=n(Na_2SO_4\cdot 10H_2O)$

$$\therefore m(Na_2SO_4\cdot 10H_2O)=n(Na_2SO_4\cdot 10H_2O)\cdot M(Na_2SO_4\cdot 10H_2O)=0.02mol\times 322g/mol=6.44g$$

答：配制0.1mol/L硫酸钠溶液200ml，需要$Na_2SO_4\cdot 10H_2O$ 6.44g。

请你想一想

100ml正常人的血清中含10.0mg Ca^{2+}，计算正常人血清中Ca^{2+}的物质的量浓度。

二、质量浓度

用1L溶液中所含溶质的质量来表示的浓度，称为质量浓度。对于溶质为B的溶液，其质量浓度称为“B的质量浓度”，符号为ρ_B或$\rho(B)$。

$$B的质量浓度=\frac{B的质量(g)}{溶液的体积(L)}$$

质量浓度的数学表达式为：$\rho_B=\frac{m_B}{V}$

式中，m_B表示溶质的质量，单位为g；V表示溶液的体积，单位为L、m^3；ρ_B表示质量浓度，其国际单位是kg/m^3，但化学和医药上常用g/L、mg/L等单位来表示。世界卫生组织建议，在医学上表示体液组成时，对相对分子质量还未精确测得的物质，可暂用质量浓度。

如40g/L 的 $NaHCO_3$ 溶液是敌敌畏中毒的催吐剂，即 1L 的 $NaHCO_3$ 溶液中含有 $NaHCO_3$ 40g，表示为 $\rho_{NaHCO_3}=40g/L$ 或 $\rho(NaHCO_3)=40g/L$。

例 3 配制 200ml 40g/L 的 $NaHCO_3$ 溶液的作为敌敌畏中毒者的催吐剂，问需要称取 $NaHCO_3$ 多少克?

解：$\because\ \rho(NaHCO_3)=40g/L$

$V=200ml=0.2L$

$\therefore\ m(NaHCO_3)=\rho(NaHCO_3)\cdot V$

$=40\ g/L\times 0.2L=8\ g$

答：配制 200ml 40g/L 的碳酸氢钠溶液，需要称取碳酸氢钠 8g。

请你想一想

溶液质量浓度和溶液密度的区别在哪里?

三、质量分数

用溶质的质量占全部溶液质量的分数来表示的浓度，称为质量分数。对于溶质为 B 的溶液，其质量分数称为“B 的质量分数”，其符号为 ω_B 或 $\omega(B)$。

$$B\ 的质量分数=\frac{B\ 的质量(g)}{溶液的质量(g)}$$

质量分数的数学表达式为：$\omega_B=\frac{m_B}{m}$

质量分数无单位，可以用小数表示，也可以用百分数表示。如浓盐酸的质量分数为 0.36 或 36%，它表示 100g 浓盐酸溶液中含氯化氢 36g。

例 4 现有 200ml 质量分数为 98%，密度为 1.84kg/L 浓硫酸，问其中含硫酸多少克?

解：$\because\ \rho=1.84kg/L=1840g/L\quad V=200ml=0.2\ L$

$\therefore\ m_液=\rho\cdot V=1840g/L\times 0.2L=368g$

$m(H_2SO_4)=\omega_B\cdot m_液=0.98\times 368\ g=361\ g$

答：200ml 质量分数为 0.98 的浓硫酸中含 H_2SO_4 361g。

请你想一想

1. 将 10g NaCl 溶于 100 g 水中配成溶液，计算此溶液中 NaCl 的质量分数。
2. 500ml $\omega_{HCl}=0.36$ 的浓盐酸（ρ=1.18kg/L）中含氯化氢多少克?

四、体积分数

用溶质(液态)的体积占全部溶液体积的分数来表示的浓度，称为体积分数。对于溶质为 B 的溶液，其体积分数称为“B 的体积分数”，其符号为 φ_B 或 $\varphi(B)$。

$$B\ 的体积分数=\frac{B\ 的体积(ml)}{溶液的体积(ml)}$$

体积分数的数学表达式为：$\varphi_B=\frac{V_B}{V}$

体积分数无单位，可以用小数表示，也可以用百分数表示。如：消毒酒精的体积分数为0.75或75%，表示100ml酒精溶液中含乙醇75 ml。

例5　某药用酒精的体积分数 $\varphi_B=0.95$。300ml该药用酒精中含纯乙醇多少ml？

解：$\because \varphi_B=0.95$　　$V_{液}=300ml$

$\therefore V_B=\varphi_B \cdot V_{液}=0.95\times 300ml=285ml$

答：300ml该药用酒精中含纯乙醇285ml。

请你想一想

取750ml纯乙醇加水配成1000ml医用酒精，计算此酒精溶液的体积分数。

常用溶液浓度的表示方法较多，要根据不同的需要采用合适的浓度表示法。

表3-1　几种浓度的比较

浓度名称	符号	计算公式	常用单位	医药实例
物质的量浓度	c_B	$c_B=\frac{n_B}{V}$	mol/L或mmol/L	血浆中 K^+ 4.3mmol/L
质量浓度	ρ_B	$\rho_B=\frac{m_B}{V}$	g/L或mg/L	生理盐水9 g/L
质量分数	ω_B	$\omega_B=\frac{m_B}{m}$	无	葡萄糖注射液5%
体积分数	φ_B	$\varphi_B=\frac{V_B}{V}$	无	消毒酒精75%

目标检测

一、选择题

(一)单项选择题

1. 对“5%的高锰酸钾溶液”含义解释正确的是

A. 100g水中溶解了5g高锰酸钾

B. 100g高锰酸钾溶液中最多能溶解5g高锰酸钾

C. 100g高锰酸钾溶液中溶解有5g高锰酸钾

D. 将高锰酸钾与水按1∶25的质量比配成溶液

2. 一种抗生素为粉末状固体，每瓶含0.5g，注射时应配成质量分数为20%的溶液，则使用时每瓶需加入蒸馏水

A. 1.5 ml　　B. 2 ml　　C. 3 ml　　D. 4 ml

3. 1mol/L硫酸溶液的含义是？

A. 1L水中溶解1mol H_2SO_4

B. 1L溶液中含1mol H^+

C. 将 98g H_2SO_4溶于 1L 水所配成的溶

D. 指 1L 硫酸溶液中含有 98g H_2SO_4

4. 将 4g NaOH 溶于水配成 200ml 溶液，取出 10ml，这 10ml 溶液中 NaOH 的物质的量浓度是?

A. 2mol/L　　B. 1mol/L

C. 0.1mol/L　　D. 0.5mol/L

5. 某含氯消毒泡腾片规格为每片 1.5g，含氯量为 35%(*W/W*)，则每片含氯

A. 1.5g　　B. 35mg

C. 525mg　　D. 1.2g

6. 如果配制 0.1mol/L 的 $NaHCO_3$(M = 84g/mol)500ml，需要称量固体碳酸氢钠

A. 4.2g　　B. 8.4g

C. 84g　　D. 0.5g

7. 某矿泉水中 Ca^{2+} 浓度为 20mg/L，那么 500ml 此矿泉水中 Ca^{2+} 的质量是

A. 10g　　B. 10mg

C. 20mg　　D. 250mg

(二)多项选择题

1. 对“浓盐酸的质量分数是 37%，物质的量浓度是 12mol/L”含义解释正确的是

A. 表示 100g 浓盐酸中，含有 37g 的 HCl

B. 表示 1L 浓盐酸中，含有 12mol 的 HCl

C. 表示 100ml 的浓盐酸中含有 37ml HCl

D. 表示浓盐酸中 37g HCl 和 100g 的水

2. 下列表示浓度的物理量中，无单位的是

A. 物质的量浓度　　B. 质量浓度

C. 质量分数　　D. 体积分数

3. 对“0.1mol/L 的重铬酸钾(M = 294g/mol)溶液”含义解释正确的是

A. 要配制 100ml 此溶液，需要称取 2.94g 重铬酸钾

B. 要配制 1L 此溶液，需要称取 29.4g 重铬酸钾

C. 取该浓度的溶液 500ml，其浓度仍然是 0.1mol/L

D. 此种溶液浓度表示方法是物质的量浓度

二、判断题

1. 将 98g H_2SO_4溶于 1L 水中，此溶液的物质的量浓度是 1mol/L。

2. 溶液的浓度是指一定量的溶液(或溶剂)中所含溶质的量。

3. 生理盐水的规格是 0.5L 生理盐水中含 NaCl 4.5g，则其质量浓度为 9g/L。

4. 100ml 血清中含 10.0mg Ca^{2+} 离子，则 Ca^{2+} 离子物质的量浓度为 2.5mol/L。

5. 在 100ml 葡萄糖注射液中含有 5g 葡萄糖，则其质量浓度为 50g/L。

三、计算题

1. 碳酸氢钠注射液的规格是：每500ml $NaHCO_3$（M=84g/mol）注射液中含 $NaHCO_3$ 25g，分别计算该注射液的质量浓度和物质的量浓度。

2. 硫喷妥钠是静脉全麻药，用4.5g 固体硫喷妥钠可配制质量浓度为15g/L 的溶液多少毫升？

第三节　溶液浓度的换算、溶液的配制和稀释

PPT

学习目标

知识要求

1. **掌握**　溶液浓度的换算方法。
2. **熟悉**　溶液的配制和稀释的步骤。
3. **了解**　准确配置一定浓度溶液的主要仪器。

能力要求

1. 会按步骤、规范化地准确配制一定浓度的溶液。
2. 会熟练进行常用的药剂的稀释。

实例分析

实例　某学校为做好校园的消毒工作，需要配制含有效氯为500mg/L 的“84”消毒液，而学校购买的“84”消毒液有效氯含量是34.0～46.0g/L，浓度明显偏高，临用时必须稀释。

问题　如何配制所需浓度的溶液？如何将浓溶液稀释成所需浓度的稀溶液？

一、溶液浓度的换算

在实际工作中，经常需要将溶液浓度由一种表示方法变换成另一种表示方法。溶液浓度的换算只是变换表示浓度的方法，溶液浓度换算前后，数值和单位虽然不同，但溶液的量和溶质的量并未发生任何变化。

1. 质量浓度和物质的量浓度之间的换算

∵　$$c_B = \frac{n_B}{V} \qquad n_B = \frac{m_B}{M_B}$$

∴　$$c_B = \frac{m_B/M_B}{V}$$

即：　$$c_B = \frac{\rho_B}{M_B}$$

或：　$$\rho_B = c_B \cdot M_B$$

例 1 0.2mol/L 氢氧化钠溶液的质量浓度是多少?

解:∵ $c(\text{NaOH})=0.2\text{mol/L}$ $M(\text{NaOH})=40\text{g/mol}$

∴ $\rho(\text{NaOH})=0.2\text{mol/L}\times40\text{g/mol}=8\text{g/L}$

答:0.2mol/L 氢氧化钠溶液的质量浓度是 8g/L。

例 2 临床上用的生理盐水的质量浓度 $\rho(\text{NaCl})=9\text{g/L}$,其物质的量浓度是多少?

解:∵ $\rho(\text{NaCl})=9\text{g/L}$

$M(\text{NaCl})=58.5\text{g/mol}$

∴ $c_{\text{NaCl}}=\dfrac{\rho_{\text{NaCl}}}{M_{\text{NaCl}}}=\dfrac{9\text{g/L}}{58.5\text{g/mol}}=0.154\text{mol/L}$

答:生理盐水的物质的量浓度是 0.154mol/L。

请你想一想

50g/L 葡萄糖注射液的物质的量浓度是多少?已知葡萄糖的相对分子质量为 180。

2. 物质的量浓度和质量分数之间的换算 物质的量浓度常用的单位是 mol/L,质量分数是比值,无单位,二者的换算必须用密度(ρ)做桥梁。在使用符号时应注意,密度(ρ)和质量浓度(ρ_B)的区别。

已知物质的量浓度为 c_B,质量分数为 ω_B,溶液的密度为 ρ,溶质的摩尔质量为 M_B

则:

$$c_B=\frac{\omega_B\cdot\rho}{M_B}$$

$$\omega_B=\frac{c_B\cdot M_B}{\rho}$$

例 3 市售浓硫酸的质量分数 $\omega_{H_2SO_4}=0.98$,密度 $\rho=1.84\text{kg/L}$,该浓硫酸的物质的量浓度是多少?

解:∵ $\omega_{H_2SO_4}=0.98$ $\rho=1.84\text{kg/L}=1840\text{g/L}$ $M(H_2SO_4)=98\text{g/mol}$

∴ $c_{H_2SO_4}=\dfrac{\omega_{H_2SO_4}\cdot\rho}{M_{H_2SO_4}}=\dfrac{0.98\times1840\text{g/L}}{98\text{g/mol}}=18.4\text{mol/L}$

答:该浓硫酸的物质的量浓度为 18.4mol/L

请你想一想

1. 换算时为什么要注意溶液的密度单位?
2. 质量分数为 37%,密度 $\rho=1.19\text{g/ml}$ 的浓盐酸的物质的量浓度是多少?

二、溶液的配制和稀释

(一)溶液的稀释

在实际工作中,常常需要将浓溶液配制成稀溶液。稀释就是在溶液中加入溶剂,使溶液浓度变小的过程。溶液稀释的特点就是稀释后溶液的体积变大,浓度变小,但溶质的量不变。即:稀释前溶质的量 = 稀释后溶质的量用“1”代表稀释前的溶液，“2”代表稀释后的溶液，根据浓度的表示方法不同，有如下几个公式：

$$c_{B1} \cdot V_1 = c_{B2} \cdot V_2$$

$$\rho_{B1} \cdot V_1 = \rho_{B2} \cdot V_2$$

$$\varphi_{B1} \cdot V_1 = \varphi_{B2} \cdot V_2$$

$$\omega_{B1} \cdot m_1 = \omega_{B2} \cdot m_2$$

注意：使用稀释公式时，稀释前后溶液浓度的单位必须相同，体积单位也必须相同。

例 4　欲配制 2mol/L 的盐酸溶液 300ml，需要 12mol/L 的浓盐酸多少毫升？

解：$\because c_{B1} = 12\text{mol/L} \qquad c_{B2} = 2\text{mol/L} \qquad V_2 = 400\text{ml}$

根据 $c_{B1} \cdot V_1 = c_{B2} \cdot V_2$

$12\text{mol/L} \times V_1 = 2\text{mol/L} \times 300\text{ml}$

$$\therefore V_1 = \frac{2\text{mol/L} \times 300\text{ml}}{12\text{mol/L}} = 50\text{ml}$$

答：配制 2mol/L 的盐酸溶液 300ml，需要 12mol/L 的浓盐酸 50ml。

例 5　用 $\varphi_B = 0.95$ 的药用酒精 600ml，能配制 $\varphi_B = 0.75$ 的消毒酒精多少毫升？

解：$\because \varphi_{B1} = 0.95 \qquad \varphi_{B2} = 0.75 \qquad V_1 = 600\text{ml}$

根据 $\varphi_{B1} \cdot V_1 = \varphi_{B2} \cdot V_2$

$0.95 \times 600\text{ml} = 0.75 \times V_2$

$$\therefore V_2 = \frac{0.96 \times 600\ \text{ml}}{0.75} = 760\ \text{ml}$$

答：用 $\varphi_B = 0.95$ 的药用酒精 600 ml，能配制 $\varphi_B = 0.75$ 的消毒酒精 760ml。

例 6　欲配制 1.5mol/L 硫酸溶液 500ml，需用 $\omega = 0.98$，密度 $\rho = 1.84\text{kg/L}$ 的浓硫酸多少毫升？

解：稀释前后浓度表示方法不一致，要先进行浓度换算，把质量分数换算为物质的量浓度。

（1）浓度换算

$\because \omega_{H_2SO_4} = 0.98 \quad \rho = 1.84\text{kg/L} = 1840\text{g/L} \quad M(H_2SO_4) = 98\text{g/mol} \quad V = 500\text{ml}$

$$\therefore c_1 = \frac{\omega_B \cdot \rho}{M_B} = \frac{0.98 \times 1840\text{g/L}}{98\text{g/mol}} = 18.4\text{mol/L}$$

（2）稀释

$\because c_1 = 18.4\text{mol/L} \qquad c_2 = 1.5\text{mol/L} \qquad V_2 = 500\text{ml}$

$\therefore$ 根据 $c_{B1} \cdot V_1 = c_{B2} \cdot V_2$

$$V_1 = \frac{c_2 \cdot V_2}{c_1} = \frac{1.5\text{mol/L} \times 500\text{ml}}{18.4\text{mol/L}} = 40.8\text{ml}$$

答：配制 1.5mol/L 硫酸溶液 500ml，需用 $\omega = 0.98$，密度 $\rho = 1.84\text{kg/L}$ 的浓硫酸 40.8ml。

你知道吗

在工厂及药房工作中，常常会遇到用同一种溶质的浓溶液和稀溶液混合配制中间浓度溶液，通常可使用一种简捷的经验方法——十字交叉法。

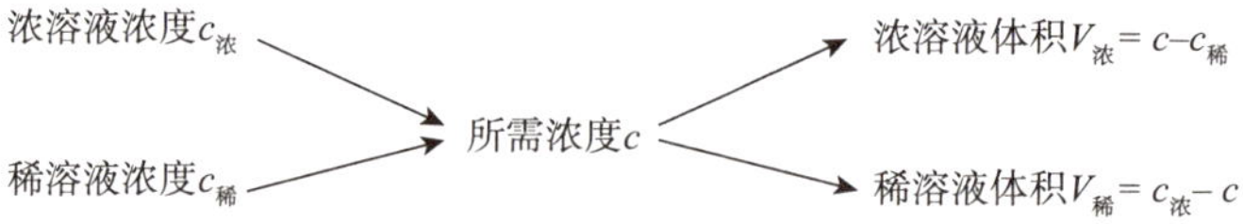

在使用十字交叉法时必须注意以下问题。

1. $c_{浓}$、$c_{稀}$与c可以是溶液浓度表示法c_B、ρ_B、ω_B和φ_B中的任一种表示法。
2. $c_{浓}$、$c_{稀}$与c必须采用同一种溶液浓度的表示方法并采用同一单位。
3. $V_{稀}$和$V_{浓}$必须采用同一单位并要忽略溶液混合前后体积的变化。
4. 交叉相减得到的$V_{稀}$和$V_{浓}$不是实际值而是计算用的比例值。

例如：药剂室现有$\varphi_B=0.85$和$\varphi_B=0.05$的乙醇溶液，怎样配制成消毒酒精500ml？

解：

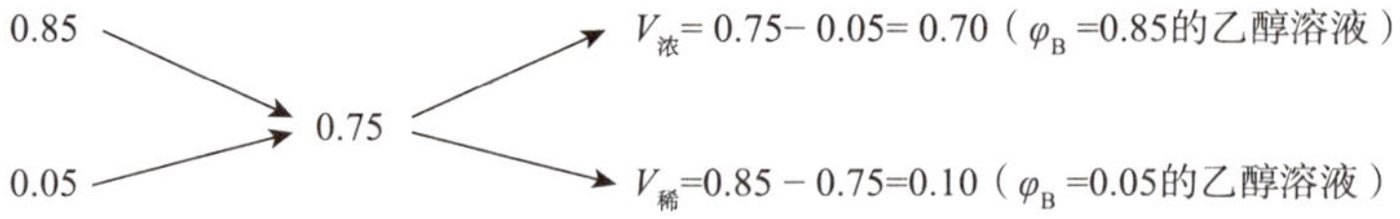

配制方法：取$\varphi_B=0.85$的乙醇溶液70ml与$\varphi_B=0.05$的乙醇溶液10ml混合，得到80ml $\varphi_B=0.75$乙醇溶液，或者把$\varphi_B=0.85$与$\varphi_B=0.05$的两种浓度酒精按体积7∶1的比例混合得到$\varphi_B=0.75$乙醇溶液。

配制500ml $\varphi_B=0.75$乙醇溶液时

$$\varphi_B=0.85\text{ 乙醇溶液的体积}=500\times\frac{7}{7+1}=437.5\text{ml}$$

$$\varphi_B=0.05\text{ 乙醇溶液的体积}=500\times\frac{1}{7+1}=62.5\text{ml}$$

(二)溶液的配制

1. 配制溶液所需的仪器

(1)移液管　是准确量取一定体积液体的量具。移液管分为直型和肚型两种，直型移液管上有分度又称吸量管(图3-6左)，实验室中常用的有1ml、5ml、10ml几种规格，可以量取1ml、5ml、10ml以下的溶液，但容易产生操作误差。肚型移液管为中间膨大的玻璃管(图3-6右)，只有一个标线，只能准确地量取一个体积的溶液，实验室中常用的有10ml、25ml、50ml等几种规格。 微课1 微课2

(2)容量瓶　容量瓶(图3-7)常用于准确配制一定浓度、一定体积的溶液，为细颈梨型平底玻璃瓶，瓶口有磨口玻璃塞，颈部有一标线，瓶上还标有容量和使用温度，实验室常用容量有50ml、100ml和250ml几种规格。

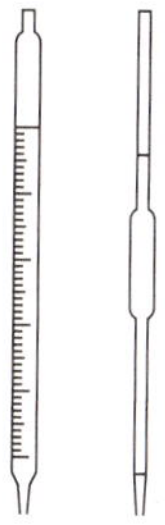

图 3－6　移液管

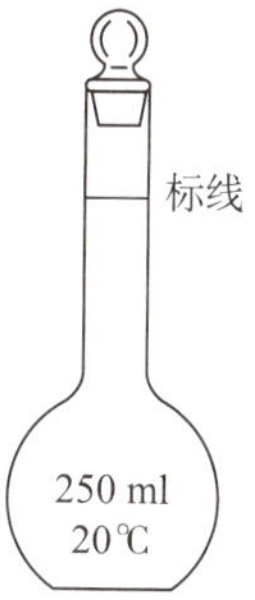

图 3－7　容量瓶

2. 配制溶液的步骤　溶液配制的基本操作通常有两种情况。一种是用溶质直接配制一定浓度的溶液，另一种是用一定浓度的浓溶液配制所需浓度的稀溶液。

(1)用溶质直接配制一定浓度的溶液　如：用氯化钠配制 9g/L 的氯化钠溶液 100ml。(配制过程如图 3－8 所示)

①计算　根据配制要求，计算所需溶质的量

$\because \rho(\mathrm{NaCl})=9\mathrm{g/L}\qquad V=100\mathrm{ml}=0.1\mathrm{L}$

$\therefore m=\rho(\mathrm{NaCl})\cdot V=9\mathrm{g/L}\times 0.1\mathrm{L}=0.9\mathrm{g}$

②称量　根据计算结果，准确称取溶质的质量。(用天平称取氯化钠 0.9g)

③溶解　将已称量好的溶质放入烧杯溶解。(将 0.9g 氯化钠放入烧杯中，加入约 20～30ml 蒸馏水，用玻璃棒搅拌，使之完全溶解)

④转移　将烧杯中的溶液定量转移到容量瓶中。(将氯化钠的溶解液用玻璃棒引流至 100ml 容量瓶中，用少量蒸馏水洗涤烧杯和玻璃棒 2～3 次，并将洗涤液全部转移至容量瓶中。)

⑤初步混匀　在已经转移好的容量瓶中加蒸馏水稀释至约 2/3 处，然后手拿容量瓶上端摇动容量瓶成圆周运动使溶液初步混匀。

⑥定容　往容量瓶中加水至标线下 1cm 处，改用胶头滴管滴加蒸馏水至溶液凹液面的最低点与标线相切。

⑦摇匀　盖好瓶塞，一手食指顶着瓶塞，拇指和中指轻扶瓶颈，另一手的各指尖顶住瓶底四周，倒置，复原，如此重复 10～15 次，使其充分混匀，倒入指定的容器中备用。

请你想一想

容量瓶定容摇匀后发现液面低于刻度线，是否要补加水至刻度线？如果补加水至刻度线，对结果会有什么影响？

⑧存放　将配制好的溶液倒入指定的试剂瓶中，盖好瓶盖，贴上标签(注明溶液名称、浓度、配制时间、配制人等)，备用。不能把容量瓶当试剂瓶贮存溶液。

(2)用一定浓度的浓溶液配制所需浓度的稀溶液　(如：用 $\omega=0.98$，密度 $\rho=1.84\mathrm{kg/L}$ 的浓硫酸配制 1.5mol/L 硫酸溶液 500ml)

①计算　计算配制一定体积稀溶液所需浓溶液的体积(如例 6 所示，需浓硫酸 40.8ml)。

②量取　用量筒量取所需的浓溶液(量取40.8ml的浓硫酸，量筒必须干燥)。

③稀释　将已量取好的浓溶液放在烧杯中稀释。(将40.8ml的浓硫酸慢慢加入盛有200~300ml蒸馏水的烧杯中，边加边用玻璃棒搅拌均匀，冷却至室温，再慢慢加蒸馏水至500ml，用玻璃棒搅拌均匀，贮存于试剂瓶备用)。

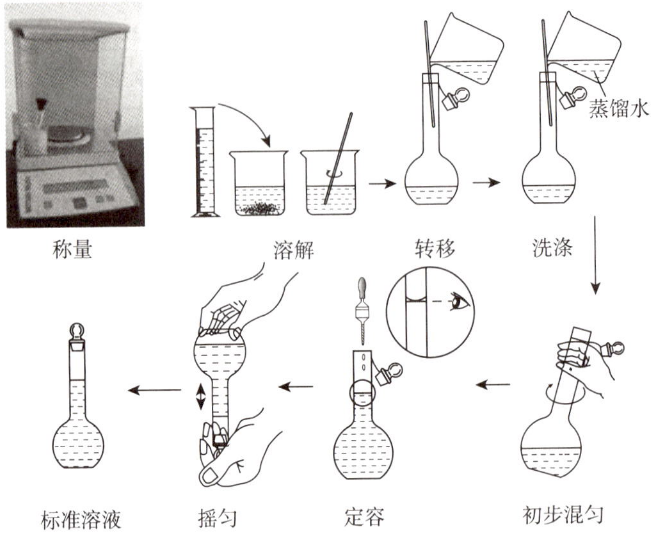

图3-8　准确配制一定浓度溶液步骤

注意：本节主要介绍溶液的配制过程，使用托盘天平和量筒可粗略配制一定浓度的溶液，要精确配制一定浓度的溶液必须使用高精度的电子天平和容量瓶。

目标检测

一、选择题

(一)单项选择题

1. 将50g 98%的浓硫酸溶于450g水中，所得溶液中溶质的质量分数为

A. 9.8%　　B. 10.2%

C. 10.9%　　D. 19.6%

2. 实验室中需要配制2mol/L的NaOH溶液250ml，配制时应选用的容量瓶的规格和要称取的NaOH的质量分别是

A. 250ml，20g　　B. 250ml，10g

C. 125ml，10g　　D. 125ml，20g

3. 将20ml 0.5mol/L Na_2CO_3溶液加水稀释到500ml，稀释后Na_2CO_3溶液的物质的量浓度为

A. 0.2mol/L　　B. 0.05mol/L

C. 0.02mol/L　　D. 0.04mol/L

4. 准确配制一定浓度的 NaOH 溶液时，造成实际浓度偏高的原因可能是

A. 定容时仰视观察液面

B. 定容时俯视观察液面

C. 有少量 NaOH 溶液残留在烧杯中

D. 容量瓶中原来有少量蒸馏水

（二）多项选择题

1. 容量瓶是准确配制一定浓度溶液的仪器，在容量瓶上标有的是

A. 温度　　B. 容量

C. 刻度线　　D. 压强

2. 准确配制一定物质的量浓度的溶液，造成实际浓度偏低原因可能是

A. 容量瓶中原有少量蒸馏水

B. 溶解所用的烧杯未洗涤转移至容量瓶

C. 定容时仰视观察液面

D. 定容时俯视观察液面

3. 下列浓度换算公式中，正确的是

A. $c_B = \rho_B / M_B$　　B. $c_B = \rho / M_B$

C. $c_B = \omega_B \cdot \rho / M_B$　　D. $c_B = \omega_B \cdot \rho_B / M_B$

4. 根据浓度的表示方法不同，下列溶液的稀释公式表示正确的是

A. $c_{B1} \cdot V_1 = c_{B2} \cdot V_2$　　B. $\rho_{B1} \cdot m_1 = \rho_{B2} \cdot m_2$

C. $\varphi_{B1} \cdot V_1 = \varphi_{B2} \cdot V_2$　　D. $\omega_{B1} \cdot m_1 = \omega_{B2} \cdot m_2$

二、判断题

1. 用容量瓶配制溶液时，待容量瓶中加蒸馏水稀释至约 1/3 处要进行初混。

2. 容量瓶在闲置不用时，应在瓶塞及瓶口处垫一纸条，以防黏结。

3. 配制溶液过程中，当溶液达到容量瓶的 2/3 容量时，应将容量瓶拿起，盖上瓶塞，颠倒摇匀使溶液初步混匀。

4. 溶液稀释的特点就是稀释后，溶液的浓度变小，体积变大，但溶质的量不变。

三、计算题

1. 欲配制物质的量浓度 $c_B = 2\text{mol/L}$ 的 H_2SO_4 溶液 500ml，计算需质量分数 $\omega_B = 98\%$，溶液密度 $\rho = 1.84\text{kg/L}$ 的浓 H_2SO_4 的体积。

2. 欲配制物质的量浓度 $c_B = 0.2\text{mol/L}$ 的 NaCl 溶液 200ml，计算需质量浓度 $\rho_B = 117\text{g/L}$ 的 NaCl 溶液的体积。

3. 欲配制 400ml 体积分数 $\varphi_B = 0.75$ 的消毒酒精，计算需体积分数 $\varphi_B = 0.95$ 的药用酒精的体积。

PPT

第四节　溶液的渗透压

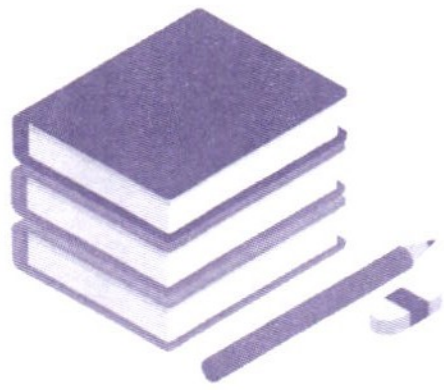

学习目标

知识要求

1. **掌握**　溶液的扩散、渗透现象及渗透压的概念。
2. **熟悉**　渗透浓度的计算。
3. **了解**　低渗、等渗和高渗溶液。

能力要求

1. 能根据渗透现象及渗透压的概念，解释一些医药上常见的现象和应用。
2. 能够判断哪些是低渗、等渗或高渗溶液。

实例分析

实例　临床上为病人大输液时，一般用的都是0.9%的生理盐水或者是50g/L的葡萄糖溶液；在生活中，人们在剧烈运动后，不应喝大量的水，而应喝适当的生理盐水，以补充机体因出汗过多损失的水分。

问题　为什么大输液一般要用0.9%的生理盐水或50g/L的葡萄糖溶液呢？

一、渗透现象和渗透压

如果在一杯纯水中加入少量浓的蔗糖溶液，静置一段时间后，整杯水都会有甜味，最后得到浓度均匀的蔗糖溶液，这个过程称为扩散。扩散是一种双向运动，是溶质分子和溶剂分子相互运动的结果。任何纯溶剂和溶液或两种不同浓度的溶液相互接触，都会发生扩散现象。

有一种性质特殊的薄膜，它的上面有很多细小的孔，只允许较小的溶剂分子自由通过，而大的溶质分子很难通过，这种膜称为半透膜(图3－9)。如生物的细胞膜、动物的膀胱膜、毛细血管壁、肠衣以及人造的火棉胶膜、羊皮纸等都是半透膜。

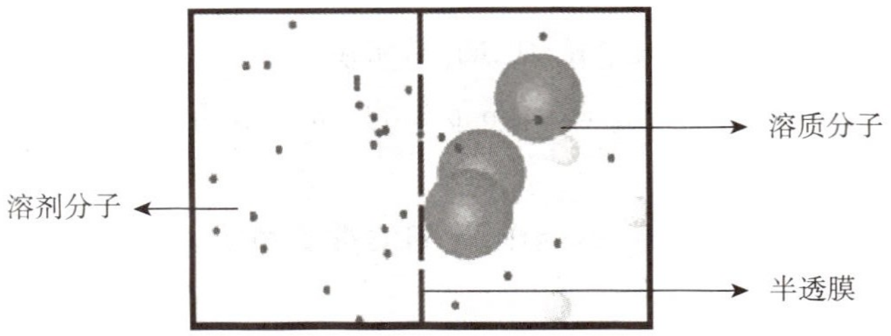

图3－9　半透膜

如果用一长颈漏斗，在漏斗口上用丝线缚上一层半透膜，这种半透膜只让水分子通过，而蔗糖分子很难通过。向漏斗里注入蔗糖溶液，然后把它倒悬在一个盛有纯水的烧杯中，使漏斗内蔗糖溶液的液面与烧杯中水面相平(图 3－10a)。约 30 分钟后，就可以观察到漏斗内的液面上升(图 3－10b)。这是由于水分子可以同时向两个相反的方向通过半透膜扩散。在单位体积内，纯水中水分子的数目比蔗糖浓溶液中的水分子多。因此，在单位体积内从纯水中透过半透膜进入蔗糖溶液中的水分子数，必然多于从蔗糖溶液进入纯水中的水分子数，所以漏斗内液面上升。如果将烧杯内的纯水换成较稀的蔗糖溶液，也会发生以上现象。这种溶剂分子通过半透膜由纯溶剂进入溶液或由稀溶液进入浓溶液的扩散现象，称为渗透现象，简称渗透。产生渗透现象必须具备两个条件，一是有半透膜存在，二是半透膜两侧溶质粒子的总浓度不相等。

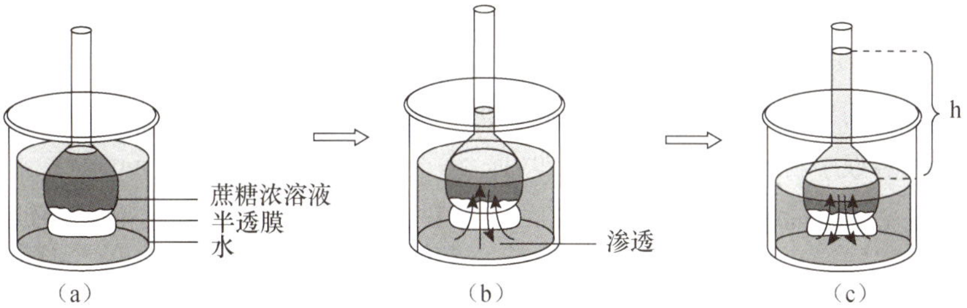

图 3－10 渗透和渗透压

在液面上升的同时，产生静水压，阻止水分子向溶液中渗透。随着液面的不断升高，这种静水压逐渐增大。当静水压增大到一定程度，上升的液面高度为 h 时，液面就会停止上升(图 3－10c)。此时，水分子进出半透膜的速度相等，即渗透达到动态平衡。这种施加于溶液液面而恰能阻止纯溶剂向溶液渗透的额外压力，称为溶液的渗透压。

渗透压的 SI 单位是 Pa(帕斯卡)，医药上常用 kPa(千帕)表示。

你知道吗

血液透析

听说过血液透析吗？这首先要了解人的肾功能知识。人体的肾是一个特殊的渗透器，它让代谢过程中产生的废物经渗透随尿液排出体外，而将有用的蛋白质保留下来。当患有肾功能障碍时，肾就会失去功能，血液中大量的代谢废物就不能随尿液排出体外，引起中毒。病人必须按时做血液透析排出废物。

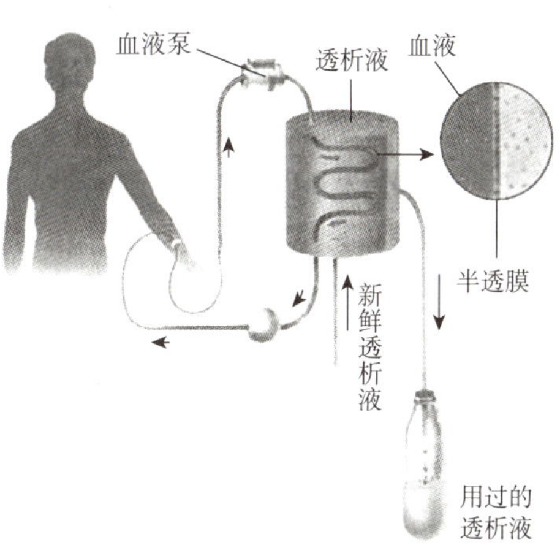

血液透析图

血液透析，简称血透，是净化血液的一种技术。当病人的血液通过浸在透析液中的透析膜进行体外循环和透析时，利用半透膜原理，血液中重要的胶体蛋白质和血细胞不能透过，血液内的毒性物质(各种有害的代谢废物和过多的电解质)则可以透过，扩散到透析液中而被除去。病人靠它获得暂时的身体健康。

二、渗透压与渗透浓度的关系

渗透压的大小与溶液的浓度密切相关，溶液的浓度越大，单位体积内溶质粒子数就越多，溶剂水分子就越少。因此，纯水中渗透进入浓溶液的水分子数目就越多，渗透压就越大。实验证明，在一定温度下，稀溶液渗透压的大小与单位体积内溶液中所含溶质的粒子(分子或离子)数成正比，与粒子的性质和大小无关。所以不论溶质是离子(如 Na^+、Cl^-)、小分子(如葡萄糖)还是大分子(如蛋白质)，只要相同体积的溶液中，所含溶质的粒子总数目相等，它们的渗透压就相等。医药上把溶液中能产生渗透现象的溶质粒子的总浓度称为渗透浓度。因此，如要比较两种溶液的渗透压的大小，只要比较这两种溶液中粒子的总浓度大小即可。渗透浓度常用的单位是 mmol/L。

例：比较 0.1mol/L NaCl 溶液、0.1mol/L $CaCl_2$溶液和 0.1mol/L 葡萄糖溶液渗透压的大小。

解：见表 3-2

表 3-2 几种溶液渗透浓度的计算

溶液	溶质粒子浓度	溶质粒子总浓度(渗透浓度)
0.1mol/L NaCl 溶液	0.1mol/L Na^+ 0.1mol/L Cl^-	0.2mol/L
0.1mol/L $CaCl_2$溶液	0.1mol/L Ca^{2+} 0.2mol/L Cl^-	0.3mol/L
0.1mol/L 葡萄糖溶液	0.1mol/L 葡萄糖分子	0.1mol/L

答：0.1mol/L 葡萄糖溶液的渗透压最小，0.1mol/L $CaCl_2$溶液的渗透压最大。

三、低渗、等渗和高渗溶液

在相同温度下，渗透压相等的溶液称为等渗溶液，若两种溶液的渗透压不等，相对来说，渗透压高的称高渗溶液，渗透压低的称为低渗溶液。

医学上，等渗、低渗和高渗溶液是以血浆渗透压作为比较标准。正常人血浆的渗透压为 720 ~ 800kPa，相当于血浆中能产生渗透作用的各种粒子的总浓度为 280 ~ 320mmol/L，凡是溶质的粒子总浓度在此范围内的溶液均称等渗溶液，浓度低于 280mmol/L 的溶液称低渗溶液，高于 320mmol/L 的溶液称高渗溶液。

医药上常用的等渗溶液有 9g/L 的 NaCl 溶液、50g/L 的葡萄糖溶液、1/6mol/L 的乳酸钠溶液等。常用的高渗溶液有 100g/L 的 NaCl 溶液、1mol/L 的乳酸钠溶液、100g/L 的葡萄糖溶液等。

在给病人输液时，通常要考虑溶液的渗透压。这是因为红细胞内液为等渗溶液，当红细胞置于高渗溶液中时，溶液的渗透压高于细胞内液的渗透压，水分子透过细胞膜向细胞外渗透，红细胞将逐渐皱缩，这种现象在医学上称为胞浆分离，见图3－4(a)。皱缩后的细胞失去了弹性，当它们相互碰撞时，就可能粘连在一起而形成血栓。当红细胞置于低渗溶液中时，溶液的渗透压低于细胞内液的渗透压，水分子透过细胞膜向细胞内渗透，红细胞将逐渐膨胀，当膨胀到一定程度后，红细胞就会破裂，释出血红蛋白，这种现象在医学上称为溶血现象，见图3－4(b)。只有在等渗溶液中时，红细胞才能保持其正常形态和生理活性，见图3－4(c)。溶血现象和血栓的形成在临床上都可能会造成严重的后果。

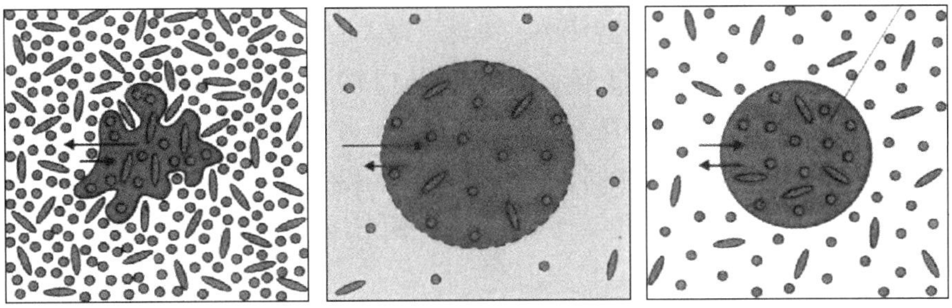

(a) 在高渗溶液中　(b) 在低渗溶液中　(c) 在等渗溶液中

图3－11　红细胞在高渗溶液、低渗溶液和等渗溶液中的变化

临床上，除了大量补液一般需要等渗外，配制眼用制剂也要考虑等渗。眼组织对渗透压变化比较敏感，为防止刺激或损伤眼组织，眼用制剂必须进行等渗调节。

请你想一想

同学陈默参加了学校游泳训练队，不知怎么了每次训练时间过长都会有不同程度的眼睛红胀，有时还有疼痛的感觉，这是什么原因呢？

你知道吗

水中毒

有些人在热天干渴得难受，或在运动、劳作大量出汗之后，一口气来个"牛饮"，甚觉痛快，他们不知这可是一种错误的饮水方法，容易导致"水中毒"。原来，人在大量出汗后，不仅丢失水分，也丢失了不少盐分。如果大量饮水而不补充盐分，就会使细胞外液浓度降低，造成细胞外液的渗透压低于细胞内液的渗透压，从而引发细胞外液中的水分子向细胞内渗透，致使细胞水肿而发生"水中毒"。

水中毒对人体损害很大，特别是对大脑细胞的损害较重，因为脑组织固定在坚硬的颅骨内，一旦脑细胞水肿，颅内压力会增高，因此出现一系列的神经刺激症状，如头痛、呕吐、嗜睡、呼吸及心搏减慢，严重者还会产生昏迷、抽搐甚至危及生命。

要避免水中毒，必须掌握好喝水的技巧。一要及时补充盐分，在500ml饮用水里加上1g盐，适时饮用，这样既可补充机体需要，同时也可防止电解质紊乱。二是口渴时不能一次猛喝，应少量多次，以利于人体吸收。

目标检测

一、选择题

(一)单项选择题

1. 静脉滴注大量0.9 g/L NaCl溶液，结果可能会
   A. 正常　B. 基本正常　C. 溶血　D. 胞浆分离
2. 下列4种质量浓度相同的溶液中，渗透压最大的是
   A. 蔗糖溶液　B. NaCl溶液　C. KCl溶液　D. 葡萄糖溶液
3. 欲使被半透膜隔开的两种溶液处于渗透平衡，则必须有
   A. 两溶液物质的量浓度相同　B. 两溶液体积相同
   C. 两溶液的质量浓度相同　D. 两溶液渗透浓度相同
4. 影响渗透压的因素有
   A. 压力、温度　B. 压力、密度　C. 浓度、压力　D. 浓度、温度
5. 正常人血浆中能产生渗透作用的各种粒子的总浓度为
   A. 280～320mmol/L　B. 720～800mmol/L
   C. 低于280mmol/L　D. 高于320mmol/L

(二)多项选择题

1. 在给病人输液时，误输了100g/L的葡萄糖溶液，可能会出现的现象是
   A. 胞浆分离　B. 血栓　C. 细胞皱缩　D. 溶血
2. 在给病人输液时，误输了0.9g/L的NaCl溶液，可能会出现的现象是
   A. 胞浆分离　B. 溶血　C. 红细胞可能破裂　D. 红细胞逐渐膨胀
3. 与血浆相比较，下列溶液属于等渗溶液的是
   A. 90g/L NaCl溶液　B. 9g/L NaCl溶液
   C. 50g/L葡萄糖溶液　D. 100mmol/L Na_2CO_3溶液
4. 下列物质渗透浓度≤0.2mol/L的物质有
   A. 0.1mol/L NaCl　B. 0.1mol/L Na_2CO_3
   C. 0.1mol/L KCl　D. 0.1mol/L 葡萄糖

二、判断题

1. 同学们在长时间运动大量出汗之后，就应该一口气来个“牛饮”，喝个痛快。
2. 临床上，除了大量补液一般需要等渗外，配制眼用制剂也要考虑等渗。
3. 溶剂分子通过半透膜只能由纯溶剂进入溶液或由稀溶液进入浓溶液。
4. 某溶液的渗透浓度就等于其物质的量浓度。

第五节　胶体溶液

PPT

学习目标

知识要求

1. **掌握**　胶体溶液的性质、稳定因素和聚沉的方法。
2. **熟悉**　分散系的概念和分类。
3. **了解**　三大分散系的性质区别。

能力要求

能根据三大分散系的性质区别，确定分散系的分类。

实例分析

实例　人体血液中碳酸钙、磷酸钙等微溶性无机盐，能稳定存在而不聚沉。原来它们是以溶胶的形式存在的。再加上有血液中的蛋白质高分子溶液对这些盐类溶胶起了保护作用，所以它们分散在血液中的浓度虽然比溶解在水中的浓度大，但仍然能稳定存在而不聚沉。但当发生某些疾病时，血液中的蛋白质就会减少，从而减弱了蛋白质对这些溶胶的保护作用，则微溶性盐类就可能沉积在肝、肾等器官中，这就是形成结石的原因之一。

问题　什么是溶胶？为什么血液中的蛋白质对碳酸钙等盐类溶胶能起保护作用？

一、分散系

一种或几种物质的微粒分散在另一种物质中所形成的体系称为分散系。其中被分散的物质称为分散相或分散质，而容纳分散相的物质则称为分散介质或分散剂。

请你想一想

试管编号	分散系	试剂	振荡后现象	静置后现象	稳定性
1	氯化钾注射液	蒸馏水 + 氯化钾			
2	碘酒	乙醇 + 碘			
3	泥浆	蒸馏水 + 泥土			
4	油水	蒸馏水 + 植物油			

观察与思考

1. 能否指出各个分散系的分散相和分散介质。
2. 上述分散系中有的是浑浊的液体、有的是均匀透明的液体，分散系是如何分类的？

根据分散系中分散相粒子大小（粒子直径）不同，可将分散系分为三类，见表3－3。

表 3-3 分散系的分类

分散系		分散相粒子	粒子大小	特征	举例
分子或离子分散系	真溶液	低分子或离子	<1nm	澄清、透明、均匀、稳定、不聚沉	生理盐水 葡萄糖注射液
粗分散系	悬浊液	固体颗粒	>100nm	浑浊、不透明、不均匀、不稳定、容易聚沉	泥浆
	乳浊液	液体小滴			鱼肝油乳
胶体分散系	溶胶	由多分子聚集成的胶粒	1~100nm	透明度不一、不均匀、有相对稳定性、不易聚沉	$Fe(OH)_3$溶胶 As_2S_3溶胶
	高分子溶液	单个高分子		透明、均匀、稳定、不聚沉	蛋白质、明胶水溶液

三大分散系以分散相粒子大小作为分类依据是相对的，虽然分子或离子分散系、粗分散系和胶体分散系有明显区别，但是没有明显的界线，某些体系可以同时表现出两种或三种分散系的性质。

你知道吗

新冠肺炎—气溶胶—口罩

新冠肺炎诊疗方案(第七版)中明确：在相对封闭的环境中长时间暴露于含高浓度气溶胶情况下存在经气溶胶传播新冠肺炎的可能。气溶胶是指 1~100nm 的固体或液体的小质点，分散并悬浮于气体介质中的一类胶体分散系。气溶胶伴随着生活而存在，空气中的雾和尘埃，汽车排放的尾气，燃烧产生的烟，都可形成气溶胶。气溶胶传播是指病人的飞沫在空气悬浮过程中失去水分而剩下的蛋白质和病原体组成的核，形成飞沫核，通过气溶胶的形式漂浮至远处，造成远距离的传播。气溶胶主要存在于密闭空间，如电梯、走廊拐角处等不通风的地方，但是气溶胶的状态并不稳定，一旦有稍微强的空气流动就会被冲散。

由此可见，经常开窗通风，佩戴符合要求的医用口罩对预防气溶胶传播非常重要。

二、胶体溶液的性质

胶体溶液主要包括溶胶和高分子化合物溶液。胶体分散系按照分散介质可以分成三类，如分散介质是固体，则形成固溶胶，例如珍珠等；如分散介质是气体，则形成气溶胶，例如烟等；如分散介质是液体，则形成液溶胶，简称溶胶，例如 $Fe(OH)_3$溶胶等。下面着重介绍溶胶。

从外观上看胶体与溶液没有明显的区别，但由于溶胶的分散相粒子介于分子或离子分散系、粗分散系之间，因此溶胶具有许多特殊的性质。

(一)丁达尔效应 微课3

在暗室中，用一束聚集的白光照射溶胶，在与光束垂直的方向观察，可以看到溶胶中出现的一束明亮的光柱，这种现象称为丁达尔效应(1869 年由英国物理学家丁达尔发现)。丁达尔效应的产生是由于胶体粒子对光的散射而形成的。通常把散射光称为乳光，丁达尔效应又称乳光现象。粗分散系粒子过大、真溶液粒子很小都不产生丁达尔效应。如图 3－12 所示。

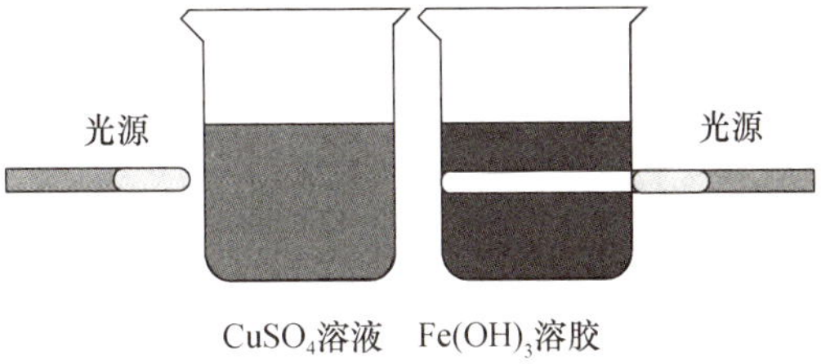

图 3－12 溶胶的丁达尔效应

请你想一想

1. 如何用实验的方法鉴别真溶液和溶胶？
2. 能利用丁达尔现象，区别三大分散系吗？

(二)布朗运动

胶粒在分散介质中不断地作无规则的运动称为布朗运动(1827 年由英国植物学家布朗发现)。这是由于分散介质的分子从各个方向以不等的力不断撞击胶粒而造成的。

(三)扩散和透析

当溶胶中存在浓度差时，胶粒将从浓度大的区域向浓度小的区域运动，这种现象称为胶粒的扩散。浓度差越大，扩散越快。需要指出的是，胶粒颗粒较大，其扩散速度要比真溶液小得多。

因为滤纸的孔径在 1000～5000nm 之间，半透膜孔径一般小于 0.2nm，所以胶粒的扩散能透过滤纸，但不能透过半透膜。利用胶粒不能透过半透膜而分子和离子能通过这一性质，可除去溶胶中的小分子或离子杂质，使溶胶净化的这种方法称为透析(或渗析)。透析时，可将溶胶放在装有半透膜的容器内，膜外放溶剂。由于膜内外杂质的浓度有差别，膜内的离子和分子杂质就会向外迁移。

(四)吸附作用

气体或溶液里的物质被吸附在固体表面的现象称为吸附。固体物质的表面积越大，其吸附能力越强。胶体溶液中，虽然胶粒(固体)较小，但总的胶粒的表面积很大，所以胶粒具有强烈的吸附作用。

(五)电泳

在外电场的作用下，胶粒在分散介质中按一定方向移动的现象称为电泳。溶胶的电泳现象证明胶粒带有电荷，并从电场中定向移动的方向可以判断胶粒带的正、负电荷种类。胶粒带正电荷称为正溶胶，例如大多数金属氢氧化物溶胶、医药上有血红蛋白、酸性溶液中的蛋白质等；反之胶粒带负电荷称为负溶胶，例如大多数金属硫化物、医药上有淀粉、碱性溶液中的蛋白质等。溶胶的电泳具有很好的应用价值，医药上常用电泳法分离各种蛋白质和病毒等。

三、溶胶的稳定性和聚沉

(一)溶胶的稳定性

1. 胶粒带电 是溶胶稳定的主要原因。同一溶胶的胶粒都带有相同电荷，胶粒之间必然产生的斥力会阻止胶粒相互接近和聚集成较大的颗粒而沉降。

2. 胶粒的溶剂化作用 是溶胶稳定的次要原因。被吸附在胶粒表面上的离子也有吸附能力，它能将溶剂分子吸附到胶粒表面，这样在胶粒表面就形成一层溶剂化膜，这层溶剂化膜使胶粒彼此隔开不易聚集。溶剂化膜越厚，胶粒越稳定。

3. 布朗运动 由于布朗运动产生的动能可影响胶粒重力下沉，也可使溶胶具有一定的稳定性。

(二)溶胶的聚沉 微课4

溶胶的稳定性是相对的，减弱或消除溶胶的稳定性因素，就可以促使胶粒聚集成较大的颗粒而沉淀下来，这个过程称为溶胶的聚沉。

可使溶胶聚沉的主要方法有以下几种。

1. 加入少量的电解质

请你想一想

试管编号	试剂1	试剂2	反应现象
1	2ml $Fe(OH)_3$溶胶	3滴 NaCl 溶液	
2	2ml $Fe(OH)_3$溶胶	3滴 Na_2SO_4溶液	
3	2ml $Fe(OH)_3$溶胶	3滴 Na_3PO_4溶液	

观察与思考

3支试管生成沉淀的速度和数量一样吗，为什么？

加入电解质以后，胶粒吸引带相反电荷的离子，减少甚至完全中和了胶粒本身带的电荷，同时溶剂化膜也被破坏，从而使溶胶失去保持稳定的主要因素，胶粒就会聚集成较大的颗粒而沉淀下来。实验表明，电解质中与胶粒电性相反的离子所带的电荷数越多，使溶胶聚沉的能力就越强。

2. 加入带相反电荷的溶胶

请你想一想

试管编号	试剂1	试剂2	反应现象
1	2ml $Fe(OH)_3$溶胶	2ml FeS 溶胶	
2	少量明矾水溶液	少量带负电的胶状污物	

观察与思考

能说出生活中明矾净水的原理吗?

当两种带相反电荷的溶胶按适当比例混合时，因胶粒所带电荷电性相反，可彼此吸引，相互中和所带的电荷，而发生聚沉。

3. 加热 许多溶胶加热时会发生聚沉。因为升高温度，增强了胶粒的运动速度，加大了胶粒间的碰撞机会，同时使胶粒的表面吸附能力减小，削弱了胶粒的溶剂化作用，促使胶粒在碰撞时发生聚沉。

你知道吗

高分子溶液对溶胶的保护作用

高分子化合物能自动地分散到适宜的分散介质中形成均匀的高分子溶液，除具有溶胶的某些性质外，它还有自己的三大特性：稳定性较大、黏度较大和对溶胶的保护作用。在一定量的溶胶中加入足量的高分子溶液，可以显著地增强溶胶的稳定性，当溶胶受到外界因素作用时(如加入电解质)，不易发生聚沉，这种现象称为高分子溶液对溶胶的保护作用。高分子化合物之所以对溶胶具有保护作用，一般认为是加入线状能卷曲的高分子化合物，很容易被吸附在胶粒表面，将整个胶粒包裹起来形成一个保护层。又由于高分子化合物水化能力很强，在高分子化合物外面又形成一层厚而致密的水化膜，这样就阻止了胶粒的聚集，从而增强了溶胶的稳定性。

由于高分子化合物的这些特性，在医药上常制成阿拉伯胶浆、琼脂浆等胶浆剂，也常作制剂中的乳化剂、稳定剂及固体药剂的黏合剂等。

目标检测

一、选择题

(一)单项选择题

1. 防治骨软化症的鱼肝油乳属于

A. 悬浊液　　B. 溶液　　C. 溶胶　　D. 乳浊液

2. 下列分散系最稳定的是

A. 悬浊液　B. 乳浊液　C. 溶液　D. 胶体

3. 使溶胶稳定的最主要原因是

A. 胶粒带电　B. 胶粒表面存在水化膜

C. 胶粒的布朗运动　D. 高分子溶液的保护作用

4. 溶液、胶体和浊液这三种分散系的本质区别是

A. 是否是大量分子或离子的集合体

B. 分散质粒子直径的大小

C. 能否透过滤纸或半透膜

D. 是否均一、稳定、透明

(二)多项选择题

1. 下列物质在空气中可能形成气溶胶的有

A. $Fe(OH)_3$溶胶　B. 珍珠

C. 烟　D. 尘埃

2. 下列可使溶胶聚沉的方法有

A. 加入少量的电解质　B. 加入带相反电荷的溶胶

C. 加热　D. 加分散剂

3. 溶胶具有许多特殊的性质，下列属于溶胶性质的有

A. 丁达尔效应　B. 电泳

C. 扩散和透析　D. 吸附作用

4. 下列能用胶体的性质来解释的是

A. 向 $FeCl_3$溶液中滴入 NaOH 溶液，出现红褐色沉淀

B. 尿毒症的“血透”疗法

C. 一束平行光照射蛋白质溶液时，从侧面看到光亮的“通路”

D. 明矾净水法

二、判断题

1. 胶体溶液的特征是：透明度不一、不均匀、有相对稳定性、不易聚沉。

2. 利用半透膜可除去溶胶中的小分子或离子杂质。

3. 由于胶粒的表面积很大，所以胶粒具有强烈的吸附作用。

4. 电解质中的离子所带的电荷数越多，使溶胶聚沉的能力就越强。

书网融合……

微课 1　微课 2　微课 3　微课 4　划重点　自测题

第四章 探索化学反应的基本规律

前面我们已经初步了解了物质的组成和结构，但这些物质又是如何形成千变万化的宏观世界？变化过程中又要遵循一些什么样的规律？下面就让我们一起来探索化学反应的一些基本规律。

PPT

第一节 化学反应速率

学习目标

知识要求

1. **掌握** 各种因素对化学反应速率的影响。
2. **熟悉** 化学反应速率的概念。
3. **了解** 影响化学反应速率的因素在生产实践中的应用。

能力要求

能根据各种因素对化学反应速率的影响来采取相应措施控制化学反应速率。

实例分析

实例 大部分家庭都会储备一些常用药品，以备不时之需。但药品都有有效期，过了有效期的药品，由于药品长期的缓慢的变质反应导致药品的成分可能会发生明显改变，很可能丧失药效，甚至出现强烈的毒副作用。如果保存方法不当，导致变质反应加快，有效期内的药品也有可能提前变质。

问题 1. 根据生活经验分析影响药品变质的因素有哪些？

2. 如何延长药品的保质期？

不同化学反应进行的快慢有很大差别。有的反应进行得很快，瞬间就能完成，如烟花燃放、炸药爆炸、酸碱中和反应、照相底片的感光等；有的反应进行得十分缓慢，如钢铁的生锈、塑料的老化、煤和石油的形成等。人们希望食品、药品的保质期延长，金属锈蚀、橡胶老化变得缓慢，又希望一些化工产品和药品的生产能快速完成。这些都涉及化学反应速率问题。

一、化学反应速率

化学反应速率是指一定条件下，反应物转变为生成物的快慢程度。化学反应速率通常用单位时间内反应物或生成物浓度的变化来表示。化学反应速率用符号 v 表示，浓度单位通常以 mol/L 表示，时间单位可用秒(s)、分(min)、时(h)表示，反应速率的单位为 mol/(L·s)或 mol/(L·min)或 mol/(L·h)。

化学反应速率通常是指某一反应在一定时间内的平均速率；对于同一化学反应，当用不同的反应物或生成物的浓度来表示化学反应速率时，所得的数值可能不同。

请你想一想

图4-1 列举的四张图片，你能根据化学知识及生活经验，判断这些化学反应的快慢吗？

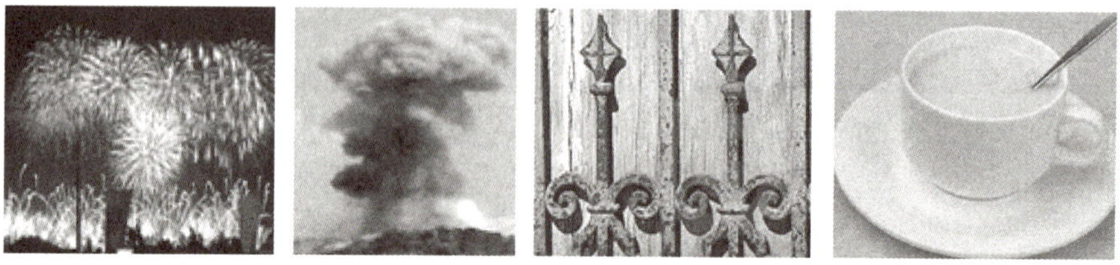

烟花燃放　　炸药爆炸　　铁制品生锈　　牛奶变质

图 4-1　快慢差别很大的化学反应

二、影响化学反应速率的因素

不同化学反应，化学反应速率不一定相同；即使是同一化学反应，反应条件不同，反应进行的快慢也不相同。化学反应速率首先决定于反应物的结构和性质；其次，浓度、压强、温度、催化剂等外界条件对化学反应速率也有影响。实际工作中，往往是通过改变外界条件使化学反应速率加快或减慢。

1. 浓度对化学反应速率的影响

请你想一想

在两支装有3ml 0.1mol/L 硫酸的试管里，分别加入0.1mol/L 的硫代硫酸钠3ml 和1ml，同时，在第2支试管中加入2ml 蒸馏水。

观察与思考

1. 观察两支试管里的现象有什么不同？
2. 由两支试管里的不同现象，你能得出什么结论？

通过观察，可以看到第一支试管先出现浑浊现象，第二支试管后出现浑浊现象。这表明未被蒸馏水稀释的即浓度大的反应物化学反应速率要快一些。

大量实验证明：当其他条件不变时，增大反应物的浓度，会加快反应速率；而降低反应物的浓度，会减慢反应速率。

2. 压强对化学反应速率的影响　对于有气态物质参加的反应，压强影响该反应的速率。当温度不变时，一定量气体的体积与其所受的压强成反比，如气体压强增大到原来的两倍，气体体积就缩小到原来的一半，单位体积的分子数增加到原来的两倍，即气体的浓度增加到原来的两倍。所以压强对反应速率的影响，实际上就是浓度的影响，如图4－2所示。因此，对于有气态物质参加的反应，当其他条件不变时，增大压强，反应速率加快；降低压强，反应速率减慢。

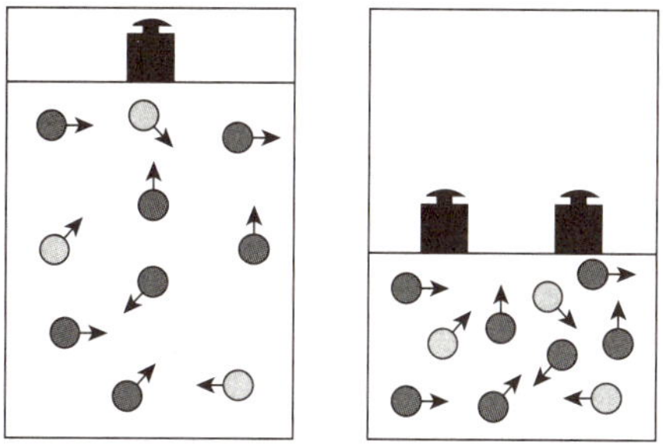

图4－2　对气体物质增大压强就是增加其浓度

参加反应的物质是固体或溶液时，由于压强的变化对它们的体积改变极小，浓度变化也很小，因此，压强对它们的反应速率影响很小，可以忽略。所以压强只对有气态物质参加反应的反应速率有影响。

3. 温度对化学反应速率的影响

请你想一想

取两支试管，各加入0.1mol/L的硫代硫酸钠2ml，分别插入盛有热水和冰水的烧杯中，另取两支试管，各加入0.1mol/L硫酸2ml，同样分别置于热水和冰水中，片刻后，同时将温度相同的两支试管中溶液混合。

观察与思考

1. 观察混合后两支试管里的现象有什么不同？
2. 由两支试管里的不同现象，你能得出什么结论？

通过观察，发现插入热水中的试管里先出现浑浊现象，插在冰水中的试管里后出现浑浊现象。这表明温度高，化学反应速率快，温度低，化学反应速率慢。

大量实验证明：当其他条件不变时，升高温度，会加快反应速率。温度每升高10℃，反应速率大约增加2～4倍。

在化学实验和医药生产中，经常采用加热的方法加快化学反应的进行。

请你想一想

在炎热的夏天为什么要将食物及时存放到冰箱里？

4. 催化剂对化学反应速率的影响　微课

请你想一想

往两支试管中分别加入3%的 H_2O_2 溶液2 ml，向其中一支试管中再加入少量 MnO_2 粉末。

观察与思考

1. 观察两支试管里的现象有什么不同？
2. 由两支试管里的不同现象，你能得出什么结论？

通过观察，可以看到加入了 MnO_2 的试管中产生的气泡比另一支多得多，说明 MnO_2 能加速 H_2O_2 的分解，同时反应后 MnO_2 没有变化。

这种能改变反应速率而它本身的组成、质量和化学性质在反应前后保持不变的物质，称为催化剂。有催化剂参加的反应叫催化反应。催化剂在化学反应中所起的作用叫催化作用。

能加快反应速率的催化剂叫正催化剂。能减慢反应速率的催化剂叫负催化剂，如橡胶和塑料制品中的防老化剂，就是负催化剂。但如果不加以说明，通常所说的催化剂都是指正催化剂。

催化作用在化工生产中具有十分重要的意义。例如，接触法制硫酸中，用五氧化二钒作催化剂，使反应速率大大加快，使其工业生产成为可能。

催化作用是一种相当普遍存在的现象，但一种催化剂不是万能的，它具有特殊选择性。通常一种催化剂只对某一反应或某一类反应起催化作用。如人体内的酶是生命过程中的天然催化剂，酶的活性很高，选择性很强，例如尿素酶只能分解尿素，淀粉酶只能加快淀粉的水解。

影响反应速率的因素很多，除温度、浓度、压强、催化剂外，还有光、超声波、激光、放射线、电磁波、固体表面积等也可以影响反应速率。例如光照能使溴化银很快分解析出银，这个原理被应用在照相术上。

你知道吗

生物催化剂

生物催化剂的研发，是一项科技含量很高的生物工程技术。自 20 世纪 90 年代以来，毒副作用小、生物利用度高的手性药物发展极其迅速，市场年销售额已超过百亿美元。与此同时，生产手性药物必不可少的生物催化剂也迅速崛起，成为一项充满活力的新兴高科技产业。在市场需求的推动下，品种繁多的新型生物催化剂应运而生，并已大量用于生产抗生素、氨基酸、手性胺等一系列重要原料药产品。全球正在研制开发的约 1200 种新药中，有近 820 种为手性药物。这些手性药物一旦正式投产，必定需要大量的生物催化剂。故此，在新药开发的同时，研制与之配套的生物催化剂，已成为国际制药工业界共同关注的热点。可以断言，如果没有新型的生物催化剂，手性药物新品种的商业化生产也只能是空想。由此可知，生物催化剂市场的发展前景十分广阔。

目标检测

一、选择题

(一)单项选择题

1. 在下列过程中，需要加快化学反应速率的是
   A. 钢铁腐蚀　　B. 炼钢
   C. 食物腐败　　D. 塑料老化
2. 木炭燃烧时，下列措施不能加快反应速率的是
   A. 增加氧气浓度
   B. 升高温度
   C. 将木炭粉碎
   D. 增加木炭的质量
3. 一些食品放在冰箱中储存以防变质，其主要作用是
   A. 避免与空气接触
   B. 保持干燥
   C. 降温减小反应速率
   D. 避免光照

(二)多项选择题

1. 用铁片与稀硫酸反应制备氢气时，下列措施可以加大氢气生成速率的是
   A. 加热
   B. 增加稀硫酸的浓度
   C. 加水稀释硫酸
   D. 铁片改用铁粉
2. 由于催化作用加快反应速率的是
   A. 利用氯酸钾固体加热分解制备氧气时，加入少量二氧化锰固体
   B. 实验室用浓盐酸制氯气，需加入二氧化锰固体加热
   C. 加热双氧水溶液制备氧气时，加入少量二氧化锰固体
   D. 锌与盐酸反应时，加入少量稀硫酸

二、判断题

1. 一定条件下，增加反应物的量，必加快反应速率。
2. 当其他条件不变时，增大压强，对气体反应都会加快反应速率。
3. 升高反应温度一定可以加快反应速率。

第二节 化学平衡

PPT

学习目标

知识要求

1. 掌握 化学平衡的概念；化学平衡的移动原理。
2. 熟悉 化学平衡的特征。
3. 了解 可逆反应和不可逆反应。

能力要求

1. 会写化学平衡常数的表达式。
2. 能利用化学平衡移动原理判断化学平衡移动的方向。

实例分析

实例 碳火取暖或燃气洗澡，时常会造成人一氧化碳中毒。人体吸入较多量的一氧化碳时，由于一氧化碳跟血液里的血红蛋白结合，使血红蛋白不能很好地跟氧气结合而失去携氧功能，人就会因缺少氧气而窒息，甚至死亡。这个反应达到平衡时可表示如下：血红蛋白 $-O_2+CO \rightleftharpoons$ 血红蛋白 $-CO+O_2$，将中毒患者置于高压氧舱给予纯氧治疗就是利用化学平衡移动原理而采取的抢救措施。

问题 什么是化学平衡？化学平衡的移动又有什么规律呢？

一个化学反应是否具有实用价值，不仅仅取决于反应的速率，更主要的是要看反应完成的程度如何，即反应物有多少能转化为生成物。因此，学习化学平衡理论就显得十分必要，对生产实践和科学实验都具有重大的现实意义。

一、可逆反应和化学平衡

1. 可逆反应 各种化学反应中，反应物转化为生成物的程度各有不同。有些化学反应在一定条件下，能进行到底，这类反应的反应物实际上能全部转化为生成物，如：

$$2KClO_3 \xlongequal[\triangle]{MnO_2} 2KCl + 3O_2\uparrow$$

像这种实际上只能向一个方向进行到底的反应称为不可逆反应。

但是，大多数化学反应，在同一条件下，反应物能反应生成生成物，生成物也可以反应生成反应物，两个相反方向的反应可以同时进行。例如，高温下的反应

$$CO + H_2O_{(g)} \rightleftharpoons CO_2 + H_2$$

这种在同一条件下，能同时向两个相反方向进行的双向反应，称为可逆反应，用“$\rightleftharpoons$”表示可逆反应。一般把从左向右进行的反应叫正反应，从右向左进行的反应叫逆反应。

请你想一想

$2H_2 + O_2 \xlongequal{点燃} 2H_2O$ 和 $2H_2O \xlongequal{电解} 2H_2\uparrow + O_2\uparrow$ 是可逆反应吗？为什么？

2. 化学平衡 可逆反应的特点是反应不能向一个方向进行到底，即反应物和生成物能同时存在。例如，在密闭的容器中，在一定温度、压强、催化剂存在条件下，将氮气和氢气混合。当反应开始时，氮气和氢气的浓度最大，正反应速率最大；而氨气的浓度为零，它分解成氮气和氢气的逆反应速率也为零。随着反应的进行，反应物氮气和氢气的浓度逐渐减小，正反应速率逐渐减小；而生成物氨气的浓度逐渐增大，逆反应速率逐渐增大。当反应进行到一定程度时，正反应速率和逆反应速率就会相等，此时反应物和生成物的浓度都不再随时间改变。这种在一定条件下，可逆反应进行到正反应速率和逆反应速率相等的状态，称为化学平衡状态。

化学平衡的特征是：在外界条件不变时，反应体系中各物质的浓度不随时间的改变而改变。需要指出的是：化学平衡是一个动态平衡，反应达到平衡时，正逆反应仍在进行，只是由于正、逆反应速率相等，所以反应物和生成物的浓度不再变化，这种暂时不变的各物质的浓度称为平衡浓度。

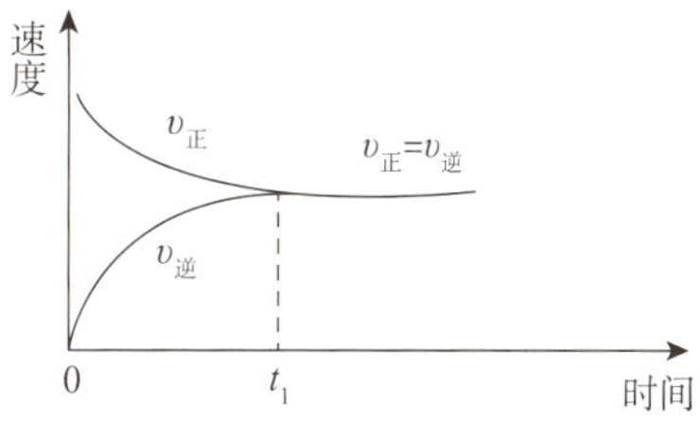

图 4－3 化学平衡状态示意图

化学平衡是有条件的、相对的、暂时的动态平衡。它是可逆反应在一定条件下进行到最大限度的标志。

二、化学平衡常数

大量实验证明，在一定温度下，任何一个可逆反应：

$$mA + nB \rightleftharpoons pC + qD$$

达到化学平衡时，生成物浓度系数次方的乘积与反应物浓度系数次方的乘积之比值是一个常数，这个常数称为化学平衡常数，用符号 K 表示。

$$K = \frac{[C]^p[D]^q}{[A]^m[B]^n}$$

式中用［ ］表示化学平衡时各物质的物质的量浓度。

书写化学平衡常数表达式要注意以下几点。

(1)化学平衡常数表达式中，通常不包括反应体系中的固体、纯液体以及参加反应的稀溶液中的水。如：

$$CaCO_{3(s)} \rightleftharpoons CaO_{(s)} + CO_{2(g)}$$

$$K = [CO_2]$$

(2)化学平衡常数表达式及其数值与化学反应方程式的写法有关。如：

$$N_2 + 3H_2 \rightleftharpoons 2NH_3$$

$$K_1 = \frac{[NH_3]^2}{[N_2][H_2]^3}$$

$$2NH_3 \rightleftharpoons N_2 + 3H_2$$

$$K_2 = \frac{[N_2][H_2]^3}{[NH_3]^2}$$

$$\frac{1}{2}N_2 + \frac{3}{2}H_2 \rightleftharpoons NH_3$$

$$K_3 = \frac{[NH_3]}{[N_2]^{\frac{1}{2}}[H_2]^{\frac{3}{2}}}$$

$$K_1 = \frac{1}{K_2} = K_3^2$$

化学平衡常数是可逆反应的特征常数，它表示在一定条件下，可逆反应进行的程度。K 值越大，表明在一定条件下反应物转化为生成物的程度越大；K 值越小，表明在一定条件下反应物转化为生成物的程度越小。所以，从 K 值的大小，可以推断正反应在一定条件下进行的程度。

三、化学平衡的移动

化学平衡是在一定条件下，一种相对的、暂时的状态。当浓度、温度、压强等外界条件改变时，正、逆反应速率不再相等，原来的平衡就会被破坏，平衡将向某一方向移动，直到新的平衡重新建立，这种因外界条件的改变，使可逆反应由原来的平衡状态转变到新的平衡状态的过程，称为化学平衡的移动。

1. 浓度对化学平衡的影响

请你想一想

取一定浓度的 $K_2Cr_2O_7$ 溶液平均倒入 3 支试管中，往第一支试管中滴加 3 ~ 10 滴稀 H_2SO_4，第二支试管中滴加 3 ~ 10 滴 NaOH 溶液，然后充分振荡，跟第三支试管比较。

观察与思考

1. 观察三支试管里的现象有什么不同？
2. 为什么三支试管里出现不同的现象？

在 $K_2Cr_2O_7$ 溶液中增加 H^+ 浓度或减少 H^+ 浓度后，由于平衡的移动溶液的颜色在橙色和黄色之间转化。该反应方程式：

$$Cr_2O_7^{2-}(\text{橙色}) + H_2O \rightleftharpoons 2CrO_4^{2-}(\text{黄色}) + 2H^+$$

在第一支加少量 H^+ 后的试管中，可以看到溶液的橙色变深，表明生成了更多的 $Cr_2O_7^{2-}$，化学平衡向逆反应方向移动；在第二支加入少量 NaOH 后的试管中，可以看到溶液的黄色变深，表明生成的 CrO_4^{2-} 增加，化学平衡向正反应方向移动。

通过大量实验证明：当其他条件不变时，增大反应物浓度或减小生成物浓度，化学平衡向正反应方向移动；增大生成物浓度或减小反应物浓度，化学平衡向逆反应方向移动。

你知道吗

近年来，一些自来水厂在用液氯消毒自来水时，通常还加入少量液氨。其原因是：$Cl_2 + H_2O \rightleftharpoons HClO + HCl$，其中 HClO 有强氧化性，能杀灭水中细菌。但 HClO 不稳定，受热或见光会分解：$2HClO = 2HCl + O_2\uparrow$，使得消毒时间缩短，从而降低消毒的效果。当向氯水中加入液氨时，液氨与氯水中的次氯酸反应：$HClO + NH_3 \rightleftharpoons NH_2Cl + H_2O$，而 NH_2Cl 较 HClO 稳定，体系中的 HClO 同时满足两个平衡，其消毒杀菌消耗后，由于浓度逐渐减小，使平衡向生成 HClO 的方向移动，当次氯酸浓度较高时，平衡向生成 NH_2Cl 的方向移动，相当于暂时“贮存”，避免其分解所带来的损失，这样就延长了液氯的消毒时间。

2. 压强对化学平衡的影响

请你想一想

用注射器吸入 NO_2 和 N_2O_4 的混合气体后，用橡皮塞将细管端封闭。反复多次推拉注射器活塞。

观察与思考

1. 观察推拉注射器活塞时注射器中混合气体的颜色有什么变化？
2. 为什么推拉注射器活塞时注射器中混合气体的颜色会有变化？

在一定条件下，注射器内的混合气体建立如下平衡。

$$2NO_2 \rightleftharpoons N_2O_4$$

（棕红色）（无色）

当注射器活塞向外拉时，管内气体体积增大，压强减小，混合气体颜色逐渐加深，平衡向逆反应(气体分子数增加)的方向移动，生成更多的 NO_2。当注射器活塞向内推时，管内气体体积减小，压强增大，混合气体颜色逐渐变浅，平衡向正反应(气体分子数减小)的方向移动，生成更多的 N_2O_4。

通过大量实验证明：对于反应前后气体分子数不相等的平衡体系，当其他条件不变时，增大压强，平衡向气体分子总数减小的方向移动；减小压强，平衡向气体分子总数增大的方向移动。

有些可逆反应，反应前后气体分子数相等，无论增大或减小压强，都不会使化学平衡移动。例如，氢气与碘在高温条件下的反应：

$$H_2(g) + I_2(g) \rightleftharpoons 2HI(g)$$

没有气体参加的可逆反应，由于压强对体积的影响极小，故改变压强，平衡几乎不移动。

3. 温度对化学平衡的影响　化学反应普遍伴随着热量的变化。凡放出热量的反应称为放热反应，放出的热量常用“ + ”号表示在化学方程式右边；吸收热量的反应称为吸热反应，吸收的热量常用“－”号表示在化学方程式右边。在一个可逆反应中，正反应是放热反应，则其逆反应必然是吸热反应，而且放出的热量与吸收的热量相等，反之亦然。

在 NO_2 生成 N_2O_4 的反应里，正反应是放热反应，逆反应是吸热反应。

请你想一想

把 NO_2 和 N_2O_4 的混合气体盛在两个连通的烧瓶里，把一个烧瓶放进热水里，把另一个烧瓶放进冰水里。

观察与思考

1. 观察两个烧瓶里混合气体的颜色有什么变化？
2. 为什么两个烧瓶里混合气体的颜色会有不同变化？

$$2NO_2 \rightleftharpoons N_2O_4 + Q$$

（红棕色）　　（无色）

从实验可看出，热水中混合气体颜色变深，说明平衡向 NO_2 浓度增大的方向(吸热反应方向)移动，即平衡向逆反应方向移动；冷水中混合气体的颜色变浅，说明平衡向 N_2O_4 浓度增大的方向(放热反应方向)移动，即平衡向正反应方向移动。

通过大量实验证明：当其他条件不变时，温度升高，平衡向吸热反应方向移动；温度降低，平衡向放热反应方向移动。

4. 化学平衡移动原理 从以上讨论的浓度、压强、温度等对化学平衡移动的影响已经知道，在平衡体系内，如果增大反应物浓度，平衡就向能减少反应物浓度的方向(正反应方向)移动；如果减少生成物浓度，平衡就向能增加生成物浓度的方向(正反应方向)移动。如果增大压强，平衡就向能减少压强(即气体分子数减少)的方向移动；如果降低压强，平衡就向能增大压强(即气体分子数增多)的方向移动。如果升高温度，平衡就向能降低温度(即吸热)的方向移动；如果降低温度，平衡就向能升高温度(即放热)的方向移动。法国化学家勒夏特列将这些概括成：如果改变影响平衡体系的条件之一，如温度、浓度或压强，平衡就向能减弱这种改变的方向移动。这个规律称为勒夏特列原理，又称化学平衡移动原理。

必须指出，平衡移动原理不适用于没有达到平衡的体系。没有达到平衡的体系的移动方向只有一个，就是向着平衡的方向移动。

由于催化剂能同等程度地改变正反应和逆反应的速率，因此它对化学平衡的移动没有影响。但因为它能大大缩短反应达到平衡的时间，所以在工业生产中广泛使用催化剂来提高生产效率。

你知道吗

高压氧舱治疗

血液中的血红蛋白(Hb)具有输送氧的功能，遇氧结合成氧合血红蛋白(HbO_2)。血红蛋白输送氧的功能是基于可逆反应：$Hb + O_2 \rightleftharpoons HbO_2$，由于吸入氧气，肺部氧气浓度增大，平衡向生成氧合血红蛋白的方向移动；当氧合血红蛋白随血液流经身体组织，氧气被利用，其浓度降低，平衡就向氧合血红蛋白分解的方向移动，以维持身体组织对氧的需求。临床输氧正是利用这一原理。

高压氧舱是一种将患者置于1.5~2.5大气压下的氧舱内给予纯氧治疗疾病的特殊装置。对于急性一氧化碳中毒和迟发性脑病，及天然气中毒均有特殊疗效。对颅脑外伤后遗症，卒中后遗症，特发性耳聋，骨髓炎，骨头无菌性坏死，皮肤创面不易愈合等治疗有很好的效果。

随着年龄的增加，部分细胞(如脑细胞)会出现缺氧、缺血，有氧代谢不足，最后死亡的情况。如在这些细胞死亡之前，定期的给予充分的氧供给(高压氧供应)，可以延缓和减少细胞死亡的速度和数量，从而起到保健作用。

目标检测

一、选择题

(一)单项选择题

1. $2NO + O_2 \rightleftharpoons 2NO_2 + Q$ 反应已达平衡状态，欲使平衡向正反应方向移动，可采取的措施是

A. 增大压强　　B. 增加 NO_2　　C. 升高温度　　D. 减少 O_2

2. $CO + H_2O(g) \rightleftharpoons CO_2 + H_2 + Q$ 的反应已达到平衡状态，欲使平衡向正反应方向移动，可采取的措施是

A. 增大压强　　B. 增大 CO 的浓度

C. 升高温度　　D. 加入催化剂

3. 在可逆反应中加催化剂的目的是

A. 使平衡向正反应方向移动

B. 使平衡向逆反应方向移动

C. 使原来不能发生的反应得以发生

D. 缩短反应达到平衡的时间

4. 下列反应达到平衡后，增大压强或升高温度，都能使平衡向正反应方向移动的是

A. $2NO + O_2 \rightleftharpoons 2NO_2 + Q$　　B. $CO_2 + H_2 \rightleftharpoons CO + H_2O(l) - Q$

C. $C(s) + O_2 \rightleftharpoons CO_2 + Q$　　D. $C(s) + CO_2 \rightleftharpoons 2CO - Q$

5. 反应 $N_2 + 3H_2 \rightleftharpoons 2NH_3 + Q$ 达到平衡后，有利于氨的合成的是

A. 加入催化剂　　B. 延长反应时间

C. 降低温度　　D. 降低压强

(二)多项选择题

1. 影响化学平衡移动的因素主要有

A. 催化剂　　B. 浓度　　C. 压强　　D. 温度

2. $2C(g) \rightleftharpoons A(g) + B(g) + Q$ 在一定条件下达到平衡，可以使平衡向逆反应方向移动的是

A. 增大 B 的浓度　　B. 增大 A 的浓度

C. 升高温度　　D. 加入催化剂

3. 在一定条件下的可逆反应 $N_2 + 3H_2 \rightleftharpoons 2NH_3$，下列能说明反应已达到平衡状态的是

A. N_2 和 H_2 不再反应

B. N_2、H_2 和 NH_3 的浓度保持不变

C. N_2、H_2 和 NH_3 的浓度比为 1∶3∶2

D. N_2 和 H_2 合成 NH_3 的速率等于 NH_3 的分解速率

4. 某温度下，一定体积的密闭容器中，进行如下可逆反应：$A(g) + B(g) \rightleftharpoons C(g) + D(s) + Q$，达到平衡后，则下列选项正确的是

A. 升高温度，平衡逆向移动

B. 加入少量 D，逆反应速率增大

C. 加入 A，则反应放出的热量增加

D. 加入 B，平衡正向移动

5. 关于催化剂的叙述不正确的是

A. 催化剂可以提高反应物的转化率

B. 催化剂在反应前后质量不变，所以催化剂不参加化学反应

C. 催化剂在化学反应前后化学性质不变

D. 使用催化剂可以改变反应达到平衡的时间

二、判断题

1. 可逆反应达到化学平衡状况时，反应就停止了。

2. 浓度和压强的变化既能引起平衡移动，又能改变平衡常数值。

3. 升高温度，化学平衡向吸热反应方向移动。

第三节 氧化还原反应

PPT

学习目标

知识要求

1. **掌握** 氧化还原反应；氧化剂与还原剂的概念。
2. **熟悉** 常见的氧化剂和还原剂。
3. **了解** 自身氧化还原反应；歧化反应。

能力要求

能用化合价的变化来判断氧化剂和还原剂。

实例分析

实例 你知道苹果也会害羞吗？咬过几口的苹果，放置一段时间后，可以看到凡是咬过的地方都“脸红”了。其实，苹果肉中含有丰富的 Fe^{2+}，咬开的地方会跟空气中的氧气发生氧化还原反应而被氧化为 Fe^{3+}，从而显示出红褐色。

问题 Fe^{2+} 为什么易被氧化成 Fe^{3+}？什么是氧化还原反应呢？

氧化还原反应在日常生活和药物生产、调配、质量控制、贮存保管中经常遇到。例如，物质的燃烧、铁的生锈、餐具消毒、过氧化氢的杀菌、药物的氧化变质等。所以我们有必要学习氧化还原反应的有关知识。

一、氧化还原反应

早期概念是把物质与氧化合的反应称为氧化，而含氧物质中的氧被夺去的反应称为还原。例如：

$$2Cu + O_2 \xlongequal{\triangle} 2CuO \qquad \text{氧化反应}$$

$$CuO + H_2 \xlongequal{\triangle} Cu + H_2O \qquad \text{还原反应}$$

现在仍以氧化铜与氢气的反应为例从化合价升降角度来分析该反应情况。

化合价升高、被氧化

$$\overset{+2}{Cu}\overset{-2}{O} + \overset{0}{H_2} \xlongequal{\triangle} \overset{0}{Cu} + \overset{+1}{H_2}\overset{-2}{O}$$

化合价降低、被还原

在此反应中，氧化铜中铜的化合价由 +2 价变成了单质铜中的 0 价，铜的化合价降低了，即氧化铜被还原。同时，氢气中氢的化合价由 0 价变成了水中的 +1 价，氢的化合价升高了，即氢气被氧化了。由此可见，氧化和还原在一个反应中是同时进行的，像这种发生氧化反应的同时必定会发生还原反应的一类反应称为氧化还原反应。

通过化合价升降来分析大量氧化还原反应，可以得出以下结论：有元素化合价发生变化的化学反应就是氧化还原反应；其中，元素化合价升高的反应是氧化反应，元素化合价降低的反应是还原反应。

氧化还原反应中元素化合价的升高是由于物质失去了电子(或共用电子对偏离)，元素化合价的降低是由于物质得到了电子(或共用电子对偏向)。由此可发现氧化还原反应的实质是电子的得失或共用电子对的偏移。其中，物质失去电子(或共用电子对偏离)的反应是氧化反应；物质得到电子(或共用电子对偏向)的反应是还原反应。氧化反应和还原反应总是同时发生，互相对立又互相依存。

请你想一想

判断下列反应是否是氧化还原反应？

(1) $Zn + H_2SO_4 = ZnSO_4 + H_2\uparrow$

(2) $NaOH + HCl = NaCl + H_2O$

(3) $2KMnO_4 = K_2MnO_4 + MnO_2 + O_2\uparrow$

综上所述，凡是有电子得失或共用电子对偏移的反应称为氧化还原反应。氧化还原反应的标志是反应中元素化合价发生变化。

二、氧化剂和还原剂

在氧化还原反应中，有元素化合价降低(得到电子或共用电子对偏向)的物质是氧化剂。氧化剂具有氧化性，能使还原剂氧化，本身被还原，它的反应产物叫还原产物；有元素化合价升高(失去电子或共用电子对偏离)的物质是还原剂。还原剂具有还原性，能使氧化剂还原，本身被氧化，它的反应产物叫氧化产物。例如：

$$K_2\overset{+6}{Cr_2}O_7 + 6K\overset{-1}{I} + 7H_2SO_4 = \overset{+3}{Cr_2}(SO_4)_3 + 3\overset{0}{I_2} + 4K_2SO_4 + 7H_2O$$

反应中 $K_2Cr_2O_7$ 是氧化剂，使 KI 氧化，本身被还原，还原产物是 $Cr_2(SO_4)_3$；KI 是还原剂，使 $K_2Cr_2O_7$ 还原，本身被氧化，氧化产物是 I_2。

常见的氧化剂见表 4-1，常见的还原剂见表 4-2。

表 4-1 常见的氧化剂

氧化剂	还原产物	氧化剂	还原产物
O_2	H_2O	Cl_2	Cl^-
Br_2	Br^-	I_2	I^-
S	S^{2-}	Cu^{2+}	Cu
Fe^{3+}	Fe^{2+}	浓 HNO_3	NO_2
稀 HNO_3	NO	浓 H_2SO_4	SO_2
MnO_4^-	Mn^{2+}(酸性)	$Cr_2O_7^{2-}$	Cr^{3+}(酸性)
MnO_4^-	MnO_2(中性或弱碱性)	CrO_4^{2-}	CrO_2^-(碱性)
MnO_4^-	MnO_4^{2-}(强碱性)	ClO_3^-	Cl^-
H_2O_2	H_2O	ClO^-	Cl^-
PbO_2	Pb^{2+}	MnO_2	Mn^{2+}(碱性)

表 4-2　常见的还原剂

还原剂	氧化产物	还原剂	氧化产物
Na	Na^{+}	Fe^{2+}	Fe^{3+}
Mg	Mg^{2+}	Sn^{2+}	Sn^{4+}
Zn	Zn^{2+}	I^{-}	I_2
Al	Al^{3+}	H_2S	S
Fe	Fe^{2+}	H_2O_2	O_2
H_2	H^{+}	SO_2	SO_4^{2-}
C	CO_2	SO_3^{2-}	SO_4^{2-}
S	SO_2	$S_2O_3^{2-}$	$S_4O_6^{2-}$
CO	CO_2	$H_2C_2O_4$	CO_2

有些物质在不同反应中，有时作氧化剂，有时作还原剂。例如，H_2O_2在酸性条件下分别与$KMnO_4$和Fe^{2+}反应，反应如下：

$$5H_2O_2 + 2KMnO_4 + 3H_2SO_4 = 2MnSO_4 + 5O_2\uparrow + K_2SO_4 + 8H_2O$$

此反应中 H_2O_2是还原剂。

$$H_2O_2 + 2FeSO_4 + H_2SO_4 = 2H_2O + Fe_2(SO_4)_3$$

此反应中 H_2O_2是氧化剂。

还有一些物质在氧化还原反应中既是氧化剂又是还原剂，这样的氧化还原反应称为自身氧化还原反应。例如：

$$2KClO_3 \xlongequal[\triangle]{MnO_2} 2KCl + 3O_2\uparrow$$

在此反应中 $KClO_3$既是氧化剂又是还原剂。

还有一种得失电子发生在同一物质的同一种元素的不同原子之间的自身氧化还原反应称为歧化反应。例如：

$$Cl_2 + 2NaOH = NaCl + NaClO + H_2O$$

反应中得失电子发生在Cl_2中的两个 Cl 原子之间，Cl_2既是氧化剂，又是还原剂。

请你想一想

氧化还原反应是药物变质的主要原因之一。为了防止药物的变质，通常会在一些药物中加入抗氧剂。常用的抗氧剂有Na_2SO_3、$NaHSO_3$、$Na_2S_2O_3$（硫代硫酸钠）、$Na_2S_2O_5$（焦亚硫酸钠）等。抗氧剂是氧化剂还是还原剂？为什么可以防止药物氧化变质？

你知道吗

医药上常见的氧化剂和还原剂

1. 高锰酸钾($KMnO_4$)亦名“灰锰氧”“PP粉”，是一种常见的强氧化剂，常温下为紫黑色片状晶体。在医药上有广泛的应用，可用作消毒剂、漂白剂等。在实验室，高锰酸钾因其强氧化性和溶液颜色鲜艳而被用于一些药物的鉴定，酸性高锰酸钾溶液是药物分析中氧化还原滴定的重要试剂。

2. 双氧水(H_2O_2)的化学名称是过氧化氢，市场上出售的双氧水大多数是30%~35%浓度的产品，是无色透明溶液，对皮肤具有腐蚀性。其性质活泼且容易分解。双氧水具有较强的渗透性和氧化作用，医药上常用3%双氧水来清洗创口和局部抗菌。据最新研究发现，双氧水还是一种极好的美容佳品，但使用时必须要稀释到恰当的浓度。

3. 硫代硫酸钠($Na_2S_2O_3$)俗称大苏打或海波。无色透明的单斜晶体，具有还原性。常用作照相定影剂、去氯剂和分析试剂，并用于铬鞣皮革、由矿石中萃取银等。在医药上，用于皮肤瘙痒症、慢性荨麻疹、药疹等，也可用作注射剂中的抗氧剂，还可用作卤素、氰化物及砷剂等中毒的解毒剂。

目标检测

一、选择题

(一)单项选择题

1. 下列基本反应类型中，一定是氧化还原反应的是

A. 置换反应　　B. 分解反应

C. 复分解反应　　D. 化合反应

2. 判断一个化学反应是否属于氧化还原反应的方法是

A. 观察是否发生了化合反应

B. 观察是否有氧气参加反应

C. 观察是否有单质参加反应

D. 观察反应前后是否有元素的化合价发生变化

3. 已知N元素的最低化合价是-3价，最高化合价是+5价，那么下列选项中N元素只具有氧化性的是

A. NH_3　　B. N_2　　C. HNO_3　　D. NO_2

4. 某金属元素由氧化物变为单质，则该金属元素

A. 一定被氧化　　B. 一定被还原

C. 可能被氧化，也可能被还原　　D. 既不被氧化，也不被还原

(二)多项选择题

1. 下列关于氧化还原反应的叙述中不正确的是

A. 含有氧元素的物质是氧化剂
B. 失去电子的反应为还原反应
C. 氧化剂和还原剂可以是同一种物质
D. 还原剂在反应中被氧化

2. 日常生活中的许多现象都与化学反应有关，下列与氧化还原反应有关的是
A. 铜器出现铜绿
B. 大理石雕像被酸雨腐蚀破坏
C. 铝锅表面生成致密的保护膜
D. 铁制菜刀生锈

3. 氧化剂在反应中
A. 被氧化　　B. 被还原
C. 得电子　　D. 失电子

4. 下列反应属于氧化还原反应的是
A. $Cl_2 + 2NaOH = NaCl + NaClO + H_2O$
B. $2KI + Br_2 = 2KBr + I_2$
C. $SO_2 + H_2O = H_2SO_3$
D. $3NO_2 + H_2O = 2HNO_3 + NO$

二、判断题

1. 在化学反应中某元素由化合态变为游离态，该元素一定被还原了。
2. 金属单质在反应中只能作为还原剂。
3. 非金属单质在反应中只能被作为氧化剂。

书网融合……

微课　划重点　自测题

第五章 解悟电解质溶液的奥妙

电解质是指在水溶液里或熔融状态下能导电的化合物。如初中学过的酸、碱、盐均为电解质，其水溶液称为电解质溶液。人体的体负电荷和组织液中都存在电解质的离子，如：Na^+、K^+、Ca^{2+}、Mg^{2+}、Cl^-、HCO_3^-、H_2PO^-、HPO_4^{2-} 等。这些离子的含量与人体的许多生理现象和病理现象有着密切的联系。而弱电解质的解离平衡与我们的日常生活以及化工制药、中草药有效成分的提取、药物制剂等也是密不可分的。本章里，就让我们一起来解悟电解质溶液的奥妙吧。

PPT

第一节 弱电解质的解离平衡

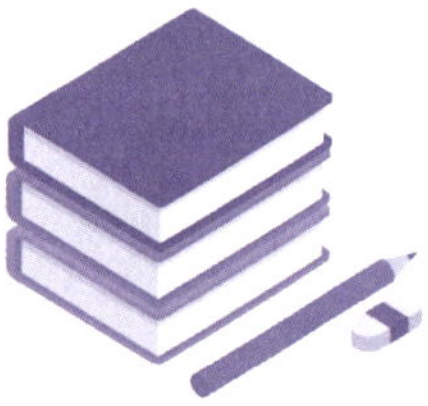

学习目标

知识要求

1. **掌握** 强、弱电解质的概念，解离方程式，弱电解质的解离平衡常数的意义。
2. **熟悉** 强、弱电解质的区别，同离子效应。
3. **了解** 解离度。

能力要求

1. 能正确书写强、弱电解质的解离方程式。
2. 会利用解离平衡常数判断弱电解质的相对强弱。
3. 会进行一元弱酸溶液的 H^+ 浓度、一元弱碱溶液的 OH^- 浓度的近似计算。

实例分析

实例 据报道，2015 年绿色和平组织志愿者爱莎看到菲律宾群岛大部分居民没有电力供应，依靠蜡烛和煤油灯照明，她研发出一款盐水 LED 灯，这是一种用海水来发电的装置，只需要一杯水和两茶匙盐，就可以让 LED 灯照明 8 小时。

问题 为什么爱莎只需要一杯水和两茶匙盐，就可以让 LED 灯照明呢？

一、强电解质和弱电解质

请你想一想

把等体积浓度都为 0.1mol/L 的盐酸、醋酸、氢氧化钠、氯化钠溶液和氨水，分别进行导电性试验。注意观察灯泡发光的明亮程度。

观察与思考

1. 你观察到的实验现象是什么？
2. 以上实验现象说明了什么问题？能得出什么结论？

实验结果表明：连接盐酸、氢氧化钠溶液、氯化钠溶液的灯泡要亮一些，而连接醋酸、氨水的灯泡要暗一些。可见，体积、浓度相同而种类不同的电解质溶液在相同条件下的导电能力是不同的。盐酸、氢氧化钠和氯化钠溶液的导电能力比醋酸和氨水强。

这是什么原因呢？电解质溶液之所以能够导电，是因为溶液里存在能够自由移动的离子。溶液导电性能的强弱跟单位体积溶液里能自由移动的离子数目有关。也就是说，相同体积和浓度的导电性强的溶液里，能自由移动的离子数目比导电性弱的溶液里的多。这说明，不同种类的电解质在溶液里的解离程度是不一样的。盐酸、氢氧化钠和氯化钠溶液的解离程度比醋酸溶液和氨水大。

我们把在水溶液里全部解离为离子的电解质称为强电解质；在水溶液里只有部分解离为离子的电解质称为弱电解质。

强酸、强碱以及大多数的盐都是强电解质。例如 HCl、H_2SO_4、HNO_3、$HClO_4$、$Ba(OH)_2$、$NaOH$、KOH、$NaCl$、KCl、$MgCl_2$、Na_2SO_4等。

强电解质的解离方程式如下：

$$HCl = H^+ + Cl^-$$

$$NaOH = Na^+ + OH^-$$

$$Na_2SO_4 = 2Na^+ + SO_4^{2-}$$

弱酸、弱碱都是弱电解质。例如 CH_3COOH、HCN、H_2CO_3、H_2S、$NH_3 \cdot H_2O$ 等。

在弱电解质溶液里，弱电解质分子解离成离子的同时，离子又能相互结合成分子，弱电解质的解离是个可逆过程，所以解离方程式用可逆符号表示。例如醋酸、氨水的解离方程式：

$$CH_3COOH \rightleftharpoons H^+ + CH_3COO^-$$

$$NH_3 \cdot H_2O \rightleftharpoons NH_4^+ + OH^-$$

弱电解质在水溶液中的解离程度很小，其溶液中离子浓度很小，大部分以分子形式存在。强电解质和弱电解质的区别见表 5－1 所示。

表 5-1　强弱电解质的区别

	强电解质	弱电解质
解离程度	全部	部分
溶液中的微粒	离子	大部分是分子、小部分是离子
导电性	强	弱
物质类别	强酸、强碱、大多数盐	弱酸、弱碱、水、少数盐

必须指出，水是极弱电解质。其解离方程式：$H_2O \rightleftharpoons H^+ + OH^-$

二、弱电解质的解离平衡

(一) 解离度

不同的弱电解质在水溶液里的解离程度是不相同的。有的解离程度较大，有的解离程度较小。弱电解质解离程度的大小，可用解离度来表示。解离度是指弱电解质在溶液里达到解离平衡时，已解离的电解质分子数占解离前溶液中电解质分子总数的百分数。解离度通常用 α 表示：

$$\alpha = \frac{\text{已解离的电解质分子数}}{\text{解离前电解质分子总数}} \times 100\%$$

例如：25℃时，在 0.10mol/L 的醋酸溶液中，每 10000 个醋酸分子中有 132 个分子解离。醋酸的解离度是：

$$\alpha = \frac{132}{10000} \times 100\% = 1.32\%$$

不同的弱电解质，其解离度大小不同。电解质越弱，它的解离度越小。因此我们可以用解离度的大小来比较弱电解质的相对强弱。如醋酸和氢氰酸都是弱酸，但氢氰酸在水溶液里的解离度比醋酸小，所以氢氰酸是比醋酸更弱的电解质。

弱电解质解离度的大小，主要取决于电解质的本性，同时也与溶液的浓度、温度等条件有关。同一种弱电解质，溶液浓度越稀，解离度越大。这是由于加水稀释后，减少了离子碰撞结合成分子的机会，结果使解离度增大（表 5-2）。温度对弱电解质的解离度也有些影响，温度升高，解离度稍有增大。所以使用弱电解质的解离度时，应当注明该电解质溶液的浓度和温度。

表 5-2　不同浓度醋酸解离度（25°C）

浓度(mol/L)	0.2	0.1	0.02	0.01	0.001
解离度(%)	0.934	1.32	2.96	4.20	12.40

(二) 解离平衡

弱电解质的解离是可逆的。醋酸、氨水等弱电解质溶于水时，解离成离子倾向较小，只有小部分的分子解离成离子，离子在水中互相碰撞时又彼此吸引，重新结合成分子。一定条件下，当弱电解质在水溶液中解离成离子的速率与离子结合成弱电解质分子的速率相等时的状态称为解离平衡状态。解离平衡和其他化学平衡一样，是一种动态平衡。平衡时，溶液里离子浓度和弱电解质分子浓度都保持不变。例如，醋酸溶液存在以下平衡：

$$CH_3COOH \rightleftharpoons H^+ + CH_3COO^-$$

平衡时，溶液里醋酸分子、醋酸根离子和氢离子的浓度都保持不变。

请你想一想

根据平衡移动原理，在醋酸溶液里滴入氢氧化钠或醋酸钠溶液，平衡应如何移动？

当改变条件时，解离平衡的移动遵循平衡移动原理。如在醋酸溶液里滴入硫酸，解离平衡向左移动，使溶液的醋酸根离子浓度减小，醋酸分子浓度增大，直到新的条件下，建立起新的平衡状态。

（三）解离常数

弱电解质的解离平衡符合一般的化学平衡原理，所以不同的弱电解质在水溶液里的解离程度也可用解离平衡常数来表示。一定温度下，当弱电解质达到解离平衡时，已解离的离子浓度系数次方的乘积与未解离的分子浓度系数次方之比是一个常数，这个常数称为解离平衡常数，简称解离常数。用 K_i 表示。一般弱酸的解离常数用 K_a 表示，弱碱的解离常数用 K_b 表示。

例如：醋酸的解离平衡如下：

$$CH_3COOH \rightleftharpoons H^+ + CH_3COO^-$$

解离常数表达式为：$K_a = \dfrac{[H^+][CH_3COO^-]}{[CH_3COOH]}$

例如：氨水的解离平衡如下：

$$NH_3 \cdot H_2O \rightleftharpoons NH_4^+ + OH^-$$

解离常数表达式为：

$$K_b = \frac{[NH_4^+][OH^-]}{[NH_3 \cdot H_2O]}$$

不同的弱电解质有不同的解离常数，解离常数可以反映弱电解质解离程度的相对大小。解离常数大，表示该弱电解质比较容易解离；解离常数小，表示该弱电解质难解离。常见弱电解质的解离常数见附录。

对于多元弱酸如 H_2CO_3、H_2S、H_2SO_3、H_3PO_4 等，它们的解离是分步进行的，每一步的解离都有相应的解离常数，通常用 K_{a1}、K_{a2}、K_{a3} 表示。如：

碳酸的解离方程式：

$$H_2CO_3 \rightleftharpoons H^+ + HCO_3^- \qquad K_{a1}$$

$$HCO_3^- \rightleftharpoons H^+ + CO_3^{2-} \qquad K_{a2}$$

磷酸的解离方程式：

$$H_3PO_4 \rightleftharpoons H^+ + H_2PO_4^- \qquad K_{a1}$$

$$H_2PO_4^- \rightleftharpoons H^+ + HPO_4^{2-} \qquad K_{a2}$$

$$HPO_4^{2-} \rightleftharpoons H^+ + PO_4^{3-} \qquad K_{a3}$$

从附录表中可看到，多元弱酸的各步解离常数逐级减小，即 $K_{a1} \gg K_{a2} \gg K_{a3}$。一般都相差 $10^4 \sim 10^5$倍。所以多元弱酸溶液的氢离子主要来自第一步的解离，我们可以用第一步的解离常数 K_{a1} 来比较多元弱酸解离程度的相对大小。

解离平衡常数和化学平衡常数一样，与温度有关，而与浓度无关。

(四)一元弱酸、弱碱解离平衡的计算

对于弱酸、酸碱的水溶液，我们使用解离常数，便可计算出弱酸溶液的 H^+ 浓度或弱碱溶液的 OH^- 浓度。

例 1 298K 时，CH_3COOH 的解离常数为 1.76×10^{-5}。计算 0.10mol/L CH_3COOH 溶液的 H^+ 离子浓度。

解：在 CH_3COOH 溶液中，同时存在两个解离平衡：

$$H_2O \rightleftharpoons H^+ + OH^-$$

$$CH_3COOH \rightleftharpoons H^+ + CH_3COO^-$$

可以看出：H^+有两个来源，但在计算 H^+浓度时，可采用合理的近似处理，以简化计算过程。通常当酸解离出的 H^+浓度远大于 H_2O 解离出的 H^+浓度时，可忽略水的解离，溶液中的 $[H^+]=[CH_3COO^-]$。设平衡时 $[H^+]=x$ mol/L，则：$[CH_3COO^-]=x$ mol/L。

$$CH_3COOH \rightleftharpoons H^+ + CH_3COO^-$$

	CH_3COOH	H^+	CH_3COO^-
开始浓度(mol/L)：	0.10	0	0
平衡浓度(mol/L)：	$0.10-x$	x	x

$$K_a=\frac{[H^+][CH_3COO^-]}{[CH_3COOH]}=\frac{x\cdot x}{0.10-x}=1.76\times10^{-5}$$

因为 $[CH_3COOH]/K_a>500$，所以 $[H^+]$ 很小，可认为 $0.10-x\approx0.10$，上式可近似为

$$\frac{x^2}{0.10}=1.76\times10^{-5}$$

$$x\approx1.33\times10^{-3}(\text{mol/L})$$

答：0.10mol/L CH_3COOH 溶液的 H^+ 离子浓度为 1.33×10^{-3}mol/L。

把以上近似计算推广到浓度为 $c_{酸}$ 的一元弱酸溶液中：

$$[H^+]=\sqrt{K_a\cdot c_{酸}}$$

对于浓度为 $c_{碱}$ 的一元弱碱溶液，同理可以得到近似计算公式：

$$[OH^-]=\sqrt{K_b\cdot c_{碱}}$$

一般情况下，在 $c/K_i\geqslant500$ 时，就可使用以上两个近似公式进行计算。

例 2 298K 时，$NH_3\cdot H_2O$ 的解离常数为 1.76×10^{-5}。计算 0.20mol/L $NH_3\cdot H_2O$ 溶液的 OH^- 离子浓度。

解：
$$NH_3\cdot H_2O \rightleftharpoons NH_4^+ + OH^-$$

∵ 氨水的解离常数 $K_b = 1.76 \times 10^{-5}$，且 $c_{碱}/K_b > 500$，

∴ $[OH^-] = \sqrt{K_b \cdot c_{碱}} = \sqrt{1.76 \times 10^{-5} \times 0.20} = 1.88 \times 10^{-3}$(mol/L)

答：298K 时，0.20mol/L $NH_3 \cdot H_2O$ 溶液的 OH^- 离子浓度为 1.88×10^{-3}mol/L。

三、同离子效应

请你想一想

在小烧杯内加入适量的稀氨水，滴加 2 滴酚酞，摇匀后分别倒入两支编号为 1 号和 2 号的试管中。在 1 号试管里加入少量氯化铵固体，2 号试管作对照。

试管编号	1 号	2 号
试剂 1	氨水 + 酚酞	氨水 + 酚酞试
剂 2	氯化铵固体	无
实验现象		

观察与思考

1. 你观察到的现象是什么？
2. 试用化学平衡移动原理解释你观察到的现象？

实验结果表明，在氨水中滴加酚酞，溶液因呈碱性而显红色。加入氯化铵后，溶液颜色变浅，这是由于加入氯化铵固体后，氯化铵全部解离成 NH_4^+ 和 Cl^-，溶液里 $[NH_4^+]$ 增大，破坏了氨水的解离平衡，使平衡向左移动，导致氨水的解离度减小，溶液里的 $[OH^-]$ 减少，故颜色变浅。

$$NH_3 \cdot H_2O \rightleftharpoons NH_4^+ + OH^-$$

$$NH_4Cl = NH_4^+ + Cl^-$$

这种在弱电解质溶液里，加入和弱电解质具有相同离子的强电解质时，弱电解质的解离度降低的现象称为同离子效应。

同离子效应实际上是一种解离平衡的移动。

同离子效应在药物分析中可用来控制溶液里某种离子的浓度。

目标检测

一、选择题

（一）单项选择题

1. 下列混合溶液中有同离子效应的是

A. NaOH 和 HCl　　B. $NH_3 \cdot H_2O$ 和 NH_4Cl

C. NaOH 和 NaCl　　D. CH_3COOH 和 H_2CO_3

2. 向 $NH_3 \cdot H_2O$ 溶液中加入下列溶液，能产生同离子效应的是

A. NaOH 溶液　　B. NaCl 溶液

C. CH_3COOH 溶液　　D. HCl 溶液

3. 在一定温度下，稀释某弱酸溶液，则

A. α 增大，K_a不变　　B. α 减少，K_a不变

C. α 不变，K_a增大　　D. α 不变，K_a减少

4. 0.01mol/L 的 NaOH 溶液和 0.01mol/L 的 $NH_3 \cdot H_2O$ 溶液中的 $[H^+]$

A. 两者不能相比　　B. NaOH 溶液大于 $NH_3 \cdot H_2O$ 溶液

C. 两者相等　　D. $NH_3 \cdot H_2O$ 溶液大于 NaOH 溶液

5. 下列溶液除了存在水的解离平衡外，还存在其他解离平衡的是

A. 氯化银　　B. 盐酸　　C. 氨水　　D. 氢氧化钡

6. 下列不同浓度的 CH_3COOH 溶液中(浓度单位为：mol/L)其 α 值最大的是

A. 0.2　　B. 0.02　　C. 0.1　　D. 0.01

(二)多项选择题

1. 下列物质中属于强电解质的是

A. Na_2SO_3　　B. AgCl　　C. 氢氟酸　　D. 氢硫酸

2. 下列化合物中，属于电解质的是

A. 氯化钠　　B. 醋酸　　C. 葡萄糖　　D. 氨水

3. 在醋酸溶液中加入下列物质能产生同离子效应的是

A. 硝酸钠　　B. 氢氧化钠　　C. 醋酸钠　　D. 盐酸

4. 下列物质在水溶液中，不存在解离平衡的有

A. Na_2SO_4　　B. HNO_3

C. CH_3COOH　　D. CH_3COONa

二、判断题

1. 在水溶液中或熔融状态下能导电的物质称为电解质。

2. 常见的酸、碱、盐都是强电解质。

3. 同一种弱电解质，溶液浓度越小，解离度越大。

4. 在弱电解质溶液里，加入和弱电解质具有相同离子的强电解质时，弱电解质的解离度增大。

5. 一般可以用第一步的解离常数 K_{a1} 来比较多元弱酸解离程度的相对大小。

三、计算题

1. 计算 298K 时，0.010mol/L CH_3COOH 溶液的 H^+ 离子浓度。

2. 计算 298K 时，0.020mol/L $NH_3 \cdot H_2O$ 溶液的 OH^- 离子浓度。

PPT

第二节　酸碱理论简介

学习目标

知识要求

1. **掌握**　酸碱电离理论和酸碱质子理论中有关酸、碱的概念。
2. **熟悉**　共轭酸碱对。
3. **了解**　酸碱电离理论和酸碱质子理论的适用范围和局限性。

能力要求

1. 会用酸碱电离理论进行酸、碱、盐的分类。
2. 会用酸碱质子理论判断酸、碱和两性物。
3. 能正确书写共轭酸碱对。

实例分析

实例　局部麻醉药普鲁卡因，在水中的溶解度较小，常利用它的碱性把它制成普鲁卡因盐酸盐，成盐后易溶于水便于制成注射液。

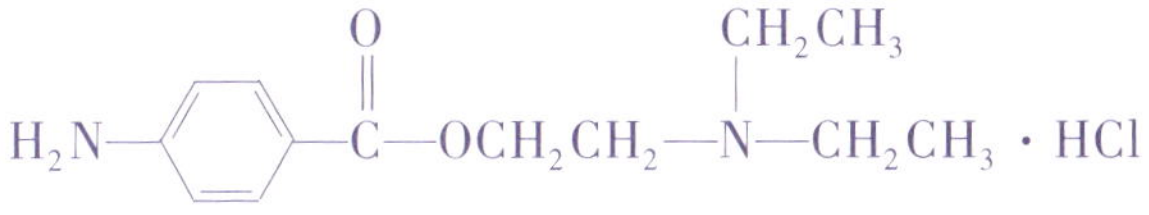

盐酸普鲁卡因

问题　普鲁卡因分子结构中并没有 OH^-，那么它的碱性是怎么来的呢？究竟什么是酸？什么是碱呢？

酸碱概念是无机化学中最基本、最重要的概念之一。酸碱理论经历了一个由浅入深、由表及里的发展过程。目前常用的酸碱理论主要有：酸碱电离理论、酸碱质子理论、酸碱电子理论。这三个酸碱理论之间并不矛盾，只是适用范围不同。在这里我们只介绍酸碱电离理论和酸碱质子理论。

一、酸碱电离理论简介

1887 年瑞典化学家阿累尼乌斯提出酸碱电离理论，该理论认为：凡是在水溶里中解离出的阳离子全部是 H^+ 的化合物是酸。如：HCl、HNO_3、H_2SO_4、H_3PO_4、H_2CO_3 等属于酸；在水溶液中解离出的阴离子全部是 OH^- 的化合物是碱。如：NaOH、KOH、$Ba(OH)_2$、$NH_3 \cdot H_2O$ 等属于碱。盐是酸碱中和反应的产物。

酸碱电离理论明确指出 H^+ 是酸的特征，OH^- 是碱的特征。酸碱中和反应就是 H^+

与 OH^- 作用生成 H_2O 的反应。

酸碱电离理论对科学发展起了积极作用，直到现在仍然普遍使用。但也存在一些不足之处。比如：不能解释一些不含氢离子和氢氧根离子物质的酸碱性，也无法解释非水溶液中的酸碱反应。为了克服这一局限性，提出了新的酸碱理论，即酸碱质子理论。

二、酸碱质子理论简介 微课

酸碱质子理论认为：凡能给出质子(H^+)的物质是酸；凡能接受质子(H^+)的物质是碱。例如：HCl、CH_3COOH、H_2CO_3、HCO_3^-、NH_4^+、H_3O^+、H_2O 等都是酸，因为它们都能给出质子；Cl^-、CH_3COO^-、HCO_3^-、CO_3^{2-}、NH_3、H_2O、OH^- 等都是碱，因为它们都能接受质子。

根据酸碱质子理论，酸给出质子以后就成为碱，碱接受质子以后就成为酸。可见酸和碱并不是孤立的，而是相互依存的，这种关系称为共轭关系，可表示为：

$$\text{酸} \rightleftharpoons \text{质子} + \text{碱}$$

$$HCl \rightleftharpoons H^+ + Cl^-$$

$$CH_3COOH \rightleftharpoons H^+ + CH_3COO^-$$

$$H_2CO_3 \rightleftharpoons H^+ + HCO_3^-$$

$$HCO_3^- \rightleftharpoons H^+ + CO_3^{2-}$$

$$NH_4^+ \rightleftharpoons H^+ + NH_3$$

$$H_2O \rightleftharpoons H^+ + OH^-$$

(1)以上这些方程式中左边的酸比右边相应的碱多一个质子，化学组成上仅差一个质子的一对酸碱称为共轭酸碱对。如：CH_3COOH 和 CH_3COO^- 就是共轭酸碱对，其中 CH_3COOH 是 CH_3COO^- 的共轭酸，而 CH_3COO^- 是 CH_3COOH 的共轭碱。常见的共轭酸碱对见表 5－3。

表 5－3 常见的共轭酸碱对

共轭酸		共轭碱	
名称	化学式	化学式	名称
高氯酸	$HClO_4$	ClO_4^-	高氯酸根离子
氢碘酸	HI	I^-	碘离子
氢溴酸	HBr	Br^-	溴离子
盐酸	HCl	Cl^-	氯离子
硝酸	HNO_3	NO_3^-	硝酸根离子
水合氢离子	H_3O^+	H_2O	水
磷酸	H_3PO_4	$H_2PO_4^-$	磷酸二氢根离子
磷酸二氢根离子	$H_2PO_4^-$	HPO_4^{2-}	磷酸氢根离子

续表

共轭酸		共轭碱	
名称	化学式	化学式	名称
氢氟酸	HF	F^-	氟离子
醋酸	CH_3COOH	CH_3COO^-	醋酸根离子
碳酸	H_2CO_3	HCO_3^-	碳酸氢根离子
氢硫酸	H_2S	HS^-	硫氢根离子
铵根离子	NH_4^+	NH_3	氨
水	H_2O	OH^-	氢氧根离子
碳酸氢根离子	HCO_3^-	CO_3^{2-}	碳酸根离子

(2)对于某一共轭酸碱对，如果酸的酸性越强，它的共轭碱的碱性就越弱；如果碱的碱性越强，它的共轭酸的酸性就越弱。如：HCl是强酸，它的共轭碱Cl^-在水溶液中显示不出碱性；又如OH^-是强碱，它的共轭酸H_2O一般情况下就显示不出酸性。

(3)酸和碱可以是中性分子，也可以是阴离子或阳离子。如CH_3COOH、HCO_3^-、NH_4^+等都是酸；NH_3、Cl^-、CO_3^{2-}等是碱。有些物质既可给出质子，又可接受质子，如H_2O、HCO_3^-、$H_2PO_4^-$等，这类物质既是酸又是碱，称为两性物质。

(4)酸碱质子理论没有盐的概念。如NH_4Cl在酸碱电离理论中称为盐，但在酸碱质子理论中则认为NH_4^+是酸，Cl^-是碱。

请你想一想

根据酸碱质子理论，下列物质中不属于两性物质的是

A. H_2O　　B. HS^-

C. NH_4^+　　D. HCO_3^-

酸碱质子理论扩大了酸碱的范围，突破了酸碱反应必须在水中进行的局限性。如很多药物都有酸碱性，药物在生产、制剂、分析、储存过程中及在体内吸收、分布、代谢和发生药效等都与药物的酸碱性有密切关系，这些关系通常可依据酸碱质子理论来解释和说明。但是质子理论只限于质子的给出和接受，所以必须含有氢，这就不能解释一些不含氢的化合物的酸碱性，所以后来又提出了酸碱电子理论。

你知道吗

路易斯酸碱理论

路易斯(Lewis)酸碱理论亦称为“酸碱电子理论”或“广义酸碱理论”。路易斯酸碱理论是由美国物理化学家伯特·牛顿·路易斯(Lewis G. N.)于1923年提出的一种酸碱理论。

酸的定义：凡是能够接受外来电子对的分子、离子或原子团称为路易斯酸，简称

(电子对)接受体。碱的定义：凡是能够给出电子对的分子、离子或原子团称为路易斯碱，简称(电子对)给予体。路易斯酸碱理论是从微观出发，以电子为中心的理论，故不可能存在“盐”的说法。

常见的路易斯酸有：钠离子、硝基正离子、三氟化硼、三氯化铝、三氧化硫等，常见的路易斯碱有：卤离子、氢氧根离子、烷氧基离子、烯烃、氨、胺、醇、二氧化碳等。

目标检测

一、选择题

(一)单项选择题

1. $H_2PO_4^-$ 的共轭碱是

A. H_3PO_4　B. HPO_4^{2-}　C. PO_4^{3-}　D. OH^-

2. 根据酸碱质子理论，下列离子中既可作酸，又可作碱的是

A. NH_4^+　B. SO_4^{2-}　C. HCO_3^-　D. Ac^-

3. 下列物质属于共轭酸碱对的是

A. $HCl - CH_3COO^-$　B. $HS^- - S^{2-}$

C. $CH_3COOH - Cl^-$　D. $H_2SO_4 - SO_4^{2-}$

4. 按照酸碱质子理论，下列物质属于两性物质的是

A. NH_4^+　B. H_2S　C. HPO_4^{2-}　D. H_3PO_4

5. NaH_2PO_4的共轭酸是

A. Na_3PO_4　B. Na_2HPO_4

C. $NaHCO_3$　D. H_3PO_4

(二)多项选择题

1. 根据酸碱质子理论，下列物质属于两性物质的是

A. H_2O　B. $H_2PO_4^-$

C. CH_3COOH　D. Cl^-

2. 根据酸碱质子理论，下列物质属于碱的是

A. NH_4^+　B. HS^-　C. CO_3^{2-}　D. Cl^-

二、判断题

1. 酸碱电离理论认为：凡是在水溶里中能解离出 H^+ 的化合物是酸。
2. 对于某一共轭酸碱对，如果酸的酸性越强，它的共轭碱的碱性也越强。
3. 酸碱质子理论没有盐的概念。

PPT

第三节　水的解离和溶液的 pH

学习目标

知识要求

1. **掌握**　溶液的 pH 的概念；溶液的酸碱性和氢离子浓度与 pH 的关系。
2. **熟悉**　水的离子积。
3. **了解**　常用的酸碱指示剂。

能力要求

1. 能进行氢离子浓度与 pH 之间的换算。
2. 会根据 pH 的大小来判断溶液的酸碱性。
3. 会用 pH 试纸测定溶液的酸碱性。

实例分析

实例　正常雨水的 pH 为 5.6～7，酸雨的 pH 小于 5.6。酸雨主要由化石燃料燃烧产生的二氧化硫、氮氧化物等酸性气体，经过复杂的大气化学反应，被雨水吸收溶解而成。据近年来新闻媒体报道，我国一些地区多次降落酸雨。酸雨对农作物、建筑物等都会产生严重不利影响。酸雨引起了人们的高度关注，我国已采取多种措施来减少酸雨的产生，保护人类生存的环境。

问题　水溶液的酸碱性怎么判断？pH 又是怎么回事呢？

任何电解质溶液都有其酸碱性，制药工业在进行药物的合成、含量测定、药物制剂、中草药有效成分的提取、分离及药物储存时，常常需要控制溶液的酸碱性，而溶液的酸碱性与溶剂水的解离有着密切的联系。

一、水的解离平衡

水是极弱的电解质，其解离方程式是：$H_2O \rightleftharpoons H^+ + OH^-$

根据化学平衡原理：

$$K_i = \frac{[H^+][OH^-]}{[H_2O]} \qquad 即\ K_i[H_2O] = [H^+][OH^-]$$

一定温度下，K_i是常数，$[H_2O]$ 也可看成常数，则 $K_i[H_2O]$ 仍为常数，用 K_w 表示。

$$K_w = [H^+][OH^-]$$

K_w称为水的离子积常数，简称水的离子积。它是指一定温度下，水中的氢离子浓度和氢氧根离子浓度的乘积是一常数。常温（25℃）时，测得纯水中的 H^+ 和 OH^- 的浓度

均为 1.0×10^{-7}mol/L，所以，常温（25℃）时，$K_w=[H^+][OH^-]=1.0\times10^{-14}$。

水的离子积也具备化学平衡常数的特征，它只与温度有关，而与 H^+ 浓度和 OH^- 浓度无关。所以，水的离子积不仅适用于纯水，也适用于任何其他电解质溶液。在常温条件下，一般认为 $K_w=1.0\times10^{-14}$。

例如：常温时，已知某盐酸的 $[H^+]=0.10$mol/L

则此盐酸溶液中：$[OH^-]=\dfrac{K_w}{[H^+]}=\dfrac{1.0\times10^{-14}}{0.10}=1.0\times10^{-13}$(mol/L)

所以，常温下任何电解质溶液，只要知道 H^+ 浓度，就可利用 K_w 求得 OH^- 浓度。反之亦然。

二、溶液的酸碱性和 pH

请你想一想

取 3 支试管，分别加入 2ml 蒸馏水，用 pH 试纸测定水的 pH。然后在其中一支试管中加入 1～2 滴 0.1mol/L HCl 溶液，在另一支试管中加入 1～2 滴 0.1mol/L NaOH 溶液，振荡均匀，再用 pH 试纸测定这两支试管中溶液的 pH。

试管编号	1 号	2 号	3 号
试剂 1	蒸馏水	蒸馏水	蒸馏水
试剂 2	HCl 溶液	NaOH 溶液	无
pH			

观察与思考

在水中加入酸或碱后，pH 试纸的颜色发生了什么变化？说明了什么？

1. 溶液的酸碱性 常温时，纯水中 $[H^+]$ 和 $[OH^-]$ 相等，都是 1×10^{-7}mol/L，所以纯水是中性的。如果向纯水中加入酸，由于 $[H^+]$ 的增大，使水的解离平衡向左移动，达到新的平衡时 $[H^+]>[OH^-]$，所以溶液呈酸性。如果向纯水中加入碱，由于 $[OH^-]$ 的增大，使水的解离平衡向左移动，达到新的平衡时 $[OH^-]>[H^+]$，所以溶液呈碱性。

综上所述，任何酸或碱溶液中，都同时含有 H^+ 和 OH^-，而且 $[H^+][OH^-]=K_w$。而溶液的酸碱性是由 $[H^+]$ 和 $[OH^-]$ 的相对大小来决定的。

常温下，溶液的酸碱性与 $[H^+]$ 和 $[OH^-]$ 的关系可以表示如下：

中性溶液　$[H^+]=1\times10^{-7}\text{mol/L}=[OH^-]$

酸性溶液　$[H^+]>1\times10^{-7}\text{mol/L}>[OH^-]$

碱性溶液　$[H^+]<1\times10^{-7}\text{mol/L}<[OH^-]$

$[H^+]$ 越大，溶液的酸性越强；$[H^+]$ 越小，溶液的酸性越弱。

2. 溶液的 pH 许多化学反应都在 $[H^+]$ 很小的条件下进行，医药行业更多地涉

及 [H^+] 很小的稀溶液，如血清中 [H^+] 为 3.98×10^{-8}mol/L，数值很小，使用时很不方便，为此常采用 pH 来表示溶液的酸碱性。溶液中氢离子浓度的负对数称为 pH。即：

$$pH = -\lg[H^+]$$

例如：$[H^+] = 1\times10^{-7}$mol/L　则 $pH = -\lg10^{-7} = 7$

$[H^+] = 1\times10^{-10}$mol/L　则 $pH = -\lg10^{-10} = 10$

由此可见，对于 [H^+]、[OH^-] 浓度都很小的溶液，用 pH 表示溶液的酸碱性比较方便。

常温下，溶液的酸碱性和 pH 的关系：

中性溶液　$pH = 7$

酸性溶液　$pH < 7$

碱性溶液　$pH > 7$

溶液的酸碱性也可以用 pOH 来表示，pOH 就是溶液中氢氧根离子浓度的负对数。

$$pOH = -\lg[OH^-]$$

常温下，同一溶液中：　　$pH + pOH = 14$

[H^+]、[OH^-]、pOH 和 pH 的关系见表 5－4。

pH 的适用范围在 0～14 之间，即相应的 [H^+] 在 1.0×10^{-14}～1.0mol/L 之间，超过这个范围，使用 pH 反而不如直接用 H^+ 浓度或 OH^- 浓度表示方便。

表 5－4　[H^+]、[OH^-]、pOH 和 pH 的关系

[H^+]	1	10^{-1}	10^{-2}	10^{-3}	10^{-4}	10^{-5}	10^{-6}	10^{-7}	10^{-8}	10^{-9}	10^{-10}	10^{-11}	10^{-12}	10^{-13}	10^{-14}
[OH^-]	10^{-14}	10^{-13}	10^{-12}	10^{-11}	10^{-10}	10^{-9}	10^{-8}	10^{-7}	10^{-6}	10^{-5}	10^{-4}	10^{-3}	10^{-2}	10^{-1}	1
pH	0	1	2	3	4	5	6	7	8	9	10	11	12	13	14
pOH	14	13	12	11	10	9	8	7	6	5	4	3	2	1	0
			← 酸性增强					中性				碱性增强 →			

3. 溶液的 pH 计算

(1) 强酸、强碱溶液　强酸和强碱都是强电解质，在溶液里全部解离成离子，可以根据解离方程式得知溶液的 [H^+]，然后由 [H^+] 求 pH。

例 1　计算 0.10mol/L 盐酸溶液的 pH。

解：$\because HCl = H^+ + Cl^-$

$\therefore [H^+] = c_{HCl} = 0.10$mol/L

$pH = -\lg[H^+] = -\lg0.10 = 1$

答：0.10mol/L 盐酸溶液的 pH 是 1。

例 2　计算 0.10mol/L 氢氧化钠溶液的 pH。

解：$\because NaOH = Na^+ + OH^-$

$\therefore [OH^-] = c_{NaOH} = 0.10$mol/L

$$pOH = -\lg[OH^-] = -\lg 0.10 = 1$$

$$pH = 14 - pOH = 14 - 1 = 13$$

答：0.10mol/L 氢氧化钠液的 pH 是 13。

（2）一元弱酸、一元弱碱溶液

弱酸和弱碱都是弱电解质，在溶液里部分解离，所以溶液里的 $[H^+]$ 或 $[OH^-]$ 要根据平衡关系计算。符合条件的，则可用近似公式计算。

例 3 计算 0.010mol/L CH_3COOH 溶液的 pH。

解：查表得知 CH_3COOH 的 $K_a = 1.76 \times 10^{-5}$

$$CH_3COOH \rightleftharpoons H^+ + CH_3COO^-$$

$\because c_{酸}/K_a > 500$,

$\therefore [H^+] = \sqrt{K_a \cdot c_{酸}} = \sqrt{1.76 \times 10^{-5} \times 0.010} = 4.2 \times 10^{-4}(mol/L)$

$pH = -\lg(4.2 \times 10^{-4}) = 3.38$

答：0.010mol/L CH_3COOH 溶液的 pH 是 3.38。

例 4 计算 0.10mol/L $NH_3 \cdot H_2O$ 溶液的 pH。

解：查表得知 $NH_3 \cdot H_2O$ 的 $K_b = 1.76 \times 10^{-5}$

$$NH_3 \cdot H_2O \rightleftharpoons NH_4^+ + OH^-$$

$\because c_{碱}/K_b > 500$,

$\therefore [OH^-] = \sqrt{K_b \cdot c_{碱}} = \sqrt{1.76 \times 10^{-5} \times 0.10} = 1.33 \times 10^{-3}(mol/L)$

$pOH = -\lg(1.33 \times 10^{-3}) = 2.88$

$pH = 14 - pOH = 14 - 2.88 = 11.12$

答：0.10mol/L $NH_3 \cdot H_2O$ 溶液的 pH 是 11.12。

三、酸碱指示剂

在生产实践和科学研究中，溶液的酸碱性的控制非常重要。要控制溶液的酸碱性，首先要测定溶液的 pH。通常使用酸碱指示剂或 pH 试纸进行粗略测定。

酸碱指示剂是在不同 pH 溶液里能显现不同颜色的有机弱酸或有机弱碱。通常把指示剂由一种颜色过渡到另一种颜色时，溶液 pH 的变化范围称为指示剂的变色范围。常用酸碱指示剂的变色范围见表 5－5。

表 5－5 常用的酸碱指示剂的变色范围

指示剂	变色范围(pH)	颜色变化
酚酞	8.0～10.0	无色～红色
石蕊	5.0～8.0	红色～蓝色
甲基橙	3.1～4.4	红色～黄色
甲基红	4.4～6.2	红色～黄色
溴麝香草酚蓝	6.2～7.6	黄色～蓝色

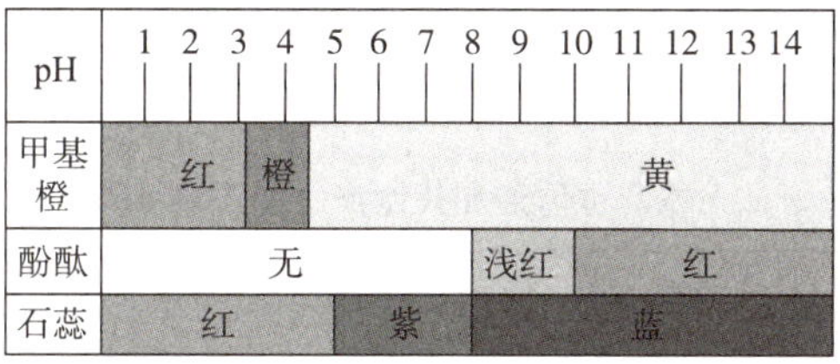

利用指示剂可以粗略地测出溶液的 pH。如某溶液中加入一滴石蕊指示剂，若呈红色，可知溶液的 pH 小于5.0；若呈蓝色，其 pH 大于8.0；若呈紫色，则 pH 介于5.0－8.0之间。

此外，还可以用 pH 试纸测定溶液的 pH。pH 试纸是由混合指示剂制成的，使用时把待测液滴在试纸上，将试纸呈现的颜色与试纸本上的标准比色卡对照（见图5－1），即能测出溶液的近似 pH。

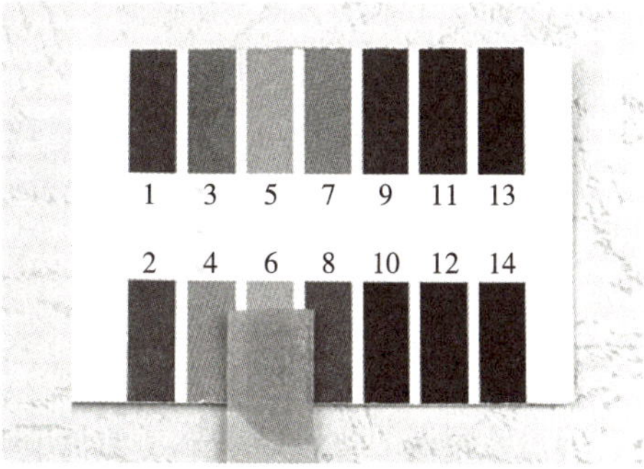

图5－1　标准比色卡

需要精确测定溶液的 pH 时，可使用酸度计。

请你想一想

结合下表中所列物质的 pH，分别指出下列物质能使石蕊溶液是变红、不变色还是变蓝？

物质	酱油	厕所清洁剂	血浆	牙膏	肥皂水	橘汁	草木灰水	柠檬汁
pH	4.8	1.7	7.4	8.2	9.2	3.5	10.6	2.5

你知道吗

人体体液与健康 pH

医学研究表明，人的身体健康状况也可以通过 pH 来判断（见下表所示）。随着医学的进步，人体的 pH 越来越成为关注的焦点。人体内环境（血液）的酸碱度应保持在7.35到7.45之间，而 pH 是以7为酸碱分界线，也就是说，我们的体液应该呈现弱碱性才能保持正常的生理功能和物质代谢。可是据一项都市人群健康调查发现，在生活水平较高的大城市里，80%以上的人体液 pH 经常处于较低的一端，使身体呈现不健康的酸性体质，也就是我们熟知的亚健康酸性体质。人体的体液偏酸的话，细胞的生理活动就会变弱，它的新陈代谢就会减慢，废物不易排出，肾脏和肝脏的负担日益加重。长此以往，易导致各种慢性疾病（如糖尿病、高血压、高血脂等）的发生，女性皮肤会过早衰老，少年儿童会发育不良、食欲不振、注意力不集中。

导致体质酸性化的主要原因是饮食结构不合理，其次是运动量不足，吸烟和喝酒等不良嗜好。心理负担过重也极易导致体液酸性化。

为了预防酸性体质，保证身体健康，我们应该做到经常运动、合理膳食、多喝水、早睡眠、保持良好的心情等。

人体几种体液和代谢产物的正常 pH

体液	胃液	尿液	唾液	血液	泪液	小肠液
pH	0.9～1.9	4.7～8.4	6.6～7.1	7.35～7.45	7.4	7.6

目标检测

一、选择题

(一) 单项选择题

1. 某病人的化验结果显示血液 pH 为 7.4，该结果是否正常？$[H^+]$ 的可能数值是

A. 正常、$[H^+]=4.0\times10^{-8}$mol/L

B. 正常、$[H^+]=4.0\times10^{-7}$mol/L

C. 不正常、$[H^+]=4.0\times10^{-8}$mol/L

D. 不正常、$[H^+]=4.0\times10^{-7}$mol/L

2. $[H^+]=10^{-3}$mol/L 的溶液，pH 为

A. 1　　B. 3　　C. 11　　D. 13

3. 已知婴儿胃液的 pH＝5，成人胃液的 pH＝1，则成人胃液 $[H^+]$ 是婴儿胃液 $[H^+]$ 的

A. 10^4倍　　B. 10^{-4}倍

C. 5 倍　　D. 10^5倍

4. 0.01mol/L 的 NaOH 溶液中，$[H^+]$ 和 pH 分别是

A. 0.01mol/L 和 2　　B. 0.01mol/L 和 12

C. 1.0×10^{-12}mol/L 和 10　　D. 1.0×10^{-12}mol/L 和 12

5. 现有 pH＝2 的 HCl 和 CH_3COOH 溶液各 10ml，若分别稀释至 100ml，则 pH 值为

A. 均为 3　　B. 前者等于 3，后者小于 3

C. 前者等于 3，后者大于 3　　D. 前者小于 3，后者等于 3

(二) 多项选择题

1. 常温下，关于酸性溶液，下列式子成立的是

A. $[H^+]>[OH^-]$　　B. $[H^+]>10^{-7}$mol/L

C. $[H^+]<[OH^-]$　　D. pH≤7

2. 在 $CH_3COOH \rightleftharpoons H^+ + CH_3COO^-$ 平衡体系中，能使 pH 增大的是

A. 加氢氧化钠　　B. 加盐酸

C. 加醋酸钠　　D. 加氯化铵

3. 下列对 0.001mol/L 氢氧化钾溶液的叙述，正确的是

A. $[H^+]=10^{-11}$mol/L　　B. $[OH^-]=10^{-3}$mol/L

C. 溶液里无 H^+　　D. pH = 11

二、判断题

1. 常温下，在纯水和任何稀溶液中，$[H^+][OH^-]=1.0\times10^{-14}$都成立。
2. 将 pH = 6 的溶液加水稀释 100 倍后，溶液的 pH = 8。
3. pH = 1 的溶液酸性最强，pH = 14 的溶液碱性最强。
4. 若 pH = 0，则表示溶液中的 $[H^+]=0$mol/L。

三、求下列溶液的 pH

1. 0.001mol/L 盐酸
2. 0.01mol/L NaOH 溶液
3. 0.2mol/L 醋酸溶液
4. 0.2mol/L 氨水

第四节　离子反应

PPT

学习目标

知识要求

1. **掌握**　离子反应和离子方程式。
2. **熟悉**　离子反应发生的条件。
3. **了解**　离子反应的意义。

能力要求

能正确书写离子方程式。

请你想一想

实验	现象	结论
试管中加入 1ml $CuSO_4$ 溶液，然后加入 1ml NaCl 溶液	无明显变化	SO_4^{2-} 与 Na^+ 不反应、Cu^{2+} 与 Cl^- 不反应
试管中加入 1ml $CuSO_4$ 溶液，然后加入 1ml $BaCl_2$ 溶液	有白色沉淀	SO_4^{2-} 与 Ba^{2+} 反应生成 $BaSO_4$ 沉淀

思考

电解质溶于水后解离成离子，在水溶液中究竟哪些离子之间可以发生反应，哪些离子之间不能发生反应呢？

一、离子反应和离子方程式

电解质在溶液里能够全部或者部分解离成离子，所以电解质在溶液里发生的反应，实质上是它们离子之间的反应。这种有离子参加的化学反应称为离子反应。如硝酸银溶液与氯化钠溶液的反应是离子反应，化学方程式如下：

$$AgNO_3 + NaCl = AgCl\downarrow + NaNO_3$$

硝酸银、氯化钠和硝酸钠都是易溶于水的强电解质，在溶液中都以离子形式存在，氯化银是难性物质，在溶液中主要以沉淀形式存在，以上方程式可写为：

$$Ag^+ + NO_3^- + Na^+ + Cl^- = AgCl\downarrow + Na^+ + NO_3^-$$

可以看出，反应前后 Na^+ 和 NO_3^- 没有变化，把它们从化学方程式中消去，可写成：

$$Ag^+ + Cl^- = AgCl\downarrow$$

用实际参加反应的离子符号来表示离子反应的式子称为离子方程式。上式是硝酸银溶液与氯化钠溶液反应的离子方程式。实际上，任何可溶性银盐和任何可溶性氯化物之间的反应，都是 Ag^+ 跟 Cl^- 结合生成 AgCl 沉淀，因此都可以用上述离子方程式表示。

由此可见，离子方程式不仅能说明一个化学反应的实质，而且能反映出一类反应的规律。

书写离子方程式的步骤如下。

第一步，写出反应方程式。

第二步，把易溶于水的强电解质写成离子形式；难溶于水的物质、弱电解质或气体等仍以化学式表示。

第三步，消去方程式两边不参加反应的离子。

第四步，检查方程式两边各元素的原子个数和电荷数是否相等。

请你想一想

能用 $H^+ + OH^- = H_2O$ 表示的反应有哪些？

二、离子反应发生的条件

溶液中的复分解反应属于离子反应。这类离子反应发生的条件是有难溶性物质(沉淀)、挥发性物质(气体)、难解离物质(如水、弱酸或弱碱等弱电解质)生成。

1. 生成难溶性物质(沉淀)的反应 例如，硫酸钠溶液和氯化钡溶液反应

$$Na_2SO_4 + BaCl_2 = 2NaCl + BaSO_4\downarrow$$

离子方程式： $Ba^{2+} + SO_4^{2-} = BaSO_4\downarrow$

这个离子方程式不仅说明硫酸钠和氯化钡反应的实质是 Ba^{2+} 和 SO_4^{2-} 结合生成了 $BaSO_4$ 沉淀，而且反映出任何可溶性硫酸盐和任何可溶性钡盐反应，都生成 $BaSO_4$ 沉淀。

2. 生成挥发性物质(气体)的反应 例如，盐酸和碳酸钠溶液反应

$$2HCl + Na_2CO_3 = 2NaCl + H_2O + CO_2\uparrow$$

离子方程式：　$2H^+ + CO_3^{2-} = H_2O + CO_2\uparrow$

这个离子方程式说明，盐酸和碳酸钠的反应实际上是 $2H^+$ 和 CO_3^{2-} 结合生成 H_2CO_3，而 H_2CO_3 不稳定，分解成 H_2O 和 CO_2。同时还反映出任何可溶性强酸和任何可溶性碳酸盐反应都生成 H_2O 和 CO_2。

3. 生成难解离物质的反应　例如，醋酸和氢氧化钠溶液的反应

$$CH_3COOH + NaOH = CH_3COONa + H_2O$$

离子方程式：　$CH_3COOH + OH^- = CH_3COO^- + H_2O$

这个离子方程式说明，醋酸部分解离出的 H^+ 和 OH^- 结合生成 H_2O 的反应。

凡具备上述条件之一，离子反应就能发生。除复分解反应外，还有其他类型的离子反应，如电解质溶液中的置换反应：

$$2KI + Cl_2 = 2KCl + I_2$$

离子方程式：　$2I^- + Cl_2 = 2Cl^- + I_2$

$$Zn + CuSO_4 = ZnSO_4 + Cu$$

离子方程式：　$Zn + Cu^{2+} = Zn^{2+} + Cu$

这些是有离子参加的置换反应，同样可以用离子方程式来体现反应发生的实质。

必须注意，书写离子方程式时，沉淀、气体、单质、水和其他难解离的物质都不能写成离子。

目标检测

一、选择题

（一）单项选择题

1. 将下列各组溶液混合后，不能发生离子反应的是

A. $NaOH + HCl$　　B. $NaCl + KNO_3$

C. $Na_2CO_3 + CaCl_2$　　D. $Na_2CO_3 + CH_3COOH$

2. 酸性溶液中，下列离子或分子能够大量存在的是

A. OH^-　　B. CO_3^{2-}　　C. SO_4^{2-}　　D. $NH_3 \cdot H_2O$

（二）多项选择题

1. 下列各组离子中不能大量共存的有

A. H^+、Na^+、CO_3^{2-}、Cl^-　　B. Ca^{2+}、K^+、NO_3^-、CO_3^{2-}

C. Ba^{2+}、H^+、Cl^-、SO_4^{2-}　　D. Ca^{2+}、K^+、NO_3^-、Cl^-

2. 将下列各组溶液混合后，能够发生离子反应的是

A. $HCl + Na_2SO_4$　　B. $CH_3COOH + KOH$

C. $CaCO_3 + H_2SO_4$　　D. $AgNO_3 + KBr$

二、判断题

1. H_2SO_4和$Ba(OH)_2$溶液混合后的离子反应方程式是：$H^+ + OH^- \rightleftharpoons H_2O$。

2. H^+、Na^{2+}、Cl^-、S^{2-}不能大量共存。

第五节 盐类水溶液的酸碱性

PPT

学习目标

知识要求

1. **掌握** 盐类水解的实质；盐类水解与溶液酸碱性的关系。
2. **熟悉** 盐的分类。
3. **了解** 影响盐类水解的因素。

能力要求

能根据盐类的水解分析出各类盐溶液的酸碱性。

实例分析

实例 临床上治疗胃酸过多或酸中毒时常用碳酸氢钠或乳酸钠($C_3H_5O_3Na$)，治疗碱中毒时使用氯化铵。就是因为碳酸氢钠或乳酸钠水解后显碱性，能中和过多的酸。氯化铵水解后显酸性，能中和过多的碱。

问题 什么是盐类的水解？为什么有的盐水解后显酸性，有的盐水解后显碱性？

我们知道，酸溶液显酸性，碱溶液显碱性。盐是酸和碱发生中和反应的产物，那么盐溶液是中性的吗？

一、盐类的水解

请你想一想

在点滴板上，用 pH 试纸分别测定 0.10mol/L 的 NaCl、KNO_3、NH_4Cl、CH_3COONa 及 $NaHCO_3$ 溶液的 pH。

观察与思考

五种盐溶液的酸碱性是否相同？为什么？

实验结果表明：醋酸钠、碳酸氢钠的水溶液显碱性，氯化铵的水溶液显酸性，氯化钠和硝酸钾的水溶液显中性。为什么不同盐的水溶液会显示出不同的酸碱性呢？这是因为这些盐在溶液里全部解离，盐解离出的阴离子或阳离子与水解离的氢离子或氢氧根离子发生反应，生成弱酸或弱碱，从而破坏了水的解离平衡，使水中的氢离子和氢氧根离子浓度发生改变，所以不同的盐溶液会显现出不同的酸碱性。

盐类在水溶液里解离出的离子跟水解离的氢离子或氢氧根离子结合生成弱电解质

(弱酸或弱碱)的反应，称为盐类的水解。盐类的水解反应是酸碱中和反应的逆反应。盐是否能够发生水解反应，取决于盐的组成。

二、盐的分类与盐溶液的酸碱性

1. 盐的分类 根据形成盐的酸和碱的强弱不同，盐可分为四种类型。见表5-6。

表5-6 常见的四种类型盐

组成盐的酸和碱	盐的类型	实例
强酸+弱碱	强酸弱碱盐	NH_4Cl、$CuSO_4$、$FeCl_3$
弱酸+强碱	强碱弱酸盐	CH_3COONa、Na_2CO_3、$NaHCO_3$
强酸+强碱	强酸强碱盐	$NaCl$、KNO_3、Na_2SO_4
弱酸+弱碱	弱酸弱碱盐	CH_3COONH_4、$(NH_4)_2CO_3$

2. 盐溶液的酸碱性 盐溶液的酸碱性与盐类的水解反应关系密切，而盐是否发生水解反应，又和盐的组成类型密不可分。

(1)强酸弱碱盐 强酸弱碱盐都能发生水解反应。例如氯化铵的水解过程：

$$NH_4Cl = NH_4^+ + Cl^-$$

$$+$$

$$H_2O \rightleftharpoons OH^- + H^+$$

$$\Updownarrow$$

$$NH_3 \cdot H_2O$$

氯化铵在溶液中全部解离成铵根离子和氯离子，同时水解离出极少量的氢离子和氢氧根离子。铵根离子和氢氧根离子结合生成弱电解质$NH_3 \cdot H_2O$，随着溶液里氢氧根离子浓度的减少，水的解离平衡向右移动，于是氢离子浓度相对增大，直到建立新的平衡。由于$[H^+] > [OH^-]$，所以溶液显酸性。氯化铵的水解方程式是：

$$NH_4Cl + H_2O \rightleftharpoons NH_3 \cdot H_2O + HCl$$

离子方程式： $$NH_4^+ + H_2O \rightleftharpoons NH_3 \cdot H_2O + H^+$$

强酸弱碱盐能水解，其水解作用的实质是弱碱的阳离子跟水解离出的氢氧根离子结合生成了弱碱，结果使溶液显酸性。如NH_4NO_3、$AlCl_3$、$FeCl_3$、$CuSO_4$等属于强酸弱碱盐，它们的水溶液都呈酸性。

(2)强碱弱酸盐 强碱弱酸盐都能发生水解反应。例如：醋酸钠的水解过程：

$$CH_3COONa = Na^+ + CH_3COO^-$$

$$+$$

$$H_2O \rightleftharpoons OH^- + H^+$$

$$\Updownarrow$$

$$CH_3COOH$$

醋酸钠在溶液中全部解离成钠离子和醋酸根离子，同时水解离出极少量的氢离子和氢氧根离子。醋酸根能跟氢离子结合生成弱电解质 CH_3COOH，随着溶液里氢离子浓度减少，水的解离平衡向右移动，于是氢氧根离子浓度相对增大，直到建立新的平衡。由于 $[OH^-]>[H^+]$，所以溶液显碱性。醋酸钠的水解方程式是：

$$CH_3COONa+H_2O \rightleftharpoons NaOH+CH_3COOH$$

离子方程式： $CH_3COO^-+H_2O \rightleftharpoons CH_3COOH+OH^-$

强碱弱酸盐能水解，其水解作用的实质是弱酸根离子跟水中氢离子结合生成了弱酸，结果使溶液显碱性。如 CH_3COOK、Na_2CO_3、Na_3PO_4 等都属于强碱弱酸盐，它们的水溶液都呈碱性。

(3) 弱酸弱碱盐　弱酸弱碱盐都能发生水解反应。如：醋酸铵的水解过程：

$$\begin{array}{ccccc} CH_3COONH_4 = & NH_4^+ & + & CH_3COO^- \\ & + & & + \\ H_2O \rightleftharpoons & OH^- & + & H^+ \\ & \updownarrow & & \updownarrow \\ & NH_3 \cdot H_2O & & CH_3COOH \end{array}$$

由于醋酸铵在溶液里解离出的铵根离子和醋酸根离子，都能跟水解离的氢氧根离子和氢离子结合生成弱电解质氨水和醋酸，所以这类盐的水解程度比前两类盐的水解程度要大些。醋酸铵的水解方程式是：

$$CH_3COONH_4+H_2O \rightleftharpoons NH_3 \cdot H_2O+CH_3COOH$$

离子方程式：$CH_3COO^-+NH_4^++H_2O \rightleftharpoons NH_3 \cdot H_2O+CH_3COOH$

弱酸弱碱盐水溶液的酸碱性，取决于水解后生成的弱酸和弱碱的相对强弱(即它们解离常数的相对大小)。

弱酸的 K_a 值等于弱碱的 K_b 值，溶液显中性，如 CH_3COONH_4 的水溶液呈中性。

弱酸的 K_a 值大于弱碱的 K_b 值，溶液显酸性，如 $(NH_4)_2SO_3$ 的水溶液呈酸性。

弱酸的 K_a 值小于弱碱的 K_b 值，溶液显碱性，如 NH_4CN、$(NH_4)_2S$ 的水溶液呈碱性。

必须指出，盐类的水解是中和反应的逆反应，水解程度一般都比较小，所以书写水解反应方程式时，一般不标出气体符号和沉淀符号。

(4)强酸强碱盐　这类盐不发生水解。因为这类盐在溶液中解离出的离子，不能跟水解离的氢离子或氢氧根离子结合生成弱电解质，水的解离平衡不发生移动，所以溶液显中性。如 $NaCl$、$NaNO_3$、Na_2SO_4、$BaCl_2$ 等都属于强酸强碱盐，它们的水溶液都呈中性。

三、影响盐类水解的因素

请你想一想

实验室配制 $FeCl_3$ 溶液时，通常要向溶液中加入一定量的盐酸，否则很难得到溶液；实验室配制 $Fe(OH)_3$ 胶体溶液时需要向沸水中逐滴加入 $FeCl_3$ 溶液。

观察与思考

1. 请写出 $FeCl_3$ 溶液的水解方程式？

2. 配制 $FeCl_3$ 溶液时，为什么要加入一定量的盐酸？

3. 配制 $Fe(OH)_3$ 胶体溶液时为什么一定要用“沸水”，而不用“冷水”？

盐类水解程度的大小，主要由盐的本性决定，同时当水解反应达到平衡时，跟其他化学平衡一样，也受温度、浓度等因素的影响。

1. 温度 盐类水解是中和反应的逆过程，中和反应是放热反应，所以水解是吸热反应。升高温度，水解平衡向右移动，可促进水解反应进行。我们常用纯碱(Na_2CO_3)溶液来洗涤油污物品，热的纯碱溶液去油污效果比较好，这是因为加热能促进纯碱的水解，使 $[OH^-]$ 浓度增大，去油污的能力增强。在实践中，还常利用这一原理，采用加热的方法来促进溶液中某些盐的水解，使其生成氢氧化物沉淀，以除去溶液中某些金属离子。

2. 溶液酸度 溶液酸度的改变，也可以促进或抑制水解。例如三氯化铁的水解方程式是：

$$FeCl_3 + 3H_2O \rightleftharpoons Fe(OH)_3 + 3HCl$$

离子方程式：

$$Fe^{3+} + 3H_2O \rightleftharpoons Fe(OH)_3 + 3H^+$$

加入盐酸，溶液里氢离子浓度增大，平衡向左移动，起到抑制铁离子水解的作用。实验室配制氯化铁溶液时，通常把氯化铁固体溶解在加有盐酸的冷水里，这样配制的溶液不会由于水解而产生浑浊现象。

3. 溶液浓度 加水稀释可促进水解。例如：将 $FeCl_3$ 溶液稀释，能产生 $Fe(OH)_3$ 沉淀。

盐的水解在日常生活和医药行业中都有重要意义。例如：明矾[$KAl(SO_4)_2 \cdot 12H_2O$]净水的原理，就是利用它水解生成的氢氧化铝胶体能吸附杂质这一性质。又如：临床上常用铝盐来治疗胃溃疡，因为铝盐水解产生的胶状氢氧化铝可在溃疡表面形成保护膜。

但是盐的水解也会带来一些不利的影响。例如某些药物容易因水解而变质，对这些药物应密闭保存在干燥处，以防止水解变质。

目标检测

一、选择题

(一)单项选择题

1. 浓度相同的 HCl、NH_4NO_3、K_2SO_4 和 Na_2CO_3 溶液，pH 依次减小的次序为

   A. $Na_2CO_3 > K_2SO_4 > NH_4NO_3 > HCl$

   B. $HCl > NH_4NO_3 > K_2SO_4 > Na_2CO_3$

   C. $K_2SO_4 > Na_2CO_3 > NH_4NO_3 > HCl$

   D. $HCl > NH_4NO_3 > Na_2CO_3 > K_2SO_4$

2. 下列盐的水溶液显中性的有

   A. NH_4Cl　　B. $AlCl_3$

   C. CH_3COONH_4　　D. Na_2CO_3

3. 下列盐溶液中，pH > 7 的是

   A. NaCl　　B. CH_3COONa

   C. $(NH_4)_2SO_4$　　D. $FeSO_4$

4. 下列溶液 pH 最大的是

   A. HCl　　B. NH_4Cl　　C. Na_2SO_4　　D. Na_2CO_3

5. 下列盐不能水解的是

   A. CH_3COOK　　B. $FeCl_3$　　C. NH_4Cl　　D. NaCl

(二)多项选择题

1. 下列化合物的水溶液显碱性的有

   A. $KHCO_3$　　B. KCN　　C. KCl　　D. Na_2S

2. 下列化合物的水溶液显酸性的有

   A. $NaNO_3$　　B. $Al_2(SO_4)_3$

   C. NH_4NO_3　　D. $FeCl_3$

3. 下列化合物的水溶液显中性的有

   A. KNO_3　　B. Na_2SO_4

   C. CH_3COONH_4　　D. $NaHCO_3$

4. 影响盐类水解程度大小的因素有

   A. 盐的本性　　B. 温度　　C. 溶液酸度　　D. 溶液浓度

二、判断题

1. 硝酸钾是强酸强碱盐，它水解后水溶液的 pH = 7。
2. 在盐的水溶液中加酸可以抑制盐的水解。
3. 若某盐的水溶液 pH = 7，则此种盐不水解。

第六节　缓冲溶液

PPT

学习目标

知识要求

1. **掌握**　缓冲作用、缓冲溶液的概念。
2. **熟悉**　缓冲溶液的组成、缓冲对的类型。
3. **了解**　缓冲溶液在医药上的应用。

能力要求

1. 能根据溶液的组成判断其是否有缓冲作用。
2. 会根据需要选择合适的缓冲对。

实例分析

实例　人们每天的食物多种多样，各种食物的酸碱性也各不相同，但不管人们每天吃什么食物，正常人体内血液的酸碱度（pH 值）始终会稳定在 7.35～7.45 之间。正常人体内血液的酸碱度（pH 值）之所以这么稳定，不会随每天吃的食物的不同而有太大的变化，其主要原因在于人体内有缓冲系统在调节。

问题　缓冲系统是怎么来稳定人体内血液酸碱度的呢？

许多化学反应必须在适宜而稳定的 pH 范围才能进行，人体血液的 pH 在 7.35～7.45 之间才能维持机体的酸碱平衡，一些药物制剂只有在一定 pH 范围内才不容易变质。怎样的溶液才具有维持自身 pH 相对稳定的能力呢？

一、缓冲溶液的概念

请你想一想

取 4 支试管，其中 2 支试管各加入 0.1mol/L NaCl 溶液 4ml，另外 2 支试管各加入 0.2mol/L CH_3COOH 2ml 和 0.2mol/L CH_3COONa 2ml 的混合液，用 pH 试纸依次测定 4 支试管内溶液的 pH。然后在前 2 支试管中分别滴入 2 滴稀盐酸和 2 滴稀氢氧化钠溶液，同样在后 2 支试管中分别滴入 2 滴稀盐酸和 2 滴稀氢氧化钠溶液，再用 pH 试纸分别测定 4 支试管内溶液的 pH。

试管编号	1	2	3	4
试剂 1	NaCl 溶液	NaCl 溶液	$CH_3COOH + CH_3COONa$ 溶液	$CH_3COOH + CH_3COONa$ 溶液
pH				
试剂 2	盐酸	氢氧化钠溶液	盐酸	氢氧化钠溶液
pH				

观察与思考

四支试管先后测得的 pH 有何变化，为什么？

实验结果表明：在 NaCl 溶液里加入少量的盐酸或氢氧化钠溶液时，溶液的 pH 发生明显改变，而在 CH_3COOH 和 CH_3COONa 的混合溶液里加入少量的盐酸或氢氧化钠溶液时，溶液的 pH 几乎不变。实验说明 NaCl 溶液没有抗酸和抗碱的能力，而醋酸和醋酸钠的混合溶液具有抗酸和抗碱的能力。

这种能抵抗外加少量酸、碱或稀释而保持溶液的 pH 几乎不变的作用称为缓冲作用，具有缓冲作用的溶液称为缓冲溶液。

二、缓冲溶液的组成

缓冲溶液具有缓冲作用，是由于溶液里存在抗酸成分和抗碱成分，而且这两种成分之间存在着化学平衡。通常把这两种成分称为缓冲对。

缓冲对主要有以下三种类型。

1. 弱酸及其对应的盐 例如：$CH_3COOH - CH_3COONa$，$H_2CO_3 - NaHCO_3$，$H_3PO_4 - NaH_2PO_4$等。

2. 弱碱及其对应的盐 例如：$NH_3 \cdot H_2O - NH_4Cl$ 等。

3. 多元弱酸的酸式盐及其对应的次级盐 例如：$NaHCO_3 - Na_2CO_3$，$NaH_2PO_4 - Na_2HPO_4$，$Na_2HPO_4 - Na_3PO_4$等。

按酸碱质子理论，缓冲溶液实质上是一对共轭酸碱体系。

三、缓冲作用原理

现以 $CH_3COOH - CH_3COONa$ 组成的缓冲溶液为例，来说明缓冲溶液的缓冲作用原理。它们的解离方程式如下：

$$CH_3COOH \rightleftharpoons H^+ + CH_3COO^-$$

$$CH_3COONa \rightleftharpoons Na^+ + CH_3COO^-$$

在溶液里 CH_3COONa 全部解离成 Na^+ 和 CH_3COO^-；CH_3COOH 由于解离度很小，又因 CH_3COO^-引起的同离子效应使它的解离度更小，所以 CH_3COOH 在溶液里主要是以分子形式存在的。

当加入少量酸时，溶液里的 CH_3COO^-与外来 H^+结合生成 CH_3COOH，使醋酸的解离平衡向左移动，建立新的平衡时，溶液里 CH_3COOH 浓度有所增加，CH_3COO^-浓度有所减少，而 H^+浓度几乎没有增加，故溶液的 pH 几乎保持不变。

当加入少量碱时，溶液里 CH_3COOH 解离的 H^+与外来 OH^-结合生成 H_2O，使醋酸的解离平衡向右移动，建立新的平衡时，溶液里 OH^-浓度几乎没有增加，故溶液的 pH 几乎保持不变。

所以在 $CH_3COOH - CH_3COONa$ 的缓冲溶液中，CH_3COO^-具有抗酸能力，CH_3COOH 具有抗碱能力。

由此可见，缓冲溶液是由共扼酸碱对组成，其中共扼酸是抗碱成分，共扼碱是抗酸成分。以上的缓冲溶液，CH_3COOH 是抗碱成分，CH_3COONa 是抗酸成分。

必须指出，缓冲溶液的缓冲作用是有一定限度的，如果在缓冲溶液里加入过多的酸或碱时，缓冲溶液会失去缓冲作用，溶液的 pH 也会发生明显变化。

四、缓冲溶液的配制

在实际工作中需要配制某一 pH 的缓冲溶液时，为使所配制的溶液有较强的缓冲能力，可按以下原则设计。

1. 选择合适的缓冲对　选择的缓冲溶液，其中弱酸的 pK_a 或弱碱的 $(14 - pK_b)$，应尽可能接近所需溶液的 pH。如配制 pH = 5 的缓冲溶液，可选择 $CH_3COOH - CH_3COONa$ 缓冲对；如配制 pH = 7 的缓冲溶液，可选择 $NaH_2PO_4 - Na_2HPO_4$ 缓冲对。

2. 选择适当的浓度　为了使缓冲溶液有一定的抗酸、抗碱能力，要求缓冲对有一定的浓度，一般浓度范围在 0.05 ~ 0.5mol/L 之间。

为了使缓冲溶液对外加酸、碱具有同等的缓冲能力，通常要配制缓冲对浓度比为 1 左右的缓冲溶液。即：$c_{弱酸}/c_{弱酸盐} = 1$ 或 $c_{弱碱}/c_{弱碱盐} = 1$。

3. 所选缓冲溶液，不能与反应物或生成物发生副反应　药用缓冲溶液还必须考虑到是否有毒性，是否与主药发生配伍禁忌，还要考虑缓冲对的热稳定性等。

在《中国药典》2020 年版（四部）的缓冲液中列出了一些医药上常用的缓冲溶液的配制方法，本教材摘录了其中部分缓冲溶液的配制方法（见附录）。配制缓冲溶液时，可以查阅《中国药典》2020 年版（四部通则 8004），找出适宜的配制方法，依法配制即可。

五、缓冲溶液在医药上的应用

缓冲溶液在医药上用途很广。药物制剂生产、药品的保存通常要求在一定的 pH 范围内，所以需要适当的缓冲溶液来稳定 pH。如维生素 C 注射液，常用碳酸氢钠来调节 pH 在 5.0 ~ 7.0 之间，既可增加维生素 C 的稳定性，又能减轻病人注射时的痛苦。由于人的血液具有较强的缓冲能力，所以，一般注射剂的 pH 调节在 4 ~ 9 之间均可。人的泪液的 pH 在 7.3 ~ 7.5 之间，虽然泪液也有一定的缓冲能力，但滴眼剂的 pH 若控制不当，就会刺激眼黏膜。因此，在配制过程中应根据滴眼剂的性质加入缓冲溶液调节 pH。此外，生化制剂中有效成分的提取也必须使用缓冲溶液来保持 pH 的相对稳定。所以，学习缓冲溶液很有实用价值。

你知道吗

血液中的缓冲对

我们知道，正常人体血液的 pH 总是维持在 7.35 ~ 7.45 之间，因为这一 pH 范围最适宜于细胞的代谢以及整个机体的生存。临床上，把人体血液 pH 低于 7.35 时，称为酸中毒；pH 高于 7.45 时，称为碱中毒。无论是酸中毒还是碱中毒，都会引起不良后果，严重时甚至危及生命。

人体内由于食物的消化、吸收或组织中的新陈代谢作用，会不断产生酸性或碱性的代谢物质。为什么这些酸性或碱性物质进入血液后，血液的 pH 还能维持在这一范围内呢？一个重要的原因是人体的血液也是缓冲溶液，在血液里存在多种缓冲对，主要有 H_2CO_3 - $NaHCO_3$、NaH_2PO_4 - Na_2HPO_4、血浆蛋白 - 血浆蛋白盐、血红蛋白 - 血红蛋白盐等。其中 H_2CO_3 - $NaHCO_3$缓冲对在血液中浓度最高，缓冲能力最强，对维持血液的正常 pH 起了非常重要的作用。

目标检测

一、选择题

(一)单项选择题

1. 配制 pH =7 左右的缓冲溶液，可选择下列缓冲对中的

A. H_2CO_3 - $NaHCO_3$　　B. NH_4Cl - $NH_3 \cdot H_2O$

C. CH_3COOH - CH_3COONa　　D. NaH_2PO_4 - Na_2HPO_4

2. 配制 pH =5 左右的缓冲溶液，可选择下列缓冲对中的

A. H_2CO_3 - $NaHCO_3$　　B. NH_4Cl - $NH_3 \cdot H_2O$

C. CH_3COOH - CH_3COONa　　D. NaH_2PO_4 - Na_2HPO_4

3. 血浆中最重要的缓冲对是

A. H_2CO_3 - $NaHCO_3$　　B. H_2CO_3 - $KHCO_3$

C. CH_3COOH - CH_3COONa　　D. NaH_2PO_4 - Na_2HPO_4

4. NaH_2PO_4 - Na_2HPO_4缓冲溶液中的抗酸成分是

A. NaH_2PO_4　　B. Na_2HPO_4　　C. H^+　　D. Na^+

(二)多项选择题

1. 下列溶液具有缓冲作用的是

A. 0.1mol/L CH_3COOH 和 0.1mol/L CH_3COOK 溶液等体积混合

B. 0.1mol/L H_2CO_3和 0.1mol/L CH_3COONa 溶液等体积混合

C. 0.1mol/L Na_2HPO_4和 0.2mol/L KH_2PO_4溶液等体积混合

D. 0.1mol/L $NH_3 \cdot H_2O$ 和 0.2mol/L NH_4Cl 溶液等体积混合

2. 下列各对物质中可以作缓冲对的是

A. CH_3COOH 和 CH_3COONa　　B. $NH_3 \cdot H_2O$ 和 NH_4Cl

C. $NaHCO_3$和 Na_2CO_3　　D. HCl 和 NaOH

3. 缓冲对的类型主要有

A. 强酸及其对应的盐　　B. 弱酸及其对应的盐

C. 弱碱及其对应的盐　　D. 多元弱酸的酸式盐及其对应的次级盐

二、判断题

1. 缓冲溶液能够抵抗外加大量酸或碱而保持溶液 pH 几乎不变。
2. 按酸碱质子理论，缓冲溶液实质上是一对共轭酸碱体系。
3. 溶液里只要同时存在抗酸成分和抗碱成分就可以组成缓冲溶液。

第七节　难溶电解质的沉淀溶解平衡

PPT

学习目标

知识要求

1. **掌握**　难溶电解质的沉淀溶解平衡；溶度积规则。
2. **熟悉**　溶度积常数的意义。
3. **了解**　溶度积规则的应用。

能力要求

1. 能够运用溶度积规则判断难溶电解质的沉淀溶解情况。
2. 能运用溶度积常数进行简单的计算。

实例分析

实例　喜欢吃甜食的人有时会听到别“甜坏了牙齿”的提醒。牙齿的损坏实际是牙釉质［$Ca_5(PO_4)_3OH$］溶解的结果。在口腔中存在着如下平衡：

$$[Ca_5(PO_4)_3OH]_{(s)} \rightleftharpoons 5Ca^{2+} + 3PO_4^{3-} + OH^-$$

当糖附着在牙齿上发酵时，会产生 H^+，根据化学平衡移动原理经常吃甜食确实会促使牙釉质［$Ca_5(PO_4)_3OH$］的溶解。

问题　沉淀的溶解遵循什么规律呢？

一、溶度积

许多强电解质（如 $AgCl$、$BaSO_4$、Ag_2CrO_4等）在水中的溶解度很小，但它们溶解的部分是全部解离的。在这些的饱和溶液中，未溶解的固体和溶解产生的离子之间存在着沉淀溶解平衡。

1. 沉淀溶解平衡　在一定温度下，把难溶的 AgCl 固体放入水中，一方面，由于水分子的作用，使少量的 Ag^+ 和 Cl^- 脱离固体 AgCl 表面而进入溶液，这个过程称为溶解。另一方面，溶液中的 Ag^+ 和 Cl^- 也在不停地运动，离子在运动过程中碰到固体 AgCl 的表面，就会重新回到固体表面上去，这个过程称为沉淀。在一定条件下，固体溶解的速率与沉淀的速率相等时，就达到下列沉淀溶解平衡：

$$AgCl_{(s)} \rightleftharpoons Ag^+ + Cl^-$$

2. 溶度积常数　在难溶电解质氯化银的饱和溶液中，存在着沉淀溶解平衡，按化学平衡原理：

$$K_i = \frac{[Ag^+][Cl^-]}{[AgCl_{(s)}]} \text{或} K_i [AgCl_{(s)}] = [Ag^+][Cl^-]$$

一定温度下，K_i 是常数，AgCl 是固体，其浓度也可以看成常数。所以 K_i 与 $[AgCl_{(s)}]$ 乘积还是一个常数，用 K_{sp} 表示。

$$K_{sp} = [Ag^+][Cl^-]$$

K_{sp} 表示难溶电解质饱和溶液里，有关离子浓度的幂次方乘积在一定温度下是个常数，这个常数称为难溶电解质的溶度积常数，简称溶度积。常温时，AgCl 的溶度积是 1.77×10^{-10}。

幂次方是指难溶电解质的沉淀溶解平衡方程式中，离子前的系数次方。如氯化铅：

$$PbCl_{2(S)} \rightleftharpoons Pb^{2+} + 2Cl^-$$

溶度积表达式为：

$$K_{sp} = [Pb^{2+}][Cl^-]^2$$

常见难溶电解质的溶度积见附录。

二、溶度积规则

某一难溶电解质在一定条件下沉淀能否生成或溶解，可以根据溶度积来判断。在任一状况下，离子浓度的幂次方乘积称为离子积，用 Q_i 表示。如 $Mg(OH)_2$ 溶液的离子积 $Q_i = (Mg^{2+})(OH^-)^2$。Q_i 的表达式和 K_{sp} 的表达式相似，但其含义不同。K_{sp} 表示难溶电解质的饱和溶液里离子平衡浓度的幂次方乘积，而 Q_i 表示任何情况下离子浓度的幂次方乘积。

在任何给定的难溶电解质溶液中，Q_i 和 K_{sp} 的比较有如下三种情况。

(1) 当 $Q_i = K_{sp}$ 时为饱和溶液，体系达到沉淀溶解平衡。

(2) 当 $Q_i > K_{sp}$ 时为过饱和溶液，体系处于不平衡状态，会析出沉淀，直至 $Q_i = K_{sp}$ 时达到沉淀溶解平衡。

(3) 当 $Q_i < K_{sp}$ 时为不饱和溶液，体系处于不平衡状态，若溶液中有难溶电解质固体存在，则可继续溶解，直至 $Q_i = K_{sp}$ 时达到沉淀溶解平衡。

以上三点称为溶度积规则。必须指出，有时根据计算结果 $Q_i > K_{sp}$，应有沉淀析出，但做实验时，往往因为有过饱和现象或沉淀极少，肉眼观察不出沉淀。另外，有时加入过量沉淀剂时，由于生成配合物而不能生成沉淀，配合物将在第六章介绍。

三、沉淀的生成和溶解

1. 沉淀的生成 根据溶度积规则，欲使某物质沉淀，必须使溶液里所含组成沉淀的各离子的离子积大于其溶度积($Q_i > K_{sp}$)，从而生成沉淀。

例 1 将 0.004mol/L $AgNO_3$ 和 0.004mol/L K_2CrO_4 等体积混合时，有无红色的 Ag_2CrO_4 沉淀析出?

解：两溶液等体积混合后，浓度分别为：

$$(Ag^+) = 2\times10^{-3}mol/L \qquad (CrO_4{}^{2-}) = 2\times10^{-3}mol/L$$

$$Q_i = (Ag^+)^2(CrO_4{}^{2-}) = (2\times10^{-3})^2\times2\times10^{-3} = 8\times10^{-9}$$

查表得知：$K_{sp,Ag_2CrO_4} = 1.12\times10^{-12}$，因为 $Q_i > K_{sp}$，所以有 Ag_2CrO_4红色沉淀析出。

例 2 在含有浓度均为 0.10mol/L 的 Cl^- 和 I^- 离子的混合溶液中，逐滴加入 $AgNO_3$ 溶液，哪一沉淀先生成?

解：查表得知 $K_{sp,AgCl} = 1.77\times10^{-10}$

$K_{sp,AgI} = 8.51\times10^{-17}$

所以 AgCl 开始沉淀需要的［Ag^+］为：

$$[Ag^+] = \frac{K_{sp\cdot AgCl}}{[Cl^-]} = \frac{1.77\times10^{-10}}{0.10} = 1.77\times10^{-9}\ mol/L$$

AgI 开始沉淀需要的［Ag^+］为：

$$[Ag^+] = \frac{K_{sp\cdot AgI}}{[I^-]} = \frac{8.51\times10^{-17}}{0.10} = 8.51\times10^{-16}\ mol/L$$

答：逐滴加入 $AgNO_3$溶液时，AgI 先沉淀。

由此可见，逐滴加入 $AgNO_3$溶液时，生成 AgI 沉淀需要的［Ag^+］少，所以 AgI 先沉淀，AgCl 后沉淀，这种先后沉淀的方法称为分步沉淀。

2. 沉淀的溶解 根据溶度积规则，须减少难溶电解质饱和溶液里离子的浓度，使 $Q_i < K_{sp}$，从而使沉淀溶解。使沉淀溶解的方法常有以下几种。

(1)生成弱电解质使沉淀溶解 难溶于水的氢氧化物能溶于酸。例如，$Mg(OH)_2$溶于盐酸：

$$Mg(OH)_{2(s)} \rightleftharpoons Mg^{2+} + 2OH^-$$

$$+$$

$$2HCl = 2Cl^- + 2H^+$$

$$\updownarrow$$

$$2H_2O$$

由于生成弱电解质 H_2O 从而降低了溶液中 OH^- 的浓度，使 $Q_i < K_{sp,Mg(OH)_2}$，于是平衡向沉淀溶解的方向移动。只要加入足够的酸，$Mg(OH)_2$可以全部溶解。

同理，难溶的弱酸盐能溶于较强的酸。例如 $CaCO_3$溶于盐酸：

$$CaCO_{3(s)} \rightleftharpoons Ca^{2+} + CO_3{}^{2-}$$

$$+$$

$$2HCl = 2Cl^- + 2H^+$$

$$\updownarrow$$

$$2H_2O + CO_2\uparrow$$

由于生成弱电解质 H_2CO_3，H_2CO_3分解放出 CO_2气体，从而降低了溶液里 $CO_3{}^{2-}$ 的浓度，使 $Q_i < K_{sp, CaCO_3}$，于是平衡向沉淀溶解的方向移动。只要加入足够的酸，$CaCO_3$ 可以全部溶解。

(2)发生氧化还原反应使沉淀溶解　加入氧化剂或还原剂，使某种离子发生氧化还原反应从而降低其浓度。例如，CuS 沉淀溶解于稀 HNO_3，这是因为 S^{2-} 被硝酸氧化成 S，使 $Q_i < K_{sp, CuS}$，于是沉淀溶解。反应如下：

$$3CuS + 8HNO_3 = 3Cu(NO_3)_2 + 3S\downarrow + 2NO\uparrow + 4H_2O$$

(3)生成配合物使沉淀溶解　例如，AgCl 沉淀能溶于氨水，溶解过程如下：

$$AgCl_{(S)} \rightleftharpoons Ag^+ + Cl^-$$

$$+$$

$$2NH_3$$

$$\Updownarrow$$

$$[Ag(NH_3)_2]^+$$

由于生成了稳定的 $[Ag(NH_3)_2]^+$，Ag^+ 浓度下降，使 AgCl 沉淀溶解。

溶度积理论，在药物生产、药物的含量分析中都有重要的用途。例如在分析药物含量时，经常把药物配成溶液，再加适当的试剂，使药物的某种离子生成沉淀，分离沉淀，称量，通过一定的方法换算，就可以知道药物的含量。

请你想一想

利用所学知识，思考怎样除去锅炉水垢中含有的 $CaSO_4$？

目标检测

一、选择题

(一)单项选择题

1. 下列各组溶液中以等体积混合可产生沉淀的是

A. 0. 2mol/L K_2SO_4 +0. 2mol/L Na_2CO_3

B. 0. 2mol/L $BaCl_2$ +0. 2mol/L K_2SO_4

C. 0. 2mol/L $MgSO_4$ +0. 2mol/L $ZnCl_2$

D. 0. 2mol/L KNO_3 +0. 2mol/L Na_2SO_4

2. 在含有相同浓度的 Cl^-、Br^-、I^-、CrO_4^{2-} 混合溶液中，逐滴加入 $AgNO_3$ 溶液，最先生成的沉淀是

A. AgCl　　B. AgBr　　C. AgI　　D. Ag_2CrO_4

3. 下列溶液不能使 $Mg(OH)_2$ 沉淀溶解的是

A. HCl　　B. HNO_3　　C. NH_4Cl　　D. $MgCl_2$

(二)多项选择题

1. 使难溶电解质沉淀溶解通常可以采取的方法有

A. 生成强电解质　　B. 生成弱电解质

C. 发生氧化还原反应　　D. 生成配合物

2. 下列哪种溶液能使 $Cu(OH)_2$沉淀溶解

A. HCl　　B. $NH_3 \cdot H_2O$

C. NaCl　　D. HNO_3

3. 下列哪种溶液能使 Ag_2CO_3的溶解度降低

A. Na_2CO_3　　B. $NH_3 \cdot H_2O$

C. $AgNO_3$　　D. HNO_3

二、判断题

1. 沉淀溶解达到平衡时，溶液中溶质的离子浓度相等，且保持不变。

2. 难溶电解质的溶度积常数与温度有关，与浓度无关。

3. 溶度积常数大的难溶电解质的溶解度也大。

三、计算题

1. 将 10ml 0.01mol/L $MgCl_2$和 10ml 0.001mol/L 的 NaOH 溶液在 25℃时混合，是否有 $Mg(OH)_2$沉淀生成？

2. 在 100ml 自来水中（Cl^-浓度约为 1×10^{-5}mol/L），加入 1 滴 1.0mol/L $AgNO_3$（1 滴按 0.05ml 计），能否产生 AgCl 沉淀？

书网融合……

微课　　划重点　　自测题

第六章 认识一类复杂化合物

配位化合物简称配合物，过去曾称为络合物，是一类组成较为复杂的化合物。配合物在生命过程中具有重要作用。例如，在植物生长中起光合作用的叶绿素，是一种含 Mg^{2+} 的配合物。人和动物血液中起着输送氧作用的血红蛋白，是一种含有 Fe^{2+} 的配合物。维生素 B_{12} 是一种含 Co^{2+} 的配合物。生物体中的许多必需微量元素，如 Mn、Fe、Co、Cu 等都是以配合物形式存在于体内。许多生物催化剂——酶，都是金属配合物，它们在体内起着支配生化反应的作用。许多药物是配合物，或在体内形成配合物才能发挥作用。此外，在生化检验、环境检测和药物分析等方面，配合物的应用也非常广泛。

PPT

第一节　配合物的基本概念

微课 1

学习目标

知识要求

1. **掌握**　配合物的概念、命名。
2. **熟悉**　配合物的组成。
3. **了解**配合物在医药上的应用。

能力要求

会给配合物命名

实例分析

实例　临床上配位化合物顺铂【顺二氯·二氨合铂(Ⅱ)】被用于治疗膀胱癌、肺癌、乳腺癌和白血病等，是公认的治疗睾丸癌和卵巢癌的一线药物。

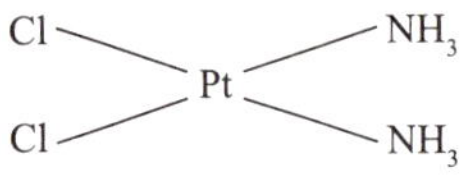

顺二氯•二氨合铂(Ⅱ)

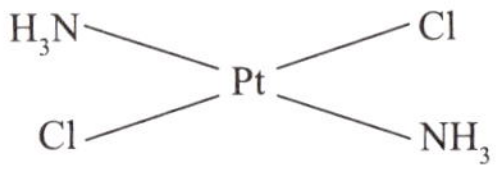

反二氯•二氨合铂(Ⅱ)

问题　什么是配位化合物？它是怎么组成的呢？

请你想一想

取两支试管分别编号，各加入 1ml 0.1mol/L $CuSO_4$ 溶液，然后在 1 号试管中加入 5 滴 0.1mol/L NaOH 溶液，2 号试管加入 5 滴 0.1mol/L $BaCl_2$ 溶液。另取一支试管，加入 1ml 0.1mol/L $CuSO_4$ 溶液，然后逐滴加入 6mol/L 氨水，边加边振荡，至沉淀溶解，生成深蓝色溶液后，再多加 2 滴氨水。将所得溶液分盛于 3 号和 4 号试管中，分别加入 5 滴 0.1mol/L NaOH 溶液和 0.1mol/L $BaCl_2$ 溶液。观察现象并记录在下表中。

请你想一想

试管编号	1	2	3	4
试剂 1	$CuSO_4$ 溶液	$CuSO_4$ 溶液	深蓝色溶液	深蓝色溶液
试剂 2	NaOH 溶液	$BaCl_2$ 溶液	NaOH 溶液	$BaCl_2$ 溶液
实验现象				
溶液中存在的离子				

观察与思考：

1. 以上实验说明各溶液中存在哪些离子？
2. 深蓝色溶液中的 Cu^{2+} 以什么形式存在呢？

一、配合物的定义

常见的酸、碱、盐和氧化物等，都是一些简单的化合物。但在大量的无机化合物中，有一些化合物是由简单的化合物加合而成的复杂化合物。例如，在 $CuSO_4$溶液中加入过量的氨水，就会形成复杂的化合物。

$$CuSO_4 + 4NH_3 \cdot H_2O \rightleftharpoons [Cu(NH_3)_4]SO_4 + 4H_2O$$

实验证明，溶液中 Cu^{2+} 和 NH_3的浓度均极低，1 个 Cu^{2+} 和 4 个 NH_3结合成复杂离子 $[Cu(NH_3)_4]^{2+}$。又如在 $Hg(NO_3)_2$溶液中加入过量的 KI，也会形成复杂的化合物。

$$Hg(NO_3)_2 + 4KI \rightleftharpoons K_2[HgI_4] + 2KNO_3$$

溶液中 Hg^{2+} 和 I^- 浓度极低，1 个 Hg^{2+} 和 4 个 I^- 结合成 $[HgI_4]^{2-}$ 复杂离子。

这种由一个金属阳离子和一定数目的中性分子或阴离子以配位键结合而成的复杂离子，称为配离子。配离子和其他带相反电荷离子所组成的化合物称为配合物。

此外配合物也可直接由金属离子与一定数目中性分子或阴离子以配位键结合而成。如二氯二氨合铂(Ⅱ) $[Pt(NH_3)_2Cl_2]$。还有一些配合物是由金属原子和中性分子组成的。如五羰基合铁 $[Fe(CO)_5]$。

应该指出，配合物和复盐有着本质的区别。复盐在其水溶液中能完全解离出组成它的简单离子，而配合物在其水溶液中不能完全解离出组成它的简单离子。例如光卤石 $[KCl \cdot MgCl_2 \cdot 6H_2O]$、明矾 $[KAl(SO_4)_2 \cdot 12H_2O]$ 和铁铵矾 $[NH_4Fe(SO_4)_2 \cdot 12H_2O]$ 等，在水溶液中，均只含 K^+、Mg^{2+}、Al^{3+}、NH_4、Fe^{3+}、Cl^-、${SO_4}^{2-}$ 等简单离子，它们属于复盐。

二、配合物的组成

配合物一般分为内界和外界两个组成部分，内界和外界之间以离子键相结合，内界就是配离子，它由中心离子和配位体组成，写化学式时常用方括号括起来。外界大多是一些简单离子。$[Cu(NH_3)_4]SO_4$的组成如图 6－1 所示。

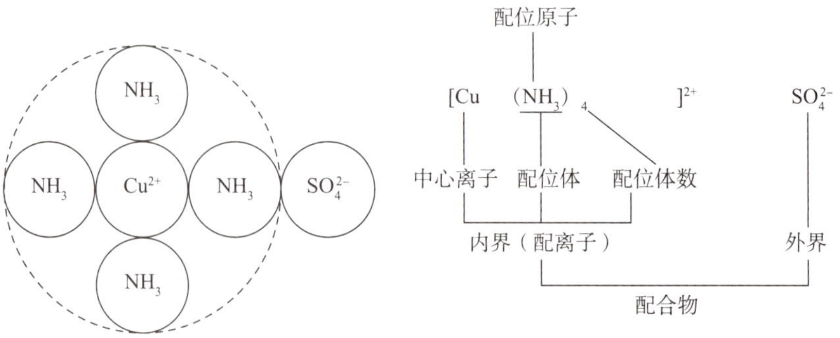

图 6-1 配合物的组成

1. 中心离子 一般是金属离子，特别是过渡金属离子，如 Ag^+、Cu^{2+}、Fe^{3+}、Hg^{2+}等。但也有中性的原子，如 Fe、Co 等。中心离子位于配合物的中心，是配合物的形成体，它的原子核外有能形成配位键的空轨道，是电子对的接受体。

2. 配位体 与中心离子以配位键相结合的分子或阴离子叫配位体(简称配体)。配位体中能提供孤对电子的原子叫配位原子。常见的配位体有 NH_3、H_2O、I^-、CN^-，其中 N、O、I、C 分别是配位原子。

根据配体中所含配位原子数，可将配体分为单齿配体和多齿配体。配体中只含有一个配位原子的称为单齿配体，如 H_2O、NH_3、OH^-、X^-等。配体中含有两个或两个以上配位原子的称为多齿配体。例如，乙二胺($H_2NCH_2CH_2NH_2$，EN)分子中含有两个配位原子，为二齿配体；乙二胺四乙酸(EDTA)分子中含有 6 个配位原子，为六齿配体。

3. 配位数 直接与中心离子结合的配位原子总数称为该中心离子的配位数。配合物之所以是复杂化合物，就是因为配位数常常是中心离子化合价的 2~3 倍。常见中心离子的配位数见表 6-1。

表 6-1 常见中心离子的配位数

中心离子	化合价	配位数
Ag^+、Cu^+、Au^+	+1	2
Cu^{2+}、Zn^{2+}、Hg^{2+}、Ni^{2+}、Co^{2+}	+2	4
Fe^{2+}、Fe^{3+}、Co^{2+}、Co^{3+}、Cr^{3+}	+2 或 +3	6

如果配体都是单齿配体，则中心离子的配位数与配体数相等；如果配体中有多齿配体，则配位数与配体数不相等。例如，$[Cu(NH_3)_4]^{2+}$中，NH_3是单齿配体，Cu^{2+}的配位数为 4，配位数和配体数相等；而 $[Cu(EN)_2]^{2+}$中，配体数为 2，但 EN 为二齿配体，Cu^{2+}的配位数是 4，配位数和配体数不相等。

4. 配离子的电荷 配离子的电荷等于中心离子和配体所带电荷的代数和。由于配合物是电中性的，因此也可根据外界离子的电荷数来确定配离子的电荷。例如，配合物 $[Cu(NH_3)_4]SO_4$中，外界离子 SO_4^{2-} 所带电荷为 -2，可以确定出配离子所带电荷为 +2。

在配合物中，配离子和外界离子之间以离子键相结合，在溶液中能完全解离。而在配离子中，中心离子和配位体以配位键相结合，比较稳定。但配离子的稳定性是相对的，在溶液中还是可以微弱地离解为中心离子和配位体。

常见配合物的分子组成见表6－2。

表6－2　常见配合物的分子组成

配合物	配离子			外界离子
	中心离子	配位体	配位数	
$[Cu(NH_3)_4]SO_4$	Cu^{2+}	NH_3	4	$SO_4{}^{2-}$
$[Ag(NH_3)_2]Cl$	Ag^+	NH_3	2	Cl^-
$K_2[HgI_4]$	Hg^{2+}	I^-	4	K^+
$Na_3[Fe(CN)_6]$	Fe^{3+}	CN^-	6	Na^+

三、配合物的命名

配合物的命名服从一般无机化合物命名原则。即阴离子名称在前，阳离子名称在后，称某化某、某酸某或氢氧化某等。若配离子的内界为阴离子时，作为酸根离子；为阳离子时，相当于盐或碱中的金属阳离子。

配离子的命名一般依照如下顺序：配位体数（中文数字表示）——配位体名称——“合”——中心离子名称——中心离子价数（罗马数字加括号）。若有多种配位体时，一般先无机配位体后有机配位体；先阴离子配位体后中性分子配位体，如果是相同类型的配体，则按配位原子元素符号英文字母顺序排列。例如：

$[Ag(NH_3)_2]^+$　　二氨合银（Ⅰ）配离子

$[Pt(NH_3)_2Cl_2]$　　二氯二氨合铂（Ⅱ）

$[Cu(NH_3)_4]SO_4$　　硫酸四氨合铜（Ⅱ）

$K_4[Fe(CN)_6]$　　六氰合铁（Ⅱ）酸钾

$[Co(NH_3)_4Cl_2]Cl$　　氯化二氯四氨合钴（Ⅲ）

$[Cu(NH_3)_4](OH)_2$　　氢氧化四氨合铜（Ⅱ）

对于一些常见的配离子和配合物，通常还用习惯名称。如 $[Ag(NH_3)_2]^+$ 称银氨配离子，$K_3[Fe(CN)_6]$ 称铁氰化钾（赤血盐），$K_4[Fe(CN)_6]$ 称亚铁氰化钾（黄血盐）等。

请你想一想

写出下列配位化合物的名称或化学式。

（1）$[Co(NH_3)_6]Cl_2$　　（2）$Na_2[PtCl_4]$　　（3）氢氧化四氨合锌（Ⅱ）

目标检测

一、选择题

(一)单项选择题

1. 下列物质不属于配合物的是

A. $K_3[Fe(CN)_6]$　　B. $[Ag(NH_3)_2]NO_3$

C. $Al(NH_4)(SO_4)_2$　　D. $[Fe(CO)_5]$

2. 配合物 $K_3[Fe(CN)_6]$的中心离子是

A. K^+　　B. Fe^{2+}　　C. Fe^{3+}　　D. CN^-

3. 配离子与外界离子间的化学键是

A. 离子键　　B. 极性共价键

C. 非极性共价键　　D. 配位键

4. 在配合物中，中心离子和配位体间的化学键是

A. 离子键　　B. 极性共价键

C. 非极性共价键　　D. 配位键

5. 配离子 $[Cu(NH_3)_4]^{2+}$中，中心离子的配位数是

A. 1　　B. 4　　C. 2　　D. 6

6. 在 $[Co(EN)_2Cl_2]Cl$ 配合物中，中心原子的电荷、配位数及外界电荷分别是

A. +1、6、+2　　B. +3、6、-1

C. +3、4、-1　　D. +1、4、+1

7. $[Ca(EDTA)]^{2-}$配离子中，Ca^{2+}的配位数是

A. 1　　B. 2　　C. 4　　D. 6

(二)多项选择题

1. 关于配合物 $[Cu(H_2O)_4]SO_4$，下列说法正确的是

A. 中心离子的配位数为 4

B. H_2O 为配体，配位原子是氧原子

C. Cu^{2+}提供孤对电子

D. 向其溶液中加入 $BaCl_2$溶液，出现白色沉淀

2. 下列关于配合物的说法中正确的是

A. 配离子与外界离子间以离子键结合

B. 中心离子与配体间以配位键结合

C. 中心离子提供空轨道，配体提供孤电子对

D. 中心离子所结合配体的个数称为配位数

3. 下列物质中属于配合物的是

A. $[Ag(NH_3)_2]OH$　　B. $NH_4Fe(SO_4)_2 \cdot 12H_2O$

C. $K_2[HgI_4]$　　D. $[Pt(NH_3)_2Cl_2]$

4. 下列关于配合物的叙述错误的是

A. 配合物在水中能完全解离成简单离子

B. 配离子很稳定，在水中不能解离

C. 中心离子只能是金属离子

D. 配离子比较稳定，不能完全解离

二、判断题

1. 含有配离子的配合物，在水中几乎完全解离成配离子和外界离子。
2. 配合物都是由配离子和外界离子组成的。
3. 所有金属离子都能形成配合物。

三、简答题

1. 命名下列配合物

(1) $[Zn(NH_3)_4]SO_4$　　(2) $[Ag(NH_3)_2]Cl$

(3) $K_4[Fe(CN)_6]$　　(4) $K_3[Fe(CN)_6]$

2. 写出下列配合物的化学式

(1) 硫酸四氨合铜(Ⅱ)　　(2) 四碘合汞(Ⅱ)酸钾

第二节　螯合物

微课 2

PPT

学习目标

知识要求

1. **掌握**　螯合物的概念。
2. **熟悉**　螯合物的形成条件。
3. **了解**　螯合效应。

能力要求

能判断螯合物的结构。

实例分析

实例　儿童出现铅中毒首先要使儿童远离含铅的环境；对有严重症状的，通常使用喷替酸钙钠（DTPA－$CaNa_3$）、依地酸钙钠（EDTA－$CaNa_2$）等与 Pb^{2+} 形成螯合物来排铅。

问题　什么是螯合物？它是怎么形成的呢？

一、螯合物的定义

生物体内配合物的配位体大多数是有机化合物。这些配位体一般含有 2 个或 2 个以上的配位原子，从而形成更复杂的配合物，具有特殊的稳定性。例如，乙二胺(EN)就是一种有机配位体，每个乙二胺分子上有2个氨基(—NH_2)，其结构式为：H_2N—CH_2—CH_2—NH_2

当乙二胺分子和铜离子配合时，乙二胺分子的两个氨基上的两个氮原子，各提供一对未共用的孤对电子与中心离子配合，形成两个配位键。在乙二胺分子中两个氨基被两个碳原子隔开，当乙二胺分子和铜离子配合时形成一个由5个原子组成的五元环状结构。铜离子的配位数为4，可与2个乙二胺分子配合形成2个五元环的稳定的配离子。这种结构就如螃蟹的两个螯钳，紧紧地把金属离子钳在中间。其结构式为：

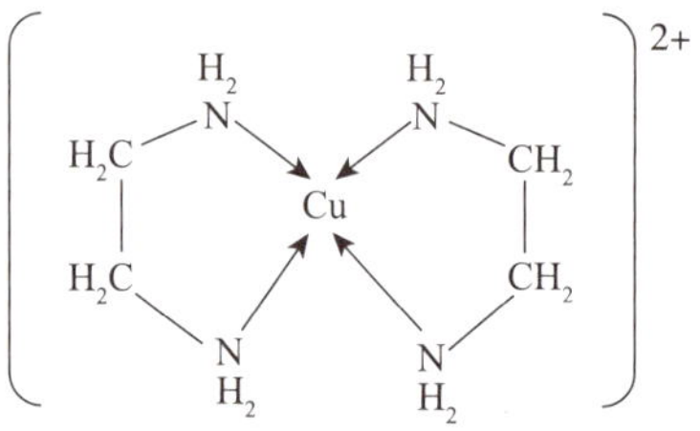

这种由中心离子与多齿配体形成的具有环状结构的配合物称为螯合物。形成螯合物的配位体称为螯合剂。中心离子和配位体的数目之比称为配合比。如二乙二胺合铜(Ⅱ)配离子的配合比为1∶2。应注意，二乙二胺合铜(Ⅱ)配离子中铜离子的配位数为4，而配位体数目则为2。

二、螯合物的形成条件

螯合物与普通配合物的不同之处，是作为配位体的螯合剂与普通配合物的配位体不相同。作为螯合剂一般应具备下列条件。

(1)螯合剂必须含有2个或2个以上的配位原子，通常是O、N、S等原子。

(2)螯合剂的两个配位原子间应被2个或3个其他原子隔开，以便能形成稳定的五元环或六元环。

如NH_2-NH_2(肼)分子虽有两个配位原子N，但彼此没有间隔其他原子，若与中心离子结合只能形成三元环，这种环张力大，不稳定，故不能形成稳定的螯合物。

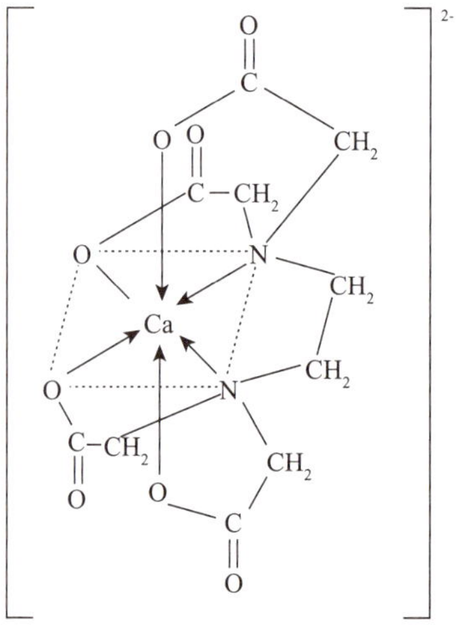

乙二胺四乙酸(EDTA)是最常用的一种螯合剂，它能够通过六个配位原子(两个N原子和四个O原子)与很多金属离子形成稳定的螯合物。例如，Ca^{2+}与单齿配体很难形成配合物，但能与EDTA形成很稳定的[Ca(EDTA)]$^{2-}$离子。如右图所示：

在大多数情况下，EDTA与金属离子配位时，可形成5个五元环，配位数是6，其配合比都是1∶1。

具有五元环或六元环的螯合物比具有相同配位数的简单配合物要稳定得多。像这种由于螯合环的形成而使螯合物具有特殊稳定性的作用称为螯合效应。多齿配体中配位原子越多，生成的螯合物的螯合环越多，螯合效应就越强。

例如，稳定性：$[Cu(EDTA)]^{2-}$ > $[Cu(EN)_2]^{2+}$ > $[Cu(NH_3)_4]^{2+}$

你知道吗

配合物在医药上的应用

一、金属元素中毒的解毒剂

对于体内的有毒或过量的金属离子，一般可选择合适的螯合剂与其结合而排出体外。此法称为螯合疗法，所用的螯合剂称为促排剂(或解毒剂)。促排剂必须满足下列要求：它们必须是水溶性的，而且在生理的 pH 值条件下，仍有足够的螯合能力；它们与欲排除的金属离子所形成的螯合物的稳定性必须大于该金属与体内生物大分子所形成的螯合物的稳定性；它们在治疗浓度下对人体没明显的毒性。

二、杀菌、抗病毒作用

某些配合物有抗病毒的活性。配阳离子和细胞外病毒的核酸或蛋白体作用生成生物金属配合物，或占据细胞表面防止病毒的吸附，或防止病毒在细胞内的再生，从而阻止病毒的增殖。抗病毒的配合物一般是以二价的ⅦB、Ⅷ族过渡金属作中心原子，以1,10－邻菲啰啉或乙酰丙酮为配位体的配合物。

三、抗癌药物

1964 年，发现顺铂对人体生殖泌尿系统、头颈部以及其他软组织的恶性肿瘤有显著疗效，和其他抗癌剂联合作用时有明显的协同作用。后又合成了顺－$[PtCl_2(C_5H_9NH_2)_2]$，它在抑制血浆细胞瘤方面，效率要比顺铂高 30～40 倍。进一步的研究表明，凡具有顺式结构 $[Pt(Ⅱ)A_2X_2]$ (A 为胺类，X 为酸根)的中性配合物均具有抗癌活性。目前有三种第二代铂抗癌新药仍在继续进行临床试验，即 1,1－环丁二甲酸二氨合铂(Ⅱ)(简称卡铂)、顺－二氯－反－二羟基－顺－二异丙胺合铂(Ⅳ)(简称异丙铂)和 1*R*,2*R*－环己二胺草酸合铂(Ⅱ)。与顺铂相比，其显著优点是对肾脏无毒性，且水溶性增大。1971 年发现 Ge－132 具有广泛抗癌活性以来，对有机锗配合物抗癌活性的研究也得到了空前的发展。

四、其他药物

许多药物本身就是配合物。如治疗血吸虫病的酒石酸锑钾、治疗糖尿病的胰岛素(锌螯合物)、抗恶性贫血的维生素 B_{12}(钴螯合物)等。

目标检测

一、选择题

(一)单项选择题

1. 下列配体能够形成螯合物的是

   A. SCN^-　　B. H_2O　　C. NH_3　　D. EN

2. 关于螯合物，下列表述不正确的是

   A. 常含有五元环或六元环

   B. 配体有 2 个或 2 个以上配位原子

   C. 稳定性不一定大

   D. 配位体与中心原子或离子形成环状结构

3. 下列化合物可作螯合剂的是

   A. NH_2OH　　B. EDTA

   C. $(CH_3)_2NNH_2$　　D. $CH_3CH_2CH_2CH_2NH_2$

4. 下列配合物中，属于螯合物的是

   A. $[Ni(EN)_2]Cl_2$　　B. $K_2[PtCl_6]$

   C. $(NH_4)[Cr(NH_3)_2(SCN)_4]$　　D. $Li[AlH_4]$

(二)多项选择题

1. 下列有关螯合物的说法，正确的有

   A. 中心原子必须有空轨道，能接受配位原子提供的孤对电子

   B. 螯合剂必须含有 2 个或 2 个以上能给出孤对电子的原子

   C. 螯合剂的两个配位原子间应被 2 个或 3 个其他原子隔开

   D. 螯合物不稳定

2. 下列化合物可以作螯合剂有

   A. 乙二胺　　B. 乙二胺四乙酸　　C. 氨　　D. 水

二、判断题

1. 中心离子与多齿配体一定能形成螯合物。
2. 由于螯合环的形成而使螯合物具有特殊稳定性。
3. 螯合物是由中心离子与多齿配体形成的具有环状结构的配合物。

书网融合……

微课 1　　微课 2　　划重点　　自测题

第七章 浏览丰富多彩的无机物

在元素周期表中已发现的118种元素中，非金属元素只有17种(除稀有气体外)，它们大多位于周期表的右上部。氧、硅是地壳中含量最多的前两种元素，它们构成了地壳的基本骨架。氮、氧是空气中含量最多的元素，它们是地球生命的重要基础元素之一。

金属元素大多数与非金属结合相伴蕴藏在地壳中。还有很多金属元素如钾、钠、钙、镁、铁、锌等是维持人体正常生命活动不可缺少的元素。金属常分为黑色金属和有色金属两大类，有色金属又分为轻金属、重金属、稀有金属和贵金属。

这些元素之间可以形成五颜六色、种类多样的无机物，现在就让我们一起去浏览这些丰富多彩的无机物吧。

第一节 常见非金属单质及其化合物

PPT

学习目标

知识要求

1. **掌握** 卤素及其化合物的性质；过氧化氢、氨、硝酸、铵盐和碳酸盐的性质；浓硫酸的特性。
2. **熟悉** 硫、磷及其重要化合物的性质；氮及其氧化物的性质；臭氧。
3. **了解** 卤化物；拟卤素及拟卤化合物；砷、硅、硼及其化合物的性质；硝酸盐。

能力要求

能运用特性反应鉴别X^-、S^{2-}、SO_4^{2-}、$S_2O_3^{2-}$、NH_4^+、NO_3^-、PO_4^{3-}、CO_3^{2-}。

实例分析

实例 2005年3月29日晚京沪高速公路淮安段发生一起交通事故。该事故中，一辆载有35吨液氯的槽罐车与一货车相撞，导致槽罐车液氯大面积泄漏，造成了公路旁3个乡镇大量村民中毒，送医院治疗285人，中毒死亡27人，组织疏散村民近1万人。导致这场灾难的“罪魁祸首”就是氯气。

问题 氯气有些什么性质？发生氯气泄漏该如何处置呢？

一、卤素及其化合物

(一)卤素单质

元素周期表中第ⅦA 族的元素称为卤素，它们的单质都是双原子分子，由于卤素是活泼非金属元素，因此在自然界中它们都以化合态存在。

1. 物理性质 卤素单质的物理性质见表 7－1。

表 7－1 卤素单质的物理性质

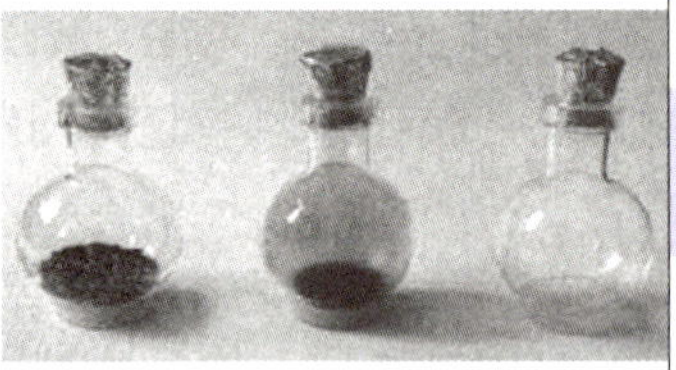

I_2 Br_2 Cl_2

卤素单质	颜色和状态	密度	熔点(℃)	沸点(℃)
F_2	淡黄绿色气体	1.69g/L (15℃)	－219.6	－188.1
Cl_2	黄绿色气体	3.214g/L (0℃)	－101	－34.6
Br_2	红棕色液体	3.119g/cm³ (20℃)	－7.2	58.78
I_2	紫黑色固体	4.93g/cm³	113.5	184.4

所有卤素单质都有刺激性气味，并有腐蚀性和毒性，其毒性从氟到碘而减轻。吸入少量卤素气体会使呼吸系统受到强烈刺激，引起喉部和鼻腔黏膜发炎，吸入量较多时会引起肺炎和其他疾病以至死亡。使用和保管这些物质时要倍加小心。轻微中毒时可吸入乙醇和乙醚的混合气体或少量氨气作为解毒剂。液溴对皮肤的烧伤是很难治愈的，使用时要注意劳动保护。

碘固体在常压下加热，不经过熔化就可直接变成紫色的碘蒸气，这种现象称为升华。人们常利用碘的升华来提纯碘。碘蒸汽遇冷重新凝固成固体。碘易溶于有机溶剂，在四氯化碳中呈紫红色，在乙醇中呈棕黄色。碘与淀粉溶液作用呈蓝色，此现象可用来对碘单质与淀粉进行相互检验。

2. 化学性质 卤族元素的原子结构示意图如图 7－1 所示。

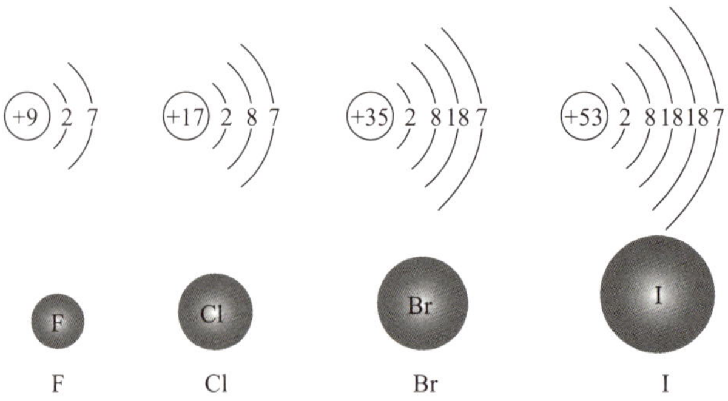

图 7－1 卤素的原子结构示意图

请你想一想

实验步骤	现象	化学反应方程式
取0.1mol/L NaBr 2ml 加氯水10滴和15滴 CCl_4，振荡、静置	溶液分层，下层为橙红色	$2NaBr + Cl_2 = 2NaCl + Br_2$
取0.1mol/L KI 2ml 加氯水10滴和15滴 CCl_4，振荡、静置	溶液分层，下层为紫褐色	$2KI + Cl_2 = 2KCl + I_2$
取0.1mol/L KI 2ml 加溴水10滴和15滴 CCl_4，振荡、静置	溶液分层，下层为紫褐色	$2KI + Br_2 = 2KBr + I_2$

观察与思考

1. 实验中溶液为何会出现分层？
2. 通过三个实验现象和反应方程式能说明什么？

由此可见，卤素单质的活泼性和非金属性强弱顺序为：

$$\underrightarrow{F_2 \quad Cl_2 \quad Br_2 \quad I_2}$$

活泼性和非金属性逐渐减弱

表7－2中给出了卤素单质与氢气发生反应的实验现象。

表7－2 卤素单质与氢气的反应

$F_2 + H_2 \xlongequal{冷、暗} 2HF$	在暗处能够剧烈化合并发生爆炸，生成的氟化氢很稳定
$Cl_2 + H_2 \xlongequal{光照} 2HCl$	光照或点燃发生反应，生成氯化氢较稳定
$Br_2 + H_2 \xlongequal{\triangle} 2HBr$	加热至一定温度才能反应，生成的溴化氢不如氯化氢稳定
$I_2 + H_2 \underset{}{\overset{\triangle}{\rightleftharpoons}} 2HI$	不断加热才能缓慢反应，碘化氢不稳定，在同一条件下同时分解为 H_2 和 I_2，是可逆反应

与氯化氢一样，氟化氢、溴化氢、碘化氢均为无色气体，都易溶于水，溶于水后便成为酸，分别称为氢氟酸、氢溴酸、氢碘酸，它们和盐酸一样都具有酸的通性，酸性强弱顺序为：$HI > HBr > HCl > HF$。

卤素单质(除 F_2 外)在水中溶解度较小，生成的氯水、溴水、碘水主要成分是 X_2 分子，同时伴随有少量溶于水的反应产物。反应如下：

$$X_2 + H_2O \rightleftharpoons HXO + HX \quad (X = Cl、Br、I)$$

请你想一想

有同学在实验室配制了10% KI溶液，贮存在白色玻璃试剂瓶中，瓶盖没有盖好，过了一周时间发现试剂瓶中溶液由无色变为黄色。请说明为什么会出现黄色？出现此种现象是物理变化还是化学变化？

你知道吗

卤素与人体的健康

卤族元素是人体的必需元素，正常情况下成人每日摄入量：氟 0.5 ~ 1mg、氯 1.7 ~ 6g、碘 100 ~ 200mg。

氟是人体重要的微量元素之一，人体所需氟主要来源于饮水。氟在人体内主要以氟化钙的形式分布在骨骼、牙齿、指甲和毛发中，尤以牙釉质中含量最多，少量氟对牙齿具有坚硬、防龋作用，近年来，"涂氟"已成为一种越来越流行的儿童牙齿保健方法。氟还能增强骨骼的硬度，加速骨骼的形成。氟元素缺乏会造成老年性骨质疏松症，这在低氟地区比较常见。对骨质疏松患者，服用适量的氟化钠，会使病症减轻。

碘是人体的必需微量元素之一，主要集中在甲状腺，并通过甲状腺合成甲状腺素。甲状腺素的作用是促进人体的新陈代谢，而碘是人体合成甲状腺素所必需原料。因此，通过食用"加碘盐"或适量吃一些含碘丰富的海产品，有益于身体健康。

（二）卤素化合物

1. 金属卤化物 大多数金属卤化物易溶于水，而卤化银难溶于水，且不溶于稀硝酸。

请你想一想

实验步骤	现象	化学反应方程式
取 0.1mol/L NaCl 2ml，加 0.1mol/L $AgNO_3$ 5 滴		
取 0.1mol/L NaBr 2ml，加 0.1mol/L $AgNO_3$ 5 滴		
取 0.1mol/L KI 2ml，加 0.1mol/L $AgNO_3$ 5 滴		
向上述试管中各加 4mol/L HNO_3 5 滴		

观察与思考：

1. 观察到了什么现象？
2. 实验中能否用稀盐酸或稀硫酸代替稀硝酸？

实验室中常用上述方法，鉴别金属卤化物中的卤离子。

常见的金属卤化物有：氯化钠（NaCl）俗称食盐，是人体正常生理活动不可缺少的物质。氯化钾（KCl）是无色晶体，临床上常用于电解质平衡调节。氯化钙（$CaCl_2$）常以含结晶水的无色晶体存在，加热后失去结晶水，成为白色的无水氯化钙，它具有很强的吸水性，常用作干燥剂。医药上氯化钙用于补钙药，也可用于抗过敏药。溴化钠医药上可用作镇静剂。碘化钾医药上常用于治疗甲状腺肿大和配制碘酊。

2. 卤素含氧酸　不同价态的卤素含氧酸见表7－3所示。

表7－3　不同价态的卤素含氧酸

化合价	+1	+3	+5	+7
化学式	HXO	HXO_2	HXO_3	HXO_4
名　称	次卤酸	亚卤酸	卤 酸	高卤酸

HXO都不稳定，仅存在于水溶液中，从HClO到HIO稳定性减弱。HClO分解方程式：

$$2HClO \xlongequal{光照} 2HCl + O_2$$

高氯酸（$HClO_4$）是无机酸中氧化性最强的酸，也是酸性最强的无机酸。次氯酸（HClO）也是一种强氧化剂，能杀死水中的细菌，常用于自来水的消毒。次氯酸能使染料等有机物氧化而褪色，也可作漂白剂。

漂白粉是次氯酸钙、氯化钙和氢氧化钙的混合物。$Ca(ClO)_2$是其有效成分，也称漂白精。

你知道吗

洁厕灵和84消毒液不能混合使用

洁厕灵和84消毒液是家庭常用的清洁剂和消毒剂，可是你知道应如何正确地使用吗？

洁厕灵大多是强酸，而84消毒液的主要成分是次氯酸钠，且呈碱性。两者一旦相遇，就会发生剧烈反应，产生大量白色泡沫和刺激性非常强的氯气。氯气是有毒气体，氯气中毒者，轻者可能引起咳嗽、胸闷等，重者可能出现呼吸困难。因此，洁厕灵与84消毒液千万不能一起使用，否则会因吸入大量的有毒气体，而危害健康。

正确的使用方法是：清洁马桶时可先用洁厕灵刷洗，然后用水冲干净后，再用稀释后的84消毒液进行消毒处理。

（三）拟卤素及拟卤化合物

有些原子团，在游离态时，其性质与卤素单质相似，在成为阴离子时，也表现出与卤离子相似的性质，这些原子团称为拟卤素。

拟卤素主要包括：氰$(CN)_2$、氧氰$(OCN)_2$和硫氰$(SCN)_2$。

它们所对应的拟卤离子：CN^-、OCN^-、SCN^-，在性质上与卤素离子的性质相似，能与金属离子成盐。拟卤化合物HCN、KCN、NaCN都有剧毒，使用时千万要小心。

二、氧、硫及其化合物

(一)氧和氧的化合物

1. 臭氧(O_3) 氧气和臭氧都是氧元素的不同单质，其分子中含有的氧原子的个数不同。由同种元素形成的性质不同的单质，称为这种元素的同素异形体。臭氧比氧气的性质更为活泼，因有刺激性臭味而称为“臭氧”。常温下，纯净的臭氧为淡蓝色气体，比氧气易溶于水，不稳定，常温下慢慢分解生成氧气。

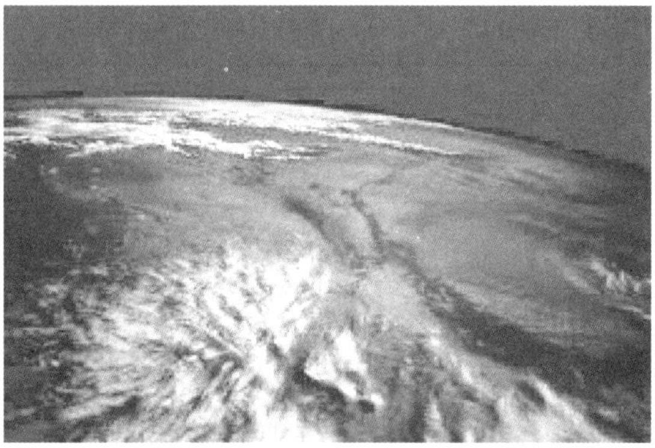

图7－2 臭氧层是地球的脂肪

臭氧有较强的氧化性，可以消毒杀菌，也可以使某些染料褪色，因此用于消毒和漂白。用臭氧代替氯气消毒饮用水，杀菌能力强，而且消毒后无异味。

你知道吗

大气层中的臭氧层

在离地面10～50km的大气层中，集中了大气中约90%的臭氧，这一层大气层称为臭氧层。在臭氧层里，臭氧的生成和分解处于动态平衡，维持着一定的浓度。在标准状态下，若沿垂直方向将大气中的臭氧压缩，其厚度约3mm，相当于两个5分钱硬币叠在一起那么厚。这层薄薄的臭氧，它能有效遮挡住绝大部分阳光中有害的紫外线，就像撑在空中的一把伞，保护着地球上的生灵免遭短波紫外线的伤害。亿万年来，万物生灵在臭氧层保护伞的荫护下得以生存和繁衍。

2. 过氧化氢(H_2O_2) 过氧化氢同水一样也是氧的氢化物，纯的过氧化氢是无色的黏稠液体。过氧化氢能以任意比例与水混溶，其水溶液俗称双氧水。

纯过氧化氢在避光和低温下较稳定，常温下双氧水能缓慢分解：

$$2H_2O_2 \xlongequal{} 2H_2O + O_2\uparrow$$

过氧化氢在酸性或碱性溶液中都具有氧化性。例如：

在酸性溶液中：

$$H_2O_2 + 2KI + H_2SO_4 \xlongequal{} K_2SO_4 + I_2 + 2H_2O$$

利用过氧化氢的氧化性，医药上常用30g/L的过氧化氢溶液外用消毒。过氧化氢的优点是漂白、杀菌性强，无有害残留物，不污染环境，但它对热不稳定。

过氧化氢遇强氧化性物质时则表现出还原性。例如：

$$Cl_2 + H_2O_2 \xlongequal{} 2HCl + O_2$$

药典上利用下列反应鉴别过氧化氢：

$$K_2Cr_2O_7 + 4H_2O_2 + H_2SO_4 = 2CrO_5 + 5H_2O + K_2SO_4$$

橙色　　　　　　　　蓝色

过氧化铬(CrO_5)在水中不稳定，但在乙醚中溶解度大，比较稳定，故反应中要加入乙醚。

(二)硫及其化合物

硫，是一种重要的非金属元素，广泛存在于自然界。游离态的硫，存在于火山喷口附近或地壳的岩石里，单质硫有斜方硫、单斜硫、弹性硫等同素异形体。火山喷出物中有大量含硫化合物，如硫化氢、二氧化硫和三氧化硫等。由于天然硫的存在，人类从远古时代起就知道利用硫，例如黑火药的发明。

1. 硫和硫化氢

(1)硫(俗称硫黄)　是一种黄色晶体，不溶于水，易溶于二硫化碳。硫能与氢气、氧气等非金属及多种金属化合。如：

$$S + H_2 \overset{\triangle}{=\!=} H_2S$$

$$S + O_2 \overset{点燃}{=\!=} SO_2$$

$$S + Fe \overset{\triangle}{=\!=} FeS$$

(2)硫化氢(H_2S)　是无色、有臭鸡蛋气味的气体，能溶于水。常温常压下，1 体积水溶解 2.6 体积的硫化氢气体，该水溶液称为氢硫酸。硫化氢具有还原性，在空气中能燃烧。

$$2H_2S + 3O_2(充足) \overset{点燃}{=\!=} 2SO_2 + 2H_2O$$

$$2H_2S + O_2(不充足) \overset{点燃}{=\!=} 2S + 2H_2O$$

硫化氢有剧毒，少量吸入后可引起头痛、晕眩，大量吸入可使人昏迷甚至死亡。因此，实验室中制取或使用硫化氢时，应在通风橱中进行。硫化氢是一种大气污染物，在空气中的含量不得超过 0.01mg/L。

2. 硫的氧化物及硫的含氧酸

(1)二氧化硫(SO_2)是一种无色有刺激性、有臭味的气体，密度比空气大，容易液化，易溶于水。

实验表明，亚硫酸钠与盐酸反应生成二氧化硫气体：

$$Na_2SO_3 + 2HCl = 2NaCl + SO_2\uparrow + H_2O$$

二氧化硫具有漂白性，能使品红溶液褪色。二氧化硫的漂白作用是由于它能与某些有色物质结合成不稳定的无色物质，这种无色物质易分解而使有色物质恢复原来的颜色，因此用二氧化硫漂白过的草帽、纸张等，日久又会变成黄色。此外，二氧化硫还用于杀菌、消毒等。

请你想一想

取适量亚硫酸钠（Na_2SO_3）固体，放入一支大试管中，加入 2mol/L 的盐酸溶液 1 ~ 2ml，迅速用带有导管的胶塞塞紧，并及时将导管伸入盛有 2 ~ 3ml 1% 的品红溶液中，观察溶液颜色变化。稍后取出导管，加热上述反应溶液，再观察溶液颜色的变化。

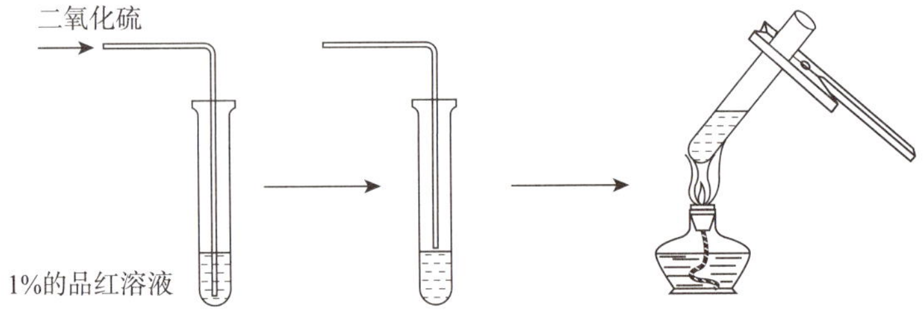

图 7-3　二氧化硫的漂白性

观察与思考

在实验过程中，二氧化硫通入品红溶液后，为什么会褪色？加热时又显红色说明了什么？

二氧化硫是典型的酸性氧化物，它溶于水时生成亚硫酸（H_2SO_3），溶液显酸性。燃煤产生的 SO_2 在空气中，下雨时形成亚硫酸，也是酸雨的一种形式。亚硫酸不稳定，容易分解成水和二氧化硫，因此二氧化硫与水反应生成亚硫酸是一个可逆反应。

$$SO_2 + H_2O \rightleftharpoons H_2SO_3$$

(2)浓硫酸的特性　硫酸是一种难挥发的强酸。纯硫酸是无色无味的油状液体，能与水以任意比例互溶。浓硫酸除了具有酸的通性外，还具有自身的特性。微课

浓硫酸能强烈吸水而生成硫酸水合物，同时放出大量的热。所以用水稀释浓硫酸时，必须将浓硫酸缓慢地注入水中，并用玻璃棒不断搅拌。实验室中常用浓硫酸作干燥剂，就是利用了浓硫酸的强吸水性。

浓硫酸能从有机物中，按水的组成比例夺取其中的氢和氧，从而使有机物发生炭化现象，这种性质称为浓硫酸的脱水性。

例如：蔗糖遇浓硫酸脱水炭化。

蔗糖脱水反应的化学反应方程式为：

$$C_{12}H_{22}O_{11} \xrightarrow[\triangle]{\text{浓硫酸}} 12C + 11H_2O$$

浓硫酸能破坏动植物的组织，损坏衣物，烧坏皮肤，所以使用时必须要注意安全。

请你想一想

将 O_2、O_3、SO_2、Cl_2、HClO、H_2S 放入有色物质中能有漂白作用的物质有哪些？

请你想一想

在试管中加入 2ml 浓硫酸，将一根可抽动的铜丝插入液体中，加热，并用品红溶液和石蕊溶液检验生成的气体，同时观察溶液的变化。实验装置如图 7－4 所示：

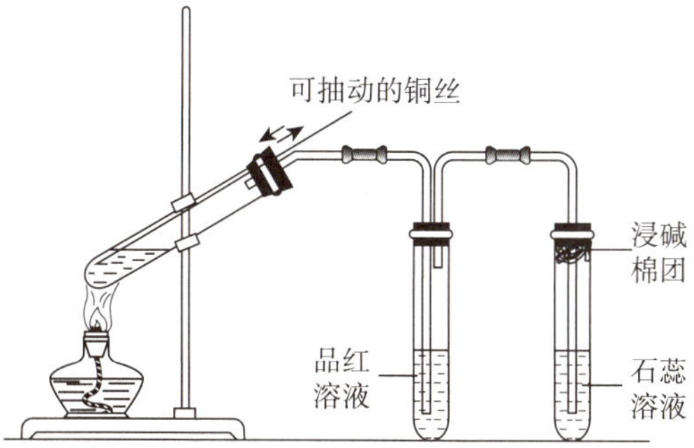

图 7－4　浓硫酸与铜反应

观察与思考

品红溶液中会出现什么现象？石蕊溶液中会出现什么现象？

实验表明：浓硫酸具有很强的氧化性，它与铜反应除生成硫酸铜外，还生成二氧化硫和水。

$$2H_2SO_4(浓) + Cu \xlongequal{\triangle} CuSO_4 + SO_2\uparrow + 2H_2O$$

实际上，浓硫酸还能与大多数金属或非金属发生氧化还原反应，从而表现出了浓硫酸的强氧化性。铁和铝与冷浓硫酸作用，能生成一层致密的氧化膜，使内部的金属不再与浓硫酸接触发生反应，这一现象称之为金属的"钝化"。所以常用铁罐运输或存放冷浓硫酸。

（三）S^{2-}、$S_2O_3^{2-}$、SO_4^{2-} 的检验

1. SO_4^{2-} 离子的检验

请你想一想

取 3 支试管分别编号，分别加入 2ml 0.1mol/L H_2SO_4、Na_2SO_4 溶液、Na_2CO_3 溶液，然后在 1～3 号试管中各加入 2 滴 0.1mol/L $BaCl_2$ 溶液，振荡。再在上述各试管中加入少量稀盐酸，振荡。

试管编号	1	2	3
试剂 1	H_2SO_4 溶液	Na_2SO_4 溶液	Na_2CO_3 溶液
试剂 2	$BaCl_2$ 溶液	$BaCl_2$ 溶液	$BaCl_2$ 溶液
试剂 3	稀盐酸	稀盐酸	稀盐酸
实验现象			

观察与思考

你观察到的现象是什么？为什么？

实验表明：加入 $BaCl_2$溶液后，3 支试管中都产生了白色沉淀。

$$H_2SO_4 + BaCl_2 = 2HCl + BaSO_4\downarrow$$ 白色沉淀

$$Na_2SO_4 + BaCl_2 = 2NaCl + BaSO_4\downarrow$$ 白色沉淀

$$Na_2CO_3 + BaCl_2 = 2NaCl + BaCO_3\downarrow$$ 白色沉淀

再分别加入稀盐酸后，1、2 号试管中的白色沉淀不消失，而 3 号试管中的白色沉淀消失，并放出气体。因此，利用硫酸钡沉淀不溶于稀盐酸，而其他钡盐沉淀溶于稀盐酸的性质，常用来检验SO_4^{2-} 或 Ba^{2+}。

2. S^{2-}的检验

请你想一想

取 1 支试管，加入 1ml 0.5mol/L Na_2S 溶液，再加入 0.5ml 6mol/L HCl，将湿的 $Pb(Ac)_2$试纸盖在瓶口上，微热。

观察与思考

观察试纸的颜色有什么变化？为什么试纸的颜色会发生变化？

上述实验中，Na_2S 溶液与盐酸反应生成 H_2S 气体，H_2S 与 $Pb(Ac)_2$反应生成 PbS，因此试纸变黑。此方法可用来检验 S^{2-} 离子。

3. $S_2O_3^{2-}$ 离子的检验

请你想一想

取 1 支试管，加入 0.5ml 0.1mol/L $Na_2S_2O_3$ 溶液，再滴加 $AgNO_3$ 溶液至产生白色沉淀。

观察与思考

观察沉淀的颜色有什么变化？为什么沉淀的颜色会发生变化？

常利用生成物 $Ag_2S_2O_3$分解时颜色由白色→黄色→棕色→黑色变化的特点来检验 $S_2O_3^{2-}$ 离子。

三、氮、磷、砷及其化合物

(一)氮及其化合物

1. 氮及其氧化物 氮气是无色、无味的气体，它占空气体积的五分之四左右，在通常情况下氮气与氧气不发生反应，但在放电条件下，它们可直接化合，生成无色的一氧化氮(NO)。此外，在高温条件下，氮气也能与氧气反应生成一氧化氮。

$$N_2 + O_2 \xlongequal{\text{放电或高温}} 2NO$$

一氧化氮不溶于水，在常温下很容易与空气中的氧气化合，生成二氧化氮(NO_2)。

$$2NO + O_2 = 2NO_2$$

二氧化氮是红棕色、有刺激性气味的有毒气体，密度比空气大，易液化，易溶于水。

二氧化氮溶于水时生成硝酸和一氧化氮。工业上利用这一反应原理生产硝酸。

$$3NO_2 + H_2O = 2HNO_3 + NO$$

2. 氨和铵盐　氨（NH_3）是一种具有刺激性气味的无色气体，易液化，常压下冷却到 -33.4℃，气态氨凝结成无色液体，放出大量热。液态氨气化时要吸收大量热，而使周围温度急剧下降，所以常用作制冷剂。

氨极易溶于水，在常温常压下，1 体积水可溶解 700 体积氨，其水溶液称“氨水”。氨水中大部分氨与水结合成一水合氨（$NH_3 \cdot H_2O$），很少一部分解离为铵根离子和氢氧根离子，所以氨水呈弱碱性，能使酚酞试液变红。如图 7 - 5 所示。

$$NH_3 \cdot H_2O \rightleftharpoons NH_4^+ + OH^-$$

一水合氨不稳定，受热分解放出氨气：

$$NH_3 \cdot H_2O \xlongequal{\triangle} NH_3\uparrow + H_2O$$

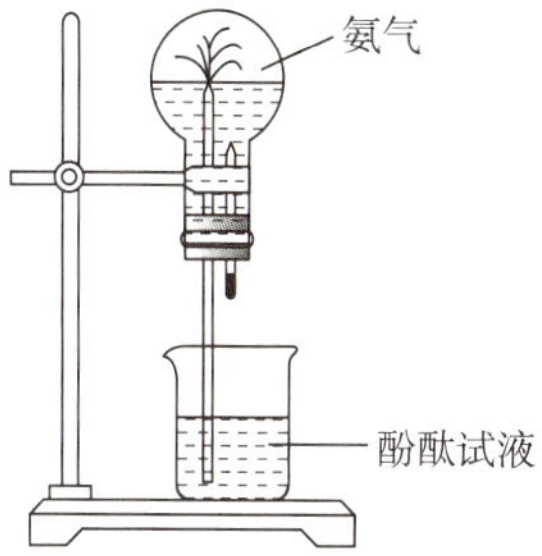

图 7 - 5　氨溶于水的喷泉实验

请你想一想

取两根玻璃棒，分别在浓氨水和浓盐酸里蘸一下，将两根玻璃棒靠近。

观察与思考

观察有什么现象？生成物是什么？

实验表明：当两根玻璃棒靠近时，产生大量的白烟。白烟是浓氨水中挥发出的氨气和浓盐酸中挥发出的氯化氢，在空气中相遇生成微小的氯化铵晶体。

$$NH_3 + HCl = NH_4Cl$$

氨也能与硫酸、硝酸反应，生成硫酸铵、硝酸铵。

铵盐是晶体，均能溶于水。受热时易分解。如：

$$NH_4HCO_3 \xlongequal{\triangle} NH_3\uparrow + CO_2\uparrow + H_2O$$

$$NH_4Cl \xlongequal{\triangle} NH_3\uparrow + HCl\uparrow$$

请你想一想

取一支试管，加入 1mol/L NH_4Cl 溶液 2ml，再加入 2mol/L NaOH 溶液 1ml。在酒精灯上加热。当有气体产生时，用湿润的红色石蕊试纸检验气体的酸碱性。

观察与思考

观察有什么现象？为什么？

实验表明：铵盐能与碱反应放出氨气。如：

$$NH_4Cl + NaOH \xlongequal{\triangle} NaCl + NH_3\uparrow + H_2O$$

铵盐有重要的用途。大量的铵盐，如碳酸氢铵、硫酸铵等用作氮肥；硝酸铵用来制作炸药；氯化铵在医药上用作祛痰剂，也用在金属的焊接上，以除去金属表面的氧化物薄层。

3. 硝酸和硝酸盐

(1) 硝酸(HNO_3)　是一种强酸，除具有酸的通性外，也有其特性。

硝酸具有不稳定性：纯净的硝酸或浓硝酸在常温下见光就会分解，受热时分解得更快。

$$4HNO_3 \xlongequal{\text{见光或加热}} 2H_2O + 4NO_2\uparrow + O_2\uparrow$$

硝酸越浓，越易分解，放出红棕色的二氧化氮溶在硝酸中使溶液呈黄色。为防止硝酸分解，必须将它盛装在棕色瓶中，贮存在阴凉处。

请你想一想

在放有铜片的二支试管中，分别加入 1ml 浓硝酸和稀硝酸。观察现象并记录在下表中。

试管编号	1	2
试剂	浓硝酸	稀硝酸
实验现象		

观察与思考

观察并比较两支试管中的反应现象有什么不同?

实验表明，浓硝酸与铜反应剧烈，生成红棕色气体。而稀硝酸与铜反应缓慢，生成无色气体。

$$Cu + 4HNO_3(\text{浓}) = Cu(NO_3)_2 + \underset{\text{红棕色}}{2NO_2}\uparrow + 2H_2O$$

$$3Cu + 8HNO_3(\text{稀}) = 3Cu(NO_3)_2 + \underset{\text{无色}}{2NO}\uparrow + 4H_2O$$

浓硝酸和稀硝酸都有氧化性。除金、铂等外硝酸几乎能与所有的金属反应。和浓硫酸一样，硝酸与金属的反应不是置换反应，而是氧化还原反应。

铝、铁等金属能溶于稀硝酸，但不溶于浓硝酸，因为这些金属表面被浓硝酸氧化，能产生钝化现象。

浓硝酸与浓盐酸的混合液(体积比为 1∶3)称为王水，可溶解不跟硝酸反应的金属，如铂、金。

(2) 硝酸盐　重要的硝酸盐有：硝酸钠、硝酸钾、硝酸铵、硝酸钙、硝酸铅等，固体硝酸盐加热时能分解放出氧气；硝酸盐在高温时是强氧化剂，

请你想一想

在稀盐酸、浓盐酸、浓硫酸、稀硝酸、浓硝酸中选出哪些具有氧化性?

但其水溶液几乎没有氧化作用。

硝酸盐的主要用途是供植物吸收的氮肥，如硝酸钠和硝酸钙是很好的氮肥。硝酸钾是制黑色火药的原料。硝酸铵可制炸药。

请你想一想

取一支试管，分别加入 10 滴饱和硫酸亚铁溶液和 5 滴硝酸钠溶液，摇匀，然后将试管倾斜，沿着管壁慢慢滴加少量浓硫酸。

观察与思考

1. 观察有什么现象？

2. 为什么加入浓硫酸后溶液会分层？分层界面处有什么变化？

实验中可看到溶液分层，分层界面处出现棕色环，用此方法可检验NO_3^-离子。

你知道吗

大气污染与环境保护

大气污染是指在任何大气条件下，某些物质的排放高于它们的正常标准，并对人和动植物产生有害的效应。大气污染物主要是含硫化合物、一氧化碳、含氮化合物、烃类化合物、卤素及其化合物、农药和放射性物质及悬浮颗粒物等。

随着人类经济活动和生产的迅猛发展，工业越发达，污染物排放越严重。大气污染产生的温室效应、酸雨现象、臭氧层空洞，使自然灾害频发、水体酸化、大型建筑材料被腐蚀、自然生态受到极度破坏，地球生物直接受到太阳紫外线的辐射，破坏了人类生存的环境，也严重影响人的健康和生命安全。

凡此种种提醒人们保护环境已到了刻不容缓的地步。为了保护环境，我国政府签订了《保护臭氧层维也纳公约》；颁布了《中华人民共和国大气污染防治法》等，为环境保护提供了法律保障。

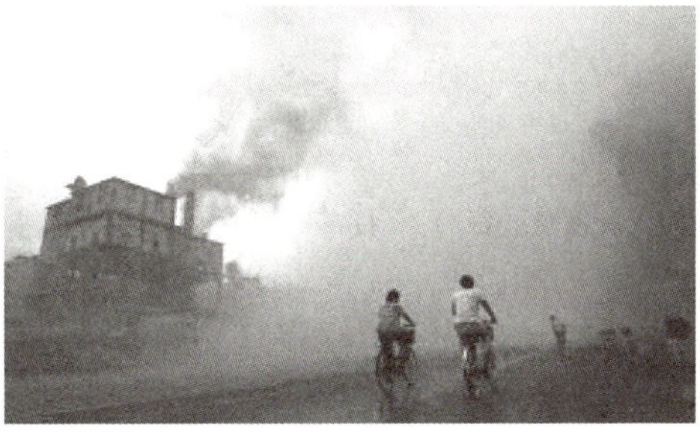

图 7－6　大气污染

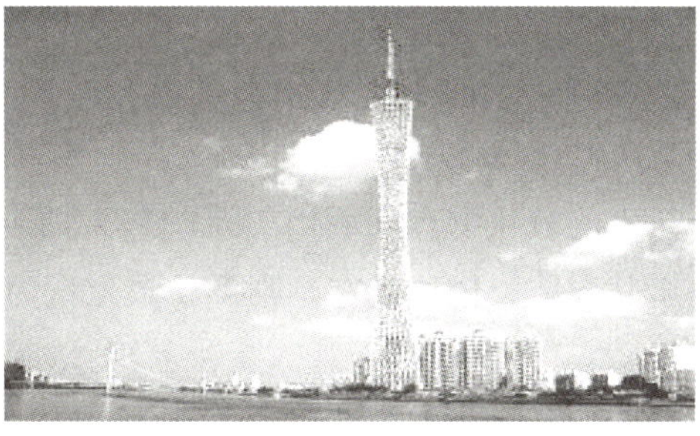

图 7－7　2010 年广州亚运会环境保护

(二) 磷及其化合物

1. 磷及其氧化物　纯白磷是无色透明的晶体，遇光时逐渐变为黄色，所以又叫黄磷。黄磷有剧毒，误食 0.1g 就会中毒死亡。黄磷的燃点很低，仅为 40℃。将黄磷隔绝空气加热到260℃就会转变成红磷。红磷是红棕色粉末，无毒，不溶于水。红磷的燃点约为240℃。红磷加热到416℃时就升华，它的蒸汽冷却后变成白磷。红磷和白磷燃烧后都生成五氧化二磷。五氧化二磷是一种白色固体，有强烈的吸水性和脱水性，是实验室和工业上常用的干燥剂和脱水剂。

$$4P + 5O_2 \xlongequal{点燃} 2P_2O_5$$

2. 磷酸(H_3PO_4) 纯净的磷酸是无色晶体，熔点42.3℃，高沸点酸，有吸湿性，可与水以任意比例互溶。市售磷酸试剂是一种无色黏稠状液体，磷酸含量83%~98%。

磷酸是三元中强酸，不易挥发也不易分解。磷酸属非氧化性酸，具有酸的通性。

3. 磷酸盐 磷酸盐有三类：正盐(含PO_4^{3-})、磷酸氢盐(含HPO_4^{2-})、磷酸二氢盐(含$H_2PO_4^-$)。

正盐和磷酸氢盐中，除钾、钠、铵等少数盐外，其余都难溶于水，但能溶于强酸。磷酸二氢盐，都易溶于水。磷酸盐常用来配制缓冲溶液，磷酸氢钙可提供人体所需的钙质和磷质。

4. PO_4^{3-}的检验

请你想一想

在装有含磷酸根离子的待测液试管中滴加$AgNO_3$溶液，有黄色沉淀生成，将沉淀物分成两份，分别滴入氨水和稀HNO_3。

观察与思考

1. 观察有什么现象?
2. 根据实验现象,说明试管中的黄色沉淀物为什么在氨水和稀硝酸中都能溶解?

实验表明，含有磷酸根离子的待测液与$AgNO_3$溶液反应生成Ag_3PO_4黄色沉淀，此沉淀能溶于氨和稀硝酸，常用此法来检验PO_4^{3-}的存在。

(三)砷及其化合物

砷(As)为灰白色固体。在自然界主要以硫化物矿存在。如雄黄(As_4S_4)、雌黄(As_2S_3)、砷硫铁矿(FeAsS)。

砷的氧化物有三氧化二砷(As_2O_3)和五氧化二砷(As_2O_5)，其中三氧化二砷是白色粉末状固体，俗称砒霜，剧毒，致死量为0.1g，微溶于水，在热水中溶解度稍大。

你知道吗

砒霜的药用价值

虽然砒霜一直以来与死亡紧密地联系在了一起，成了死神手中催魂夺命的重要利器。然而就是这种令人谈之色变的剧毒药物，在20世纪末却摇身一变，成为人类克服不治顽疾——癌症的希望。

我国医学科学家根据民间验方，用砒霜提取亚砷酸，成功地治疗了急性早幼粒细胞白血病。据路透社报道，美国《血液病学》发表的一项最新成果表明，砒霜制剂作为单药治疗新近诊断的急性早幼粒细胞白血病，十分有效。砒霜制剂可诱导走上癌变“邪路”的细胞“改邪归正”，重新返回正确的发育轨道。另一方面，砒霜制剂能引导癌细胞“自杀身亡”，让正常细胞去清理其多余、有害、发育不正常的部分，从而使病人获救。

近年，砒霜已经在肝、肺、胰、胃、骨、淋巴等器官实体肿瘤的治疗上发挥着越来越积极的作用，而且在全世界范围内，砒霜治疗肿瘤的基础研究和临床研究正在不断深入。相信在不远的将来，砒霜将造福于全人类。

四、碳、硅及其化合物

（一）碳及其化合物

1. 碳及活性炭　金刚石和石墨是碳的两种同素异形体。

活性炭通常是由木炭经特殊活化处理而制得的具有高吸附能力的单质碳。它被应用于防毒面具。纯净的活性炭可以入药，又称为“药用炭”，内服后能吸附胃肠中的细菌及其产生的毒气，常用于治疗各种腹泻、胃肠胀气和食物中毒。在制药工业中还常用作脱色剂和除臭剂。而在现实生活中活性炭被广泛用于室内或汽车中空气的净化。

你知道吗

健康家居的“卫士”——活性炭

近年来，随着人们环保意识的不断增强，对于家居、车内的空气污染更为重视，消费者使用家用活性炭来驱除甲醛、苯及其同系物等有毒有害物质，而且还不会造成二次污染，因此活性炭受到很多消费者的喜爱。

活性炭现已被广泛用于家居生活中，因为它具有吸附一氧化碳、甲醛、苯、烟雾、异味等多种作用，不仅能消除污染、净化空气，还能遏制微生物和霉菌的繁衍；若是放在湿度高的环境下更能发挥调湿防霉、抑菌抑螨的作用。能将家居环境打造得健康、清新、轻松。活性炭不愧被称为天然室内环境净化器、健康家居的好“卫士”。

2. 碳酸　碳酸是二氧化碳的水溶液，是二元弱酸，很不稳定，在水中分两步解离：

$$H_2CO_3 \rightleftharpoons H^+ + HCO_3^-$$

$$HCO_3^- \rightleftharpoons H^+ + CO_3^{2-}$$

3. 碳酸盐　通常碳酸盐有正盐、酸式盐两类。常见的正盐有：Na_2CO_3、K_2CO_3、$CaCO_3$等。常见的酸式碳酸盐有：NH_4HCO_3、$NaHCO_3$、$Ca(HCO_3)_2$等。

不同的碳酸盐稳定性不同，碱金属的碳酸盐较稳定。碳酸盐受热分解放出 CO_2。例如：

$$CaCO_3 \xlongequal{\triangle} CaO + CO_2\uparrow$$

酸式碳酸盐的热稳定性不如碳酸盐。例如：

$$2NaHCO_3 \xlongequal{\triangle} Na_2CO_3 + H_2O + CO_2\uparrow$$

碳酸盐与酸式碳酸盐都能跟酸反应，生成二氧化碳和水。如：

$$Na_2CO_3 + 2HCl \xlongequal{\triangle} 2NaCl + H_2O + CO_2\uparrow$$

$$NaHCO_3 + HCl \xlongequal{\triangle} NaCl + H_2O + CO_2\uparrow$$

二氧化碳和水作用于碳酸盐，可使碳酸盐转变为溶解性更强的酸式碳酸盐：

$$CO_2 + H_2O + CaCO_3 \xlongequal{\quad} Ca(HCO_3)_2$$

如果将得到的溶液加热，会出现浑浊：

$$Ca(HCO_3)_2 \xlongequal{\triangle} CaCO_3\downarrow + CO_2\uparrow + H_2O$$

在碳酸盐中，碳酸钠(Na_2CO_3)水溶液因水解显碱性，俗称纯碱、苏打。纯碱是重要的化工原料，广泛用于医药、造纸、冶金、玻璃、纺织、染料等。小苏打($NaHCO_3$)广泛用于食品工业，在医药上作为抗酸药，内服可中和过多的胃酸，注射可治疗酸中毒，维持血内酸碱平衡。

(二)硅及其化合物

硅在地壳中的含量为26.3%，仅次于氧。硅的化合物构成了地壳大部分的岩石、沙子和土壤，约占地壳的90%以上。在无机非金属材料中，它一直扮演着重要的角色。

SiO_2是硅的重要化合物，石英、水晶、玛瑙和碧玉的主要成分都是SiO_2。SiO_2的化学性质很不活泼，氢氟酸是唯一能与之反应的酸：

$$SiO_2 + 4HF \xlongequal{\quad} SiF_4\uparrow + 2H_2O$$

玻璃中含有SiO_2，所以用氢氟酸可以刻蚀玻璃。

SiO_2与碱性氧化物或强碱反应生成硅酸盐。硅酸盐种类繁多，其产品有陶瓷、水泥、玻璃等，它们是使用量最大的无机非金属材料。见图7－8。

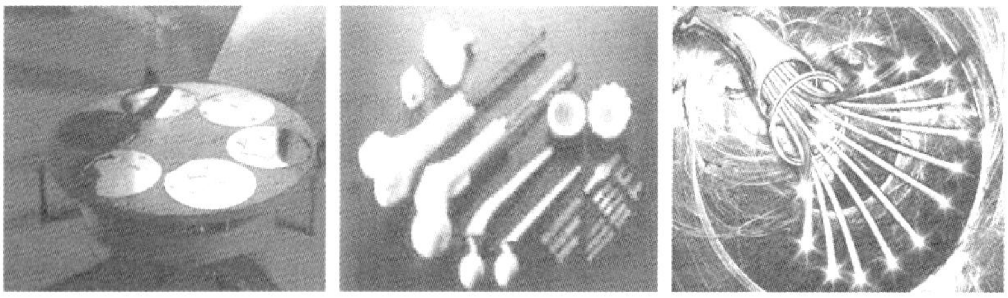

硅芯片　　新型陶瓷人造骨　　光导纤维

图7－8　新型非金属材料

五、硼的重要化合物

1. 硼酸(H_3BO_3)　白色片状晶体，有滑腻感，无臭。微溶于水，随温度升高溶解度增大，也能溶于乙醇、甘油和乙醚。硼酸是一元弱酸，水溶液具有弱酸性，能抑制霉菌的生长，故在医药上用作消毒剂和防腐剂，可用于洗涤眼睛等。

2. 硼砂($Na_2B_4O_7 \cdot 10H_2O$) 有毒，是无色半透明的晶体，在干燥的空气中易失水风化，能溶于水，水溶液呈碱性。熔融硼砂可以溶解许多金属氧化物，生成不同颜色的偏硼酸的复盐，此法在分析化学中称为“硼砂珠实验”，用作检验金属离子。

硼砂在中药上叫盆砂，其作用与硼酸相似，可治疗咽喉炎、口腔炎、中耳炎。冰硼散及复方硼砂含漱剂的主要成分为硼砂。

你知道吗

自制水晶泥——有毒！

近年来在不少中小学生中颇为流行一种手工品，普通的一堆白色粉末，加上水、液体胶水，再加上一些硼砂水搅拌后就可以制作成色彩鲜艳、触感柔软的水晶泥，这种手工品在校园周边的小卖部中随处可见。但学生在做手工过程中，如果遇到皮肤破损或者不经意间用手摸到口腔黏膜，硼砂就会被人体吸收。晶莹剔透的水晶泥有时还会被幼儿误服。硼砂在人体内吸收较快，但从体内代谢出去的过程较慢。当人体摄入一定量的硼砂，就会引起消化道相关疾病，比如食欲减退、影响营养素的吸收等，若摄入的量过多，还会引发多脏器的蓄积性中毒。因此，请提醒我们身边的小朋友不要再玩“水晶泥”。

目标检测

一、选择题

(一) 单项选择题

1. 下列气体中，既有毒性又有颜色的是

A. N_2　　B. CO_2　　C. CO　　D. Cl_2

2. 社会上有不法的商人利用硫黄对银耳进行熏制，这是利用了

A. S 的漂白性　　B. S 的还原性

C. SO_2的漂白性　　D. SO_2的还原性

3. 下列气体中，不会造成空气污染的是

A. N_2　　B. Cl_2　　C. NO_2　　D. SO_2

4. 下列哪类物质中加入 NaOH 溶液加热后产生的气体能使湿润红色石蕊试纸变蓝

A. 铵盐　　B. 硝酸盐　　C. 磷酸盐　　D. 硫酸盐

5. 下列酸在与金属锌反应时，不产生氢气的是

A. 稀硫酸　　B. 稀硝酸　　C. 稀盐酸　　D. 浓盐酸

6. 不法分子用铜锌合金制成的假金币行骗。下列方法中，能有效鉴别其真假的是

A. 观察颜色　　B. 查看图案

C. 用手掂量轻重　　D. 滴一滴硝酸观察现象

7. 在放置时间较久的碘化钾溶液中加入淀粉溶液，溶液呈什么颜色

A. 红色　　B. 蓝色　　C. 黄色　　D. 粉红色

8. 可鉴别 NaCl、NaBr、KI、KNO_3四种溶液的试剂是

A. Cl_2　　B. $AgNO_3$

C. Br_2　　D. 碘化钾淀粉试纸

9. 砒霜有剧毒，属于公安机关管控的危险物品，下列哪种物质是砒霜

A. As_2O_3　　B. As_2O_5　　C. As_2S_3　　D. As_4S_4

10. 下列物质属于一元弱酸的是

A. HCl　　B. H_2S　　C. HNO_3　　D. H_3BO_3

11. 下列物质溶液中先加入 $BaCl_2$溶液产生白色沉淀，再加入盐酸沉淀消失的是

A. Na_2SO_4　　B. H_2SO_4

C. HNO_3　　D. Na_2CO_3

12. 下列气体中，遇氯化氢会产生大量白烟的是

A. CO_2　　B. NO　　C. NH_3　　D. SO_2

13. 下列物质发生反应产生的气体，能使湿润醋酸铅试纸变黑的是

A. 浓硫酸和铜加热

B. HNO_3和铜

C. SO_2和 O_2催化剂加热

D. Na_2S 和 HCl 反应

14. 稀释浓硫酸时，下列操作中，正确的是

A. 先加水，后加浓硫酸，最后搅拌均匀

B. 先加浓硫酸，然后边加水边搅拌

C. 先加水，然后边加浓硫酸边搅拌

D. 水和浓硫酸同时加，最后搅拌均匀

15. 下列物质酸性最强的是

A. HF　　B. HI　　C. HBr　　D. HCl

(二)多项选择题

1. 下列气体中，不能用排水法收集的是

A. SO_2　　B. NH_3　　C. Cl_2　　D. O_2

2. 实验室中白磷常在水中保存，而不能直接放在空气中，据此对白磷性质做出的如下推测中，正确的是

A. 它的密度比水小

B. 它遇水不反应

C. 它难溶于水

D. 它易与空气中的物质反应

3. 为使以面粉为原料制作的面包松软可口，通常用碳酸氢钠作发泡剂，其原因是 $NaHCO_3$

A. 热稳定性差　　B. 能增加甜味

C. 能产生 CO_2　　D. 能提供 Na^+

4. 下列物质中属于混合物的是

A. 氯化氢　　B. 氯水

C. 氨水　　D. 漂白粉

5. 下列物质中有漂白作用的是

A. 二氧化硫　　B. 臭氧

C. 干燥氯气　　D. 双氧水

6. 下列现象中属于化学变化的是

A. 氯气溶于水形成氯水

B. 活性炭使有色物质褪色

C. 形成酸雨

D. 浓硫酸的脱水性

7. 浓硫酸具有的性质是

A. 酸的通性　　B. 脱水性

C. 吸水性　　D. 氧化性

二、判断题

1. 浓硝酸具有氧化性，稀硝酸不具有氧化性。
2. NO_2是红棕色有刺激性气味有毒的气体。
3. 大米粥遇碘水显蓝色，该现象表明大米粥含有丰富的蛋白质。
4. 过氧化氢既有氧化性，又有还原性。
5. 浓硫酸与浓盐酸的混合液(体积比为1∶3)称为王水。

第二节　常见金属单质及其化合物

PPT

学习目标

知识要求

1. **掌握**　金属键和金属的通性；钾、钠、镁、钙及其重要化合物的性质。
2. **熟悉**　铅、铝、铜、银、锌、汞、铁及其重要化合物。
3. **了解**　焰色反应；常见金属及其化合物在医药上的用途。

能力要求

会检验 Pb^{2+}、Al^{3+}、Fe^{3+}、Fe^{2+}。

实例分析

实例 在1953年前后，日本某海湾地区水俣镇出现了一件奇怪的事件，该镇上的猫纷纷跳海自杀，没过几年水俣镇连猫的踪影也找不见了。1956年，出现了与猫的症状相似的病人，最初因为病因不清楚，所以用地域名称命名为“水俣病”。截至1991年，该病导致2248人中毒，其中1004人死亡。后来查明，水俣镇一家氮肥公司排放的废水中含有汞，这些废水排入海湾后经过某些生物的转化，形成甲基汞。这些汞在海水、底泥和鱼类中富集，又经过食物链使猫和人中毒。

问题 汞是一种金属元素，那么是不是金属元素都对人有害呢？有没有对人有益的金属呢？他们的性质又如何呢？

一、金属的一般通性

金属单质多为晶体结构，由于晶体中金属阳离子与不停运动着的自由电子之间存在着强烈的作用力，从而使许多金属阳离子、金属原子和自由电子结合在一起。这种依靠自由电子的运动而将金属原子、金属阳离子结合在一起的化学键称为金属键，如图7－9所示。

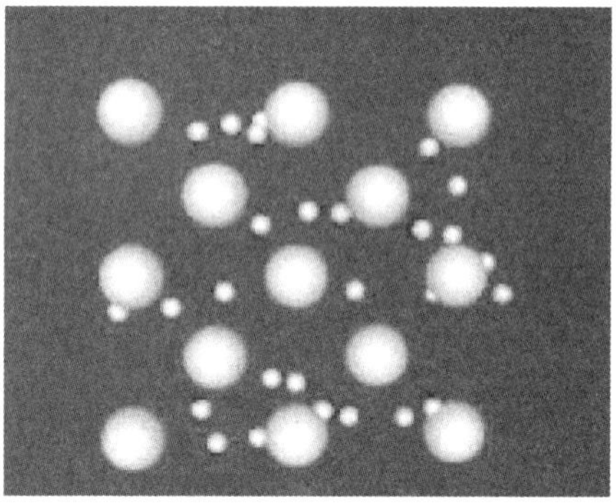

图7－9 金属键

由于金属键的存在，使金属具有许多共同的物理性质。主要有以下几个方面。

(1)常温下绝大多数固体块状金属呈现钢灰色或银白色光泽。金属在粉末状时，一般呈暗灰色或黑色而无光泽。

(2)大多数金属都是电和热的良导体。在通常情况下，善于导电的金属也善于导热，常见的几种金属导电和导热能力由强到弱的顺序如下：

$$Ag > Cu > Au > Al > Zn > Pt > Sn > Fe > Pb > Hg$$

(3)大多数金属有延展性，可拉成丝或压成薄片。延性最好的是铂，展性最好的是金。

金属元素的原子最外层电子较少，原子半径较大。当发生化学反应时，金属原子容易失去电子而转变为阳离子，所以金属常作为还原剂。一种金属元素的原子越易失去电子，它的金属活泼性越强，还原性也越强。不同金属元素的原子结构不同，金属活泼性有显著差别，常见金属活泼性顺序如下：

K　Ca　Na　Mg　Al　Zn　Fe　Sn　Pb　(H)　Cu　Hg　Ag　Pt　Au

金属活泼性由强逐渐减弱

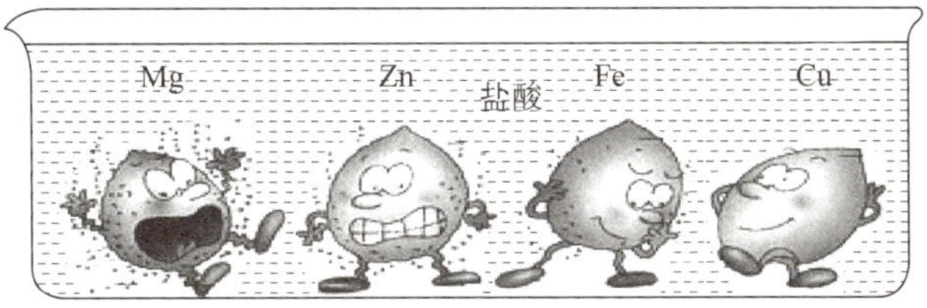

图 7－10　金属与盐酸反应的比较

二、碱金属及其化合物

1. 碱金属　元素周期表中第 IA 族的元素称为碱金属，碱金属元素包括：锂(Li)、钠(Na)、钾(K)、铷(Rb)、铯(Cs)、钫(Fr)六种元素。因它们的氢氧化物都易溶于水(除 LiOH 溶解度稍小外)，且呈强碱性，故命名为碱金属。

碱金属具有金属的通性，其原子易失去最外层的 1 个电子形成 +1 价阳离子。碱金属一般都保存在煤油里，但锂的密度小于煤油而保存在液状石蜡中。碱金属单质硬度一般不大，很容易用小刀切割，但锂不易用小刀切割。碱金属单质与水反应时生成氢气和相应的碱，与水反应的剧烈程度见图 7－11。

$$2Li + 2H_2O \xlongequal{} 2LiOH + H_2\uparrow$$

$$2Na + 2H_2O \xlongequal{} 2NaOH + H_2\uparrow$$

$$2K + 2H_2O \xlongequal{} 2KOH + H_2\uparrow$$

锂　　钠　　钾

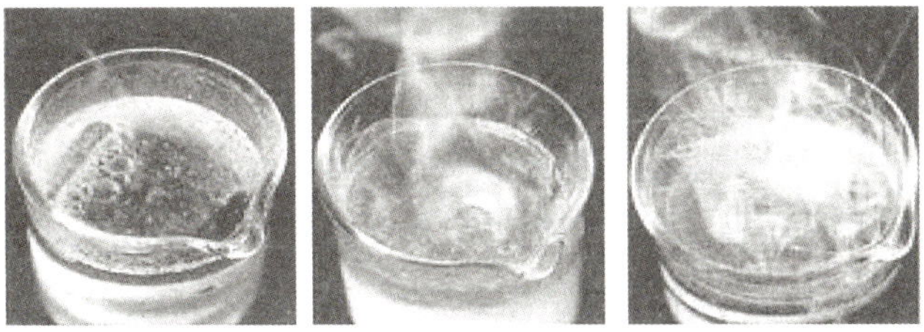

图 7－11　锂、钠、钾与水反应的剧烈程度

请你想一想

打开元素周期表找到锂（Li）、钠（Na）、钾（K）、铷（Rb）、铯（Cs）元素，比较这些元素请回答下列问题？

金属性最强的元素：＿＿＿＿＿＿＿＿金属性最弱的元素：＿＿＿＿＿＿＿＿

原子半径最小的元素：＿＿＿＿＿＿＿＿原子半径最大的元素：＿＿＿＿＿＿＿＿

锂在空气中燃烧时，可生成氧化锂(Li_2O)。钾、钠在空气中与氧气反应则生成过氧化钾(K_2O_2)、过氧化钠(Na_2O_2)。

2. 碱金属氧化物 碱金属氧化物是碱性氧化物，与水反应生成氢氧化物，与酸性氧化物反应生成盐。

$$Na_2O + H_2O \xlongequal{} 2NaOH$$

$$Na_2O + CO_2 \xlongequal{} Na_2CO_3$$

碱金属过氧化物与水或稀酸反应生成过氧化氢，过氧化氢分解放出氧气。

$$Na_2O_2 + 2H_2O \xlongequal{} 2NaOH + H_2O_2$$

$$2H_2O_2 \xlongequal{} 2H_2O + O_2\uparrow$$

碱金属过氧化物与酸性氧化物反应生成盐和氧气。

$$2Na_2O_2 + 2CO_2 \xlongequal{\triangle} 2Na_2CO_3 + O_2\uparrow$$

因此过氧化物常用于氧化剂、漂白剂和氧气发生剂。过氧化钠可用作防毒面具的填料剂，用作高空飞行及潜水作业时的供氧剂及二氧化碳吸收剂。

3. 碱金属的氢氧化物 碱金属的氢氧化物都是强碱，称为苛性碱。对皮肤、纤维、玻璃等具有强腐蚀作用，使用时要特别小心。

碱金属的氢氧化物易溶于水，并放出大量的热。碱金属氢氧化物在空气中易潮解，跟空气中的二氧化碳反应生成碳酸盐，所以要密封保存。

碱金属氢氧化物的水溶液或熔融状态下能溶解许多非金属及其氧化物。如

$$SiO_2 + 2NaOH \xlongequal{} Na_2SiO_3 + H_2O$$

玻璃中含有 SiO_2，因此盛放 NaOH 溶液的试剂瓶要用橡皮塞，最好要用耐腐蚀的塑料试剂瓶盛放。

4. 碱金属盐 碱金属的盐大多数易溶于水。一般都具有较高的热稳定性，难于分解，只有硝酸盐加热到一定温度时能够分解。如

$$2NaNO_3 \xlongequal{\triangle} 2NaNO_2 + O_2\uparrow$$

硫酸钠(Na_2SO_4)，硫酸钠无菌溶液静脉滴入可作为利尿剂，$Na_2SO_4\cdot 10H_2O$ 俗称芒硝。高锰酸钾和重铬酸钾是具有强氧化性的钾盐。高锰酸钾($KMnO_4$)常温下为紫黑色晶体，易见光分解，故需避光存于阴凉处，严禁与易燃物及金属粉末同放。高锰酸钾在工业上用作消毒剂、漂白剂等。在实验室，高锰酸钾因其强氧化性和溶液颜色鲜艳而常被用于物质的鉴定。在医药上，高锰酸钾可用于消毒、洗胃。重铬酸钾($K_2Cr_2O_7$)为橙红色晶体，易溶于水，有毒，强氧化剂。

你知道吗

钠、钾的生理功能

作为生物体内最主要的两种阳离子，Na^+，K^+ 有其独特的作用和意义。不管是在宏观或是在微观的生命活动中，Na^+ 和 K^+ 都起着不可替代的作用。它们对生物体来说必不可少，而在生物体内两种离子的大部分生理功能都是相互协调发挥的，因此，维持两种离子的平衡对生命的活动有着重要的作用和意义。

Na^+和K^+最重要的四种生理功能是：调节机体和细胞的渗透压；参与体内蛋白质和糖类的代谢；调节体液的酸碱平衡；维持正常的神经兴奋性和心肌运动。

其实Na^+和K^+的生理功能远不止这些。如：钾能降低高钠引起的高血压，钠、钾可参与酶的合成，维持酶的作用，这些都是Na^+和K^+生理功能的重要体现。

三、碱土金属及其化合物

1. 碱土金属 元素周期表中第ⅡA族的元素称为碱土金属，包括：铍(Be)、镁(Mg)、钙(Ca)、锶（Sr)、钡(Ba)、镭(Ra)六种元素。由于钙、锶、钡的氧化物溶于水既呈碱性又有“土性”(化学史上人们曾把在水中溶解度不大而又难熔融的金属氧化物称为土性)，因此将本族元素称为碱土金属。

碱土金属具有金属的通性，易失去最外层的2个电子形成+2价阳离子。碱土金属元素的单质硬度、密度也比较小，除铍和镁外，其他单质都能用刀子切开，新切开的断面有金属光泽，接触空气后表面会变黑，这是因为生成了一层氧化膜的缘故。碱土金属单质与水反应时生成氢气和相应的碱，反应活泼性强弱如下所示：

Be	Mg	Ca Sr Ba
与水蒸气反应	与热水反应	在冷水中即可反应

$$Mg + 2H_2O \overset{\triangle}{=\!=\!=} Mg(OH)_2 + H_2\uparrow$$

$$Ca + 2H_2O =\!=\!= Ca(OH)_2 + H_2\uparrow$$

碱土金属还能与卤素、氮气、氢气等发生反应。如：单质镁与氮气的化合。

$$3Mg + N_2 \overset{点燃}{=\!=\!=} Mg_3N_2$$

2. 碱土金属氧化物 碱土金属Be和Mg在空气中燃烧时分别生成普通氧化物BeO和MgO，Ca、Sr、Ba在空气中燃烧生成普通氧化物、过氧化物甚至超氧化物。比较典型的有氧化钙(CaO)，俗称生石灰。普通氧化物与水反应生成氢氧化物。化学反应方程式通式为：

$$MO + H_2O =\!=\!= M(OH)_2 \text{（M代表碱土金属）}$$

过氧化钡可用作供氧剂和引火剂，还可用于实验室制备过氧化氢。

$$BaO_2 + H_2SO_4(稀) =\!=\!= BaSO_4\downarrow + H_2O_2$$

3. 碱土金属的氢氧化物 氢氧化钙俗称熟石灰、消石灰、石灰水，是重要的建筑材料。也可用于制取漂白粉(次氯酸钙和碱式氯化钙的混合物)。反应如下：

$$2Cl_2 + 3Ca(OH)_2 =\!=\!= Ca(ClO)_2 + CaCl_2\cdot Ca(OH)_2\cdot H_2O + H_2O$$

另外，实验室中常将二氧化碳通入澄清饱和石灰水中，查看能否将澄清的溶液变浑浊来鉴别二氧化碳气体的存在与否。反应如下：

$$CO_2 + Ca(OH)_2 =\!=\!= CaCO_3\downarrow + H_2O$$

碱土金属的氢氧化物溶解度和碱性比碱金属的氢氧化物稍小，具体情况如下表所示：

表 7-4 碱土金属氢氧化物碱性和溶解性强弱

化合物	$Be(OH)_2$	$Mg(OH)_2$	$Ca(OH)_2$	$Sr(OH)_2$	$Ba(OH)_2$
酸碱性	两性	中强碱	强碱	强碱	强碱
溶解性	难溶	难溶	微溶	易溶	易溶

4. 碱土金属盐 碱土金属的铍盐多数易溶于水，镁盐部分易溶于水，Ca、Sr、Ba盐多数难溶于水，MCO_3、MC_2O_4、$MCrO_4$、$M_3(PO_4)_2$等难溶于水，易溶于强酸。Ca、Sr、Ba硫酸盐、铬酸盐的溶解度依次减小。

碱土金属的盐在医药上也被广泛应用。硫酸钡($BaSO_4$)不溶于水也不溶于酸，具有强烈吸收X射线的能力，在医疗上用作肠胃透视的内服对比剂，俗称“钡餐造影”；硫酸镁($MgSO_4$)与甘油调和用作外用消炎药；葡萄糖酸钙、磷酸氢钙、乳酸钙等钙盐药物常用于治疗急性钙缺乏症。

你知道吗

钡餐造影

钡餐也称上消化道钡剂造影，钡餐检查时患者一般无痛苦和并发症，容易接受。患者先服下3~5g产气粉，使胃充分扩张后，再服下一定量医用纯硫酸钡混悬液，使胃冲盈。当X射线透过人体时，利用显示器间接观察被钡剂充盈的胃的形态、大小、位置及蠕动情况，并进行摄像。如果钡剂本身颗粒大，在胃内壁涂覆不均匀，观察不细心，会导致一些微小病变容易遗漏。

5. 焰色反应 某些金属或它们的化合物在高温无色火焰中灼烧时，火焰呈现特殊颜色，这一现象称为焰色反应。根据呈现的特殊颜色，可鉴定某种单一金属离子的存在，如图7-12所示。

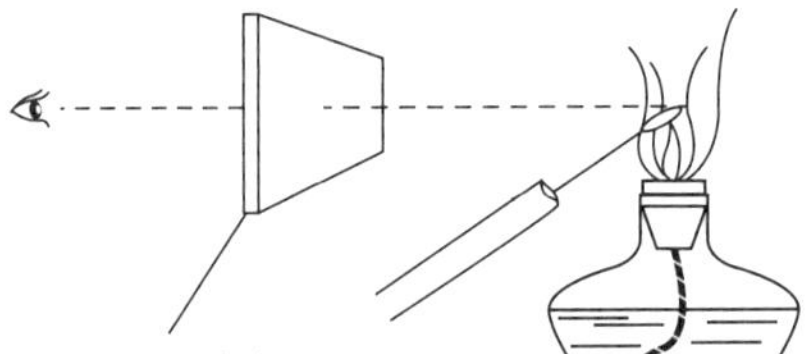

图 7-12 K^+焰色反应方法

几种金属离子的焰色：Li^+(紫红色)、Na^+(黄色)、K^+(浅紫)、Rb^+(紫色)、Cs^+(紫色)、Ca^{2+}(砖红)、Sr^{2+}(洋红色)、Ba^{2+}(黄绿色)、Cu^{2+}(绿色)。

四、铅、铝及其重要化合物

1. 铅及其重要化合物 铅主要是以方铅矿的形式存在于自然界中。

铅在空气中直接与氧气反应生成黄色的氧化铅固体(PbO)，有毒，难溶于水，但能溶于酸。氧化铅在中药上称为密陀僧，作为攻毒杀虫、收敛防腐药，外用主治疮疡脓多、湿疹流水、狐臭、汗斑和酒糟鼻。

氧化铅在碱性溶液中与强氧化剂作用生成棕色的二氧化铅(PbO_2)，二氧化铅和一氧化铅二者在强热条件结合成四氧化三铅($2PbO\cdot PbO_2$)，俗称“铅丹”或“红丹”，为橙红色粉末。铅丹外用有拔毒收湿、敛疮生肌功效，内服有坠痰镇惊、攻毒截疟功效。工业上用作涂料，涂在钢材表面防锈。

铅盐多数难溶于水，如硫化铅、硫酸铅、氯化铅等，只有醋酸铅和硝酸铅溶于水。铅盐多数有毒。

Pb^{2+}离子的检验可用铬酸钾法。在中性或碱性溶液中，Pb^{2+}离子与铬酸钾(K_2CrO_4)反应生成黄色沉淀，沉淀在强酸和强碱溶液中溶解。

$$Pb(NO_3)_2 + K_2CrO_4 = 2KNO_3 + PbCrO_4 \downarrow$$

2. 铝及其重要化合物 铝的化学性质很活泼，在常温下，铝与空气中的氧气反应，生成一层致密而坚固的氧化铝薄膜，从而阻止内部的铝被继续氧化，这种现象叫钝化。

铝和氧化铝既能与强酸反应也能与强碱溶液反应，因此酸、碱可直接腐蚀铝制品及坚固的氧化铝薄膜。所以使用铝制品时不宜长时间存放酸、碱性的物质。

$$2Al + 6HCl = 2AlCl_3 + 3H_2 \uparrow$$

$$2Al + 2NaOH + 2H_2O = 2NaAlO_2 + 3H_2 \uparrow$$

$$Al_2O_3 + 6HCl = 2AlCl_3 + 3H_2O$$

$$Al_2O_3 + 2NaOH = 2NaAlO_2 + H_2O$$

氢氧化铝是一种白色胶状物质，几乎不溶于水，但能凝聚水中的悬浮物，并能吸附色素。氢氧化铝是两性氢氧化物，既能与强酸反应，也能与强碱反应。如：

$$Al(OH)_3 + 3HCl = AlCl_3 + 3H_2O$$

$$Al(OH)_3 + NaOH = NaAlO_2 + 2H_2O$$

氢氧化铝在医药上用作抗酸药物，它的碱性不强可中和过多胃酸，且生成的氯化铝还具有收敛止血的功能。

在铝盐溶液中加入氨水或碱，可生成白色胶状的氢氧化铝沉淀，氢氧化铝沉淀可溶于氢氧化钠而不溶于氨水，可用于Al^{3+}的检验。

$$AlCl_3 + 3NH_3 \cdot H_2O = Al(OH)_3 \downarrow + 3NH_4Cl$$

你知道吗

铅、铝对人体的危害

铅是一种对人体危害极大的有毒重金属，铅进入人体后将对神经、造血、消化、肾脏、心血管和内分泌等多个系统或器官造成危害，对儿童、孕妇危害性更大。在老年痴呆症病人中检查发现神经细胞里有大量的铅沉淀。目前铅主要是通过食物、饮用水、空气等方式影响人体健康。

铝会导致肾功能不好，易痴呆。研究人员对痴呆病人的研究发现，这类病人脑内有30%新皮层区的铝浓度大于4μg/g(干重)，患者脑部神经元细胞核内，铝的含量为健康人的4倍，最大达30倍。如果随时间推移，铝在脑中逐渐积累，就会伤害神经元，使人的记忆力丧失。

五、铜、银、锌、汞、铁及其化合物

铜、银、锌、汞、铁为过渡金属元素，在化学反应中会出现变价。如铜的化合价主要有+1、+2；铁的化合价主要有+2、+3。

1. 铜、银及其化合物 铜和银在周期表中的ⅠB族，是人们早已知道的不活泼金属，它们在自然界中多以单质的形式存在。铜和银的单质密度较大，且具有较高的熔点、沸点和良好的延展性、导热性、导电性。

表7-5 铜的几种重要化合物的颜色及理化性质

名称	颜色	理化性质及用途
氧化铜(CuO)	黑色固体	难溶于水，是碱性氧化物，加热时易被氢气、一氧化碳等还原为铜
氧化亚铜(Cu_2O)	红棕色固体	氧化亚铜难溶于水，稳定。用含酒石酸钾钠的碱性铜盐溶液与葡萄糖反应，可得到氧化亚铜。可用于检验糖尿病患者尿中葡萄糖。可用做红色颜料
硫酸铜($CuSO_4$)	白色粉末	有较强的吸水性，吸水后变成蓝色晶体，可作干燥剂

在硫酸铜溶液中加入强碱，可生成蓝色的氢氧化铜沉淀。

$$CuSO_4 + 2NaOH = \underset{\text{蓝色}}{Cu(OH)_2\downarrow} + Na_2SO_4$$

银的化合物的主要化合价为+1。硝酸银($AgNO_3$)是最重要的可溶性银盐。硝酸银在日光直接照射时逐渐分解。

$$2AgNO_3 \xlongequal{\text{光照}} 2Ag\downarrow + 2NO_2\uparrow + O_2\uparrow$$

因此硝酸银晶体或它的溶液应当保存在棕色瓶中。

硝酸银遇蛋白质生成黑色的蛋白银，因此使用时不要接触皮肤。10%的硝酸银溶液在医药上作消毒剂和防腐剂。

你知道吗

铜与人体的健康

铜是人体必需的微量元素之一。在人体中，有许多生物化学反应，都要有酶的催化，人体内至少有11种氧化酶含有铜离子。铜对体内铁的运输和利用，有着重要作用。缺了它会造成血红蛋白下降，这就是缺铜性贫血。另外缺铜会造成骨骼变脆、心血管功能紊乱、皮下出血等症状。

近几年科学研究表明，人体里的铜元素，对人体骨架的形成，也有着十分重要的作用。铜元素在机体组织发生癌变过程中还起着抑制作用。另外，铜还可预防心血管病、消炎抗风湿等作用。

2. 锌、汞及其化合物 锌、汞在周期表ⅡB族，主要化合价为+2，ⅡB族元素比同周期相应的ⅠB族元素的金属活泼性强。锌是最重要的生命必需金属元素之一，各种生命形式都需要锌。

锌既能与非氧化性酸作用放出氢气，又能溶于强碱溶液中。

$$Zn + H_2SO_4 = ZnSO_4 + H_2 \uparrow$$

$$Zn + 2NaOH + 2H_2O = \underset{\text{四羟基合锌酸钠}}{Na_2[Zn(OH)_4]} + H_2 \uparrow$$

氧化锌（ZnO）和氢氧化锌［$Zn(OH)_2$］都具有两性，既能溶于强酸，又能溶于强碱。氧化锌是常用药物，具有收敛和杀菌作用，也可作白色颜料。

汞是不活泼金属，常温下以液态存在，容易挥发，汞蒸汽毒性很大，易引起人体慢性中毒。汞与硫或三氯化铁会发生下列反应：

$$Hg + S = HgS$$

$$2Hg + 2FeCl_3 = Hg_2Cl_2 + 2FeCl_2$$

你知道吗

含汞废水的处理方法

化学沉淀法：在含汞废水中加入 Na_2S 或通入 H_2S，即可将 Hg^{2+} 以硫化汞的形式除去。由于 HgS 可溶于过量 Na_2S 中形成［HgS_2］$^{2-}$，达不到去除 Hg^{2+} 的目的，因此 Na_2S 不能过量。可向含 Hg^{2+} 废水中加入对水质影响不大的 $FeSO_4$，使其与过量的 Na_2S 作用生成 FeS。控制适当的 pH，可使 FeS 与悬浮的 HgS 一起从废水中沉淀出来。

还原法：采用铁屑、铜屑、锌等金属做还原剂，使废水中的 Hg^{2+} 还原为金属汞，再进行回收。

离子交换法：让废水流经离子交换树脂，汞被交换下来。该法是目前认为最好的除汞方法，但是此方法投资较大。

硫化汞（HgS）的天然矿物叫辰砂或朱砂，暗红色或鲜红色，有光泽，易碎，无臭，无味，难溶于水，也难溶于盐酸或硝酸，而溶于王水。朱砂有镇静、催眠作用，外用能杀死皮肤细菌和寄生虫。

氯化汞（$HgCl_2$）能升华，俗称升汞，是白色晶体，微溶于水，有剧毒，内服 0.2～0.4g 可致死。在医药上可用作手术器械的消毒剂，也可用作防腐剂。

氯化氨基汞（$HgNH_2Cl$）又称“白降汞”，在医药上可制成软膏，用以治疗疥、癣等皮肤病。

氯化亚汞（Hg_2Cl_2）俗称甘汞，难溶于水，少剂量时无毒，内服可作轻泻剂，外用治疗慢性溃疡及皮肤病。

3. 铁及其化合物　铁在地壳中的含量仅次于氧、硅和铝，居第四位，主要以 +2 和 +3 的化合价形式存在。

（1）铁的氧化物　铁的主要氧化物的理化性质，见表 7－6 所示。

表7-6 铁的三种氧化物的理化性质

化学式	FeO	Fe_2O_3	Fe_3O_4
俗称		铁红	磁性氧化铁
色态	黑色粉末	红褐色固体	黑色晶体
化合价	+2	+3	+2，+3
水溶性	不溶	不溶	不溶
与酸的反应	$FeO + 2HCl = FeCl_2 + H_2O$	$Fe_2O_3 + 6HCl = 2FeCl_3 + 3H_2O$	生成 Fe^{2+}、Fe^{3+} 盐

(2)氢氧化铁和氢氧化亚铁

请你想一想

第1支试管：加入少量的 $FeCl_3$ 溶液，然后滴入 NaOH 溶液。

第2支试管：加入少量的 $FeSO_4$ 溶液，然后滴入 NaOH 溶液。

观察与思考

1. 实验中你观察到的第1支试管和第2支试管各出现什么颜色？
2. 为什么在 $FeSO_4$ 溶液中加入 NaOH 溶液时，生成物的颜色由灰白色逐渐变为红褐色？

实验表明，三氯化铁溶液与氢氧化钠溶液反应，生成氢氧化铁红褐色沉淀。

$$FeCl_3 + 3NaOH = \underset{\text{红褐色}}{Fe(OH)_3} \downarrow + 3NaCl$$

硫酸亚铁与氢氧化钠溶液反应，生成氢氧化亚铁白色沉淀。但在实验中最终看到的是红褐色沉淀，是因为白色的氢氧亚化铁被空气中氧气氧化成红褐色的氢氧化铁。

$$FeSO_4 + 2NaOH = \underset{\text{白色}}{Fe(OH)_2} \downarrow + Na_2SO_4$$

$$4Fe(OH)_2 + O_2 + 2H_2O = 4Fe(OH)_3 \downarrow$$

你知道吗

铁与人体的健康

铁在人体中的含量只有0.004%，微乎其微。但铁是组成血红蛋白的一个不可缺少的成分。人体中的铁，有72%以血红蛋白的形式存在。它是一种含铁的复合蛋白，是血液中红细胞的主要成分。血液运送氧气的重大使命，就是由血红蛋白承担的。

铁是一种变价元素。当铁从一种价态转变为另一种价态时，需要消耗(或放出)的能量极少，因而是血液中氧的良好载体。当血液进入肺部后，红细胞中的铁与呼吸作用吸进来的新鲜氧气相结合，铁将由低价变为高价；当血液进入到身体其他部位时，红细胞中的铁，由高价被还原为低价，并释放出氧气，供组织进行氧化反应。其实，血红蛋白的功能，并不限于运送氧气，还有运送二氧化碳和维持血液酸碱平衡的作用，这些功能也是与铁分不开的。

4. Fe^{3+}、Fe^{2+}的检验

请你想一想

被检验物	加入试剂	化学反应方程式及现象	结论
$FeCl_3$ 溶液	加数滴硫氰化钾溶液	$FeCl_3 + 3KSCN \xlongequal{} Fe(SCN)_3 + 3KCl$ 溶液呈血红色。	可检验 Fe^{3+}
$FeCl_2$ 溶液	加数滴硫氰化钾溶液，再加入少量双氧水	$2FeCl_2 + H_2O_2 + 2HCl \xlongequal{} 2FeCl_3 + 2H_2O$ $FeCl_3 + 3KSCN \xlongequal{} Fe(SCN)_3 + 3KCl$ 加双氧水后溶液呈血红色	可检验 Fe^{2+}

观察与思考

检验 Fe^{2+} 时，为什么先加入硫氰酸钾溶液，再加入双氧水。加双氧水的目的是什么？

亚铁盐溶液中加入硫氰酸钾溶液不出现血红色，若加入双氧水后，溶液中 Fe^{2+} 被氧化成 Fe^{3+} 后才能出现血红色。

你知道吗

用途广泛的金属材料——记忆合金

记忆合金最令人鼓舞的应用是在航天技术中。1969 年 7 月 20 日，“阿波罗”11 号登月舱在月球着陆，实现了人类第一次登月旅行的梦想。宇航员登月后，在月球上放置了一个半球形的直径数米大的天线，用以向地球发送和接收信息。数米大的天线怎么能装在小小的登月舱里送上月球呢？原来天线就是用当时刚刚发明不久的记忆合金制成的。用极薄的记忆合金材料先在正常情况下按预定要求做好，然后降低温度把它压成一团，装进登月舱带上天去。放到月面上以后，在阳光照射下温度升高，当达到转变温度时，天线又“记”起了自己的本来面貌，变成一个巨大的半球形。

目前，金属材料的形状记忆效应和超弹性已广泛用于医学和生活各个领域。如制造血栓过滤器、脊柱矫形棒、接骨板、人工关节、人造心脏等等。还可以广泛地应用于各种自动调节和控制装置。形状记忆薄膜和细丝可能成为未来超微型机械手和机器人的理想材料。特别是它的质轻、高强度和耐蚀性使它备受各个领域青睐。

目标检测

一、选择题

(一)单项选择题

1. 在 $FeSO_4$溶液中混有 $Fe_2(SO_4)_3$和 $CuSO_4$杂质，除去这些杂质的简便方法是加入

A. 铁粉 B. $BaCl_2$

C. NaOH D. 锌粒

2. 下列物质中含有金属健的是

A. 铜片 B. 硫酸铜晶体

C. 氧化铜 D. 氯化铜

3. 硝酸银晶体或它的溶液应当保存在

A. 白色玻璃瓶 B. 棕色玻璃瓶

C. 白色塑料桶 D. 没有特别要求

4. 最适合大量贮运浓硫酸和浓硝酸的容器是

A. 玻璃或陶瓷 B. 铁和铝

C. 铜和铁 D. 玻璃和塑料

5. 下列金属氧化物呈黑色的是

A. 氧化亚铜 B. 氧化铝

C. 氧化铜 D. 氧化锌

6. 在常温下，下列各组能相互作用使金属溶解的是

A. 铝和浓硝酸 B. 铁和浓硫酸

C. 铜和稀硝酸 D. 金和稀硝酸

7. 下列物质不具有两性的是

A. $Al(OH)_3$ B. $Zn(OH)_2$

C. ZnO D. $Mg(OH)_2$

8. 下列物质进行焰色反应时，呈黄色的是

A. KCl B. NaCl

C. $CaCl_2$ D. $BaCl_2$

9. 碱金属和碱土金属分别位于周期表的

A. ⅠA 和ⅡA B. ⅠB 和ⅡB

C. ⅥA 和ⅦA D. ⅠA 和ⅡB

10. 氢氧化铝可作为治疗胃酸过多的内服药，这是利用氢氧化铝的

A. 还原性 B. 弱酸性

C. 弱碱性 D. 氧化性

11. 下列选项中元素原子半径最大且金属性最强的是
   A. Mg　B. Be　C. Sr　D. Ba
12. 下列选项中元素原子半径最小且金属性最弱的是
   A. Na　B. K　C. Li　D. Cs
13. 下列哪两种物质可以用于实验室制备过氧化氢
   A. 过氧化钡和稀硫酸　B. 氧化钠和水
   C. 氧化钠和 CO_2　D. 过氧化钠和 CO_2
14. 下列哪种物质可以用于防毒面具填料剂及高空飞行时的供氧剂
   A. 氧化钡　B. 氧化钠
   C. 碳酸钠　D. 过氧化钠
15. 下列哪种措施可以检验 Fe^{2+}
   A. 加入氨水后加热
   B. 加硫氰化钾
   C. 加硫氰化钾后再加少量双氧水
   D. 加盐酸

(二)多项选择题

1. 下列有关金属钠的性质的叙述，正确的是
   A. 具有氧化性　B. 具有还原性
   C. 硬度小　D. 密度小
2. 下列关于氢氧化铝叙述正确的是
   A. 氢氧化铝是一种不溶于水的白色胶状物质
   B. 氢氧化铝是两性氢氧化物
   C. 氢氧化铝能凝聚水中的悬浮物，并能吸附色素
   D. 氢氧化铝既能溶于氢氧化钠、盐酸，又能溶于氨水
3. 下列选项中对氢氧化钙俗称正确的是
   A. 熟石灰　B. 消石灰
   C. 碱石灰　D. 生石灰
4. 下列物质中，平时保存在煤油中的是
   A. 白磷　B. 硫磺
   C. 钠　D. 钾
5. 下列化学药品在实验室常作氧化剂的是
   A. 高锰酸钾　B. 硫酸铜
   C. 过氧化氢　D. 重铬酸钾

二、判断题

1. 碱金属的氢氧化物都是强碱，称为苛性碱。

2. 钠在空气中燃烧生成氧化钠。
3. 汞蒸气有毒，若不慎打碎水银温度计，可洒硫黄处理。
4. 硫化汞(HgS)的天然矿物叫雄黄。
5. 芒硝是 $Na_2CO_3 \cdot 10H_2O$ 的俗名。

书网融合……

微课　划重点　自测题

实验部分

实验室规则

一、实验室工作规则

1. 遵守纪律，保持肃静，集中思想，认真操作。

2. 仔细观察各种现象，并如实地详细记录在实验报告中。

3. 实验时应保持实验室和桌面清洁整齐，废纸、火柴梗和废液等应倒在废物缸内，严禁倒入水槽内，以防污染环境水槽淤塞和腐蚀，碎玻璃应放在废玻璃箱内回收。

4. 爱护国家财物，小心使用仪器和实验室设备，注意节约水和电。

5. 使用药品时应注意下列几点。

(1)药品应按规定量取用，如果书中未规定用量，应注意节约，尽量少用。

(2)取用固体药品时，注意勿使其撒落在实验台上。

(3)药品自瓶中取出后，不应倒回原瓶中，以免带入杂质而引起瓶中药品变质。

(4)试剂瓶用过后，应立即盖上塞子，并放回原处，以免和其他瓶上的塞子搞错，混入杂质。

(5)同一滴管在未洗净时，不应在不同的试剂瓶中吸取溶液。

(6)实验教材中规定在实验做过后要回收的药品，都应倒入回收瓶中。

6. 使用精密仪器时，必须严格按照操作规程进行操作，细心谨慎，避免粗枝大叶而损坏仪器。如发现仪器有故障，应立即停止使用并报告指导教师，及时排除故障。

7. 合理安排实验时间，中途不得擅自离开实验室。实验完毕后，师生进行实验小结。实验小结后，应将仪器洗刷干净，放回规定的位置、整理好桌面，把实验台揩净，并打扫地面，最后检查水龙头是否关紧。电插头或闸刀是否拉开。整理好各自的工作环境并报告老师，经检查认可后，方可离开实验室。实验室内一切物品(仪器药品和产物等)不得带离实验室。

8. 值日生在实验课结束后，要对实验室进行全面整理清扫；倾倒废液，检查并关好水、电、煤气和门窗等。

9. 要根据实验教材的要求，认真写好书面实验报告，小结本次实验的成功和失败。

二、实验室安全规则

在实验过程中，每个人都应注意实验室安全。

1. 一切有毒气体或有恶臭的物质的实验，都应在通风橱中进行。

2. 一切易挥发的或易燃的物质的实验，都应在离火较远的地方进行，并应尽可能在通风橱中进行。

3. 使用酒精灯，应随用随点，不用时盖上灯罩。不要用已点燃的酒精灯去点燃别的酒精灯，以免乙醇溢出而失火。

4. 加热试管时，不要将试管口指向自己和别人，也不要俯视正在加热的液体，以免溅出的液体把人烫伤。

5. 在闻瓶中气体的气味时，鼻子不能直接对着瓶口(或管口)，而应用手把少量气体轻轻扇向自己的鼻孔。

6. 浓酸、浓碱具有强腐蚀性，切勿溅在衣服、皮肤，尤其眼睛上。稀释浓硫酸时，应将浓硫酸慢慢地注入水中，并不断搅动，切勿将水注入浓硫酸中、以免产生局部过热，使浓硫酸溅出，引起灼伤。

7. 每次实验后，应把手洗净，方可离开实验室。

三、实验中意外事故的处理

在实验中如果不慎发生意外事故，不要慌张，应沉着、冷静，迅速处理。具体处理措施如下。

1. 烫伤 可用高锰酸钾或苦味酸溶液揩洗灼烧处，再搽上凡士林或烫伤油膏。

2. 受强酸腐伤 应立即用大量水冲洗，然后搽上碳酸氢钠油膏或凡士林。

3. 受浓碱腐伤 应立即用大量水冲洗，然后用柠檬酸或硼酸饱和溶液洗涤，再搽上凡士林。

4. 割伤 应立即用药棉揩净伤口，搽上龙胆紫药水，再用纱布包扎。如果伤口较大，应立即到医务室医治。

5. 火灾 如乙醇、苯或醚等引起着火时，应立即用湿布或沙土等扑灭；如火势较大，可使用 CCl_4 灭火器或 CO_2 泡沫灭火器，但不可用水扑救，因水能和某些化学药品(如金属钠)发生剧烈的反应而引起更大的火灾。如遇电气设备着火，必须使用 CCl_4 灭火器，绝对不可用水或 CO_2 泡沫灭火器。

6. 遇有触电事故，首先应切断电源，然后在必要时，进行人工呼吸。

实验常用仪器简介

仪器图形与名称	主要用途	使用方法及注意事项
试管 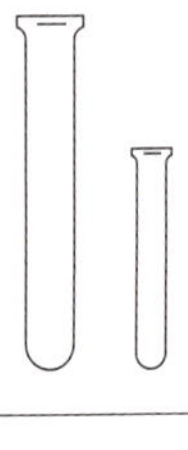	用作少量试剂的溶解或反应的仪器，也可收集少量气体、装配小型气体发生器	可直接加热，加热时外壁要擦干，用试管夹夹住或用铁夹固定在铁架台上；加热固体时，管口略向下倾斜，固体平铺在管底；加热液体时液体量不超过容积的1/3，管口向上倾斜，与桌面成45°，切忌管口对着人。装溶液时不超过试管容积的1/2

续表

仪器图形与名称	主要用途	使用方法及注意事项
坩埚 	用于高温灼烧固体试剂并用于称量，如测定结晶水合物中结晶水含量的实验	能耐 1200 ~ 1400℃的高温。有盖，可防止药品迸溅。坩埚可在泥三角上直接加热，热坩埚及盖要用坩埚钳夹取，热坩埚不能骤冷或溅水。热坩埚冷却时应放在干燥器中
烧杯 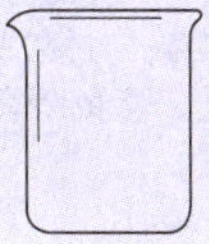	配制、浓缩、稀释、盛装、加热溶液，也可作较多试剂的反应容器、水浴加热器	加热时垫石棉网，外壁要擦干，加热液体时液体量不超过容积的 1/2，不可蒸干，反应时液体不超过 2/3，溶解时要用玻璃棒轻轻搅拌
烧瓶 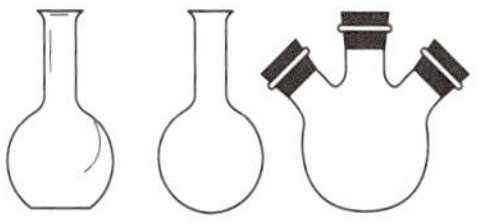 平底　圆底　三口	用作加热或不加热条件下较多液体参加的反应容器	平底烧瓶一般不做加热仪器，圆底烧瓶加热要垫石棉网，或水浴加热；液体量不超过容积的 1/2；三口圆底烧瓶侧管插入温度计于溶液中，中间瓶口装滴液漏斗
蒸馏烧瓶 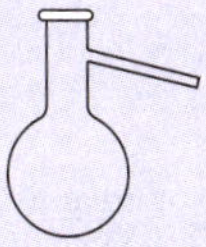	作液体混合物的蒸馏或分馏，也可装配气体发生器	加热要垫石棉网，要加碎瓷片防止暴沸，分馏时温度计水银球宜在支管口处
锥形瓶 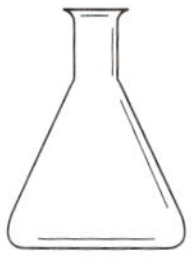	滴定中的反应器，也可收集液体，组装洗气瓶	同圆底烧瓶。滴定时只振荡，因而液体不能太多，不搅拌
集气瓶 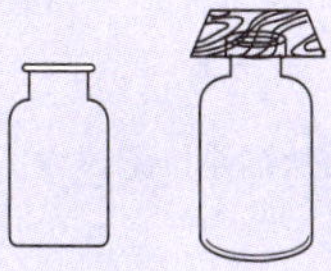	收集贮存少量气体，装配洗气瓶，气体反应器、固体在气体中燃烧的容器	不能加热，作固体在气体中燃烧的容器时，要在瓶底盛放少量水或一层细沙。瓶口磨砂(与广口瓶瓶颈磨砂相区别)，用磨砂玻璃片封口
试剂瓶 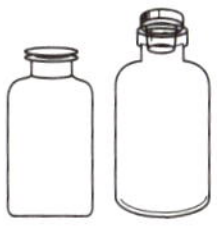	放置试剂用。可分广口瓶和细口瓶，广口瓶用于盛放固体药品(粉末或碎块状)；细口瓶用于盛放液体药品	都是磨口并配有玻璃塞。有无色和棕色两种，见光分解需避光保存的一般使用棕色瓶。盛放强碱固体和溶液时，不能用玻璃塞，需用胶塞和软木塞。试剂瓶不能用于配制溶液，也不能用作反应器，不能加热。瓶塞不可互换

续表

仪器图形与名称	主要用途	使用方法及注意事项
滴瓶 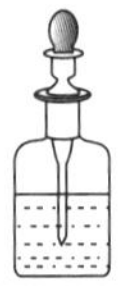	盛放少量液体试剂的容器。由滴管和滴瓶组成，滴管置于滴瓶内	滴瓶口为磨口，不能盛放碱液。有无色和棕色两种，见光分解需避光保存的(如硝酸银溶液)应盛放在棕色瓶内。酸和其他能腐蚀橡胶制品的液体(如液溴)不宜长期盛放在瓶内。滴管用毕应及时放回原瓶。切记！不可“串瓶”
铁架台 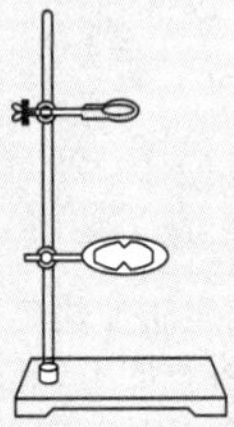	固定或放置反应容器；铁圈可代替漏斗架用于过滤	先调节好铁圈、铁夹的距离和高度，注意重心，防止放立不稳；用铁夹夹持仪器时，应以仪器不能转动为宜，不能过紧过松，过紧易夹破，过松易脱落；加热后的铁圈不能撞击或摔落在地，避免断裂
滴定管 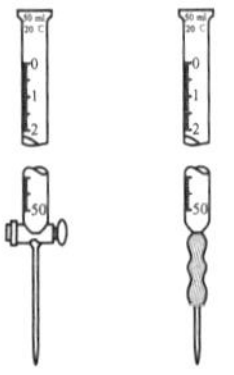 酸式 碱式	中和滴定(也可用于其他滴定)用，可准确量取液体体积，酸式滴定管盛酸性、氧化性溶液，碱式滴定管盛碱性、非氧化性溶液，二者不能互代	使用前要洗净并检查是否漏液，先润洗再装溶液，“0”刻度在上方，但不在最上；最大刻度不在最下。精确至0.1ml，可估读到0.01ml，读数时视线与凹液面相切
温度计 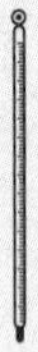	测定温度的量具，温度计有水银的和酒精的两种。常用的是水银温度计	使用温度计时要注意其量程，注意水银球部位玻璃极薄(传热快)不要碰着器壁，以防碎裂，水银球放置的位置要合适。如测液体温度时，水银球应置于液体中；做石油分馏实验时水银球应放在分馏烧瓶的支管处
表面皿 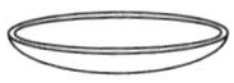	盖在烧杯或蒸发皿上；作点滴反应器皿或气室用；盛放干净物品	不能直接用火加热，防止破裂；不能当蒸发皿用
长颈漏斗 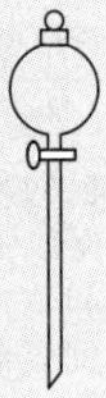	装配反应器，便于注入反应液	下端应插入液面下，否则气体会从漏斗口跑掉

续表

仪器图形与名称	主要用途	使用方法及注意事项
分液漏斗 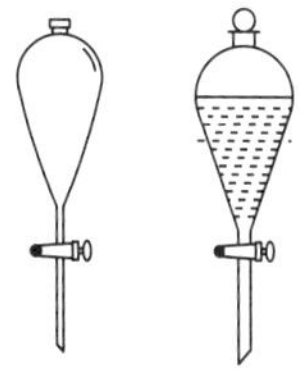	用于分离密度不同且互不相溶的液体；也可组装反应器，以随时加液体；也可用于萃取分液	使用前先检查是否漏液。分液时下层液体自下口放出，上层液体从上口倒出，放液时打开上盖或将塞上的凹槽对准上口小孔
干燥器 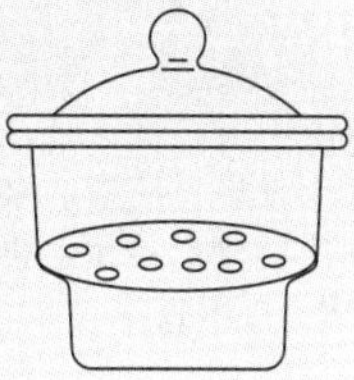	用于存放需要保持干燥的物品的容器。干燥器隔板下面放置干燥剂，需要干燥的物品放在适合的容器内，再将容器放于干燥器的隔板上	灼烧后的坩埚内药品需要干燥时，须待冷却后再将坩埚放入干燥器中。干燥器盖子与磨口边缘处涂一层凡士林，防止漏气。干燥剂要适时更换。开盖时，要一手扶住干燥器，一手握住盖柄，稳稳平推
毛刷 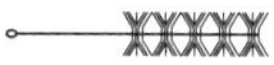	以大小和用途表示，如试管刷。洗刷玻璃器皿	使用前检查顶部竖毛是否完整，避免顶端铁丝戳破玻璃仪器
药匙 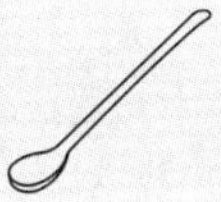	有牛角、瓷质和塑料质三种，两端各有一勺，一大一小。药勺用于取固体药品	根据药品的需要量，可选用一端。药匙用毕，需洗净，用滤纸吸干后，再取另一种药品
坩埚钳 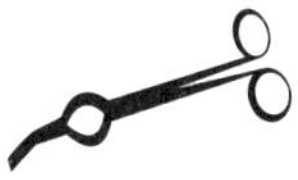	夹持坩埚和坩埚盖的钳子。也可用来夹持蒸发皿	当夹持热坩埚时，先将钳头预热，避免瓷坩埚骤冷而炸裂；夹持瓷坩埚或石英坩埚等质脆易破裂的坩埚时，既要轻夹又要夹牢
试管夹 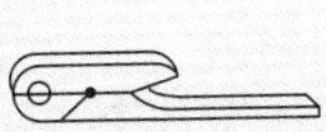	用于夹持试管进行简单加热的实验。一般为竹制品	夹持试管时，试管夹应从试管底部套入，夹于距试管口 2 ~ 3cm 处。在夹持住试管后，右手要握住试管夹的长臂，右手拇指千万不要按住试管夹的短臂(即活动臂)，以防拇指稍用力造成试管脱落打碎
研钵 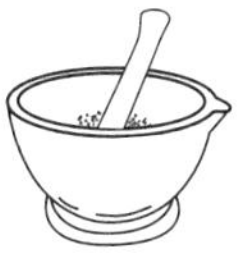	用于研磨固体物质，使之成为粉末状。有玻璃、白瓷、玛瑙或铁制研钵。与研杵配合使用	不能加热，研磨时不能用力过猛或锤击。如果要制成混合物粉末，应将组分分别研磨后再混合，如二氧化锰和氯酸钾，应分别研磨后再混合，以防发生反应
称量瓶 	需要准确称取一定量的固体样品时用	不能直接用火加热。盖与瓶配套，不能互换

续表

仪器图形与名称	主要用途	使用方法及注意事项
石棉网 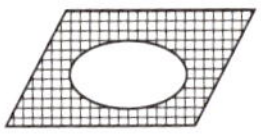	加热时垫在受热仪器与热源之间，能使受热物体均匀受热	用前检查石棉是否完好，石棉脱落的不能使用。不能与水接触或卷折
点滴板 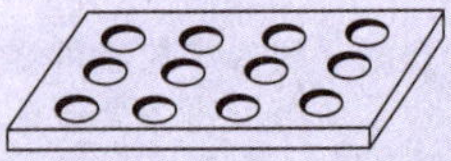	用作同时进行多个不需分离的少量沉淀反应的容器，根据生成的沉淀以及反应溶液的颜色选用黑、白或透明点滴板	不能加热。不能用于含氢氟酸溶液和浓碱液的反应
冷凝管 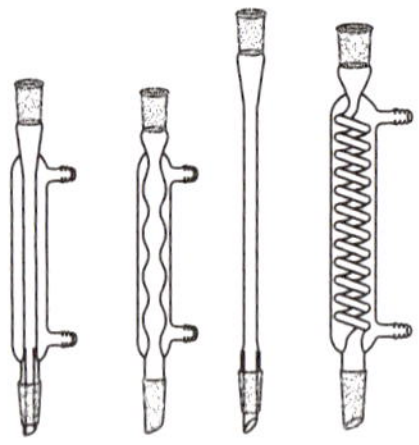 直形 球形 空气 蛇形	用于蒸馏装置中冷却蒸气。蒸馏沸点低于130℃的液体，用直形冷凝管。沸点高的液体且须加快蒸馏时，则用蛇形冷凝管	冷凝管下口为进水口，上口为出水口，且上端出水口应向上；用铁架台的铁夹夹住冷凝管的重心部位（约中上方）；蒸馏时，应先向冷凝管通冷水，再加热；蛇形冷凝管须垂直装置，切不可斜装
接液管 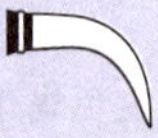	用于接收冷凝管中冷凝的液体	接液管与接收容器（如锥形瓶）间不可用塞子塞住；实验完毕，在拆除装置时，应先拆除接液管，后拆除冷凝管
熔点测定管 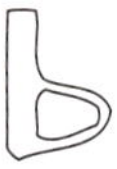	用于测量熔点的仪器	测定熔点时，熔点测定管应固定在铁架台上；应在熔点测定管的倾斜部分进行加热
分馏柱 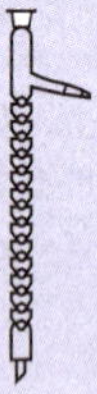	用于分馏时，冷却混合液的蒸汽	使用时，分馏柱底部放一些玻璃丝以防止填充物下坠入蒸馏烧瓶中；分馏柱的填充物要保留一定的空隙
抽滤瓶和布氏漏斗 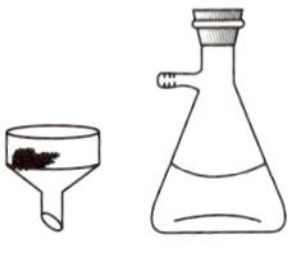	用于吸滤装置，使析出的晶体从母液中分离出来。吸滤瓶用于接收滤液	布氏漏斗以橡皮塞固定在抽滤瓶上，须紧密不漏气；布氏漏斗下端的缺口对着抽滤瓶的侧管；滤纸应小于布氏漏斗的底面；抽滤之前必须用同一种溶剂将滤纸湿润，使滤纸紧贴于布氏漏斗的底面

续表

仪器图形与名称	主要用途	使用方法及注意事项
热水漏斗 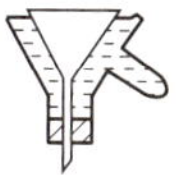	用于趁热过滤	如果溶剂是水，可加热热水漏斗的侧管。若溶剂是可燃性的，则应先把漏斗中的水烧热，熄灭火焰后，才能过滤；过滤时，先用少量溶剂湿润滤纸，可避免滤纸过滤时因吸附溶剂而使结晶析出；滤纸折成菊花形，这样可减少过滤时析出结晶的机会 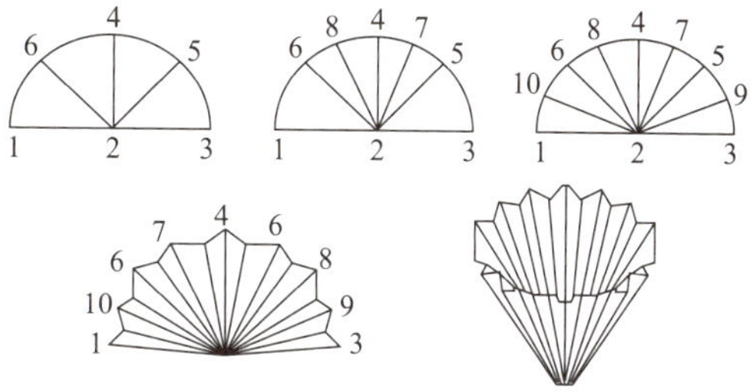
滴液漏斗 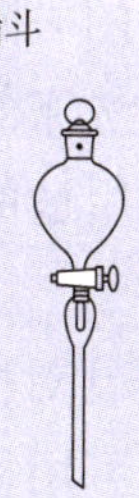	用来滴加某种试液或溶液	玻璃塞打开后才能开启活塞；使用前需检查是否漏水；用完后，应用水冲洗干净，玻璃塞用薄纸包裹后塞回；不能用手拿滴液漏斗的下端

实验一　无机化学实验基本操作

一、实验目标

1. 认识无机化学实验常用仪器的名称、用途和使用方法。
2. 进行仪器洗涤、药品取用、加热、称量、过滤、蒸发等基本操作。

二、实验用品

1. 仪器　试管、烧杯、量筒、漏斗、酒精灯、玻璃棒、胶头滴管、蒸发皿、铁架台、铁夹、铁圈、试管夹、试管架、试管刷、镊子、药匙、石棉网、托盘天平、移液管、容量瓶等。

2. 固体药品　食盐。

3. 液体药品　铬酸洗液、自来水、蒸馏水、乙醇。

4. 其他　滤纸、火柴、去污粉、肥皂粉。

三、实验内容

(一)玻璃仪器的洗涤和干燥

1. 玻璃仪器的洗涤　实验用过的试管、烧杯等玻璃仪器及导管、塞子等均应及时洗涤干净。洗涤方法应根据污物的性质、污染的程度和仪器的特点等具体情况加以选择，一般用以下几种方法洗涤玻璃仪器。

(1)用水洗涤　向仪器中加入约占容积1/4的自来水，震荡后将水倒掉。如果杂质是水溶性的，连续冲洗几次就可以干净。如果不易洗掉，可以用试管刷刷洗。刷洗时，试管刷应轻轻转动、上下移动，不能用力过猛以防底部被戳穿。然后用自来水冲洗几次，最后用蒸馏水淋洗2～3次。

(2)用去污粉或合成洗涤剂洗涤　如果用(1)方法难以洗净，可以用试管刷蘸去污粉刷洗(方法同上)，然后用自来水和蒸馏水洗涤。

(3)铬酸洗液洗涤　遇到一些口小、管细的玻璃仪器，可采用重铬酸钾洗液洗涤。洗涤时，先向仪器中倒少量洗液，倾斜并转动仪器，使仪器内壁全部被洗液浸润，连续转动几次之后，将洗液倒回原瓶，再用自来水和蒸馏水洗涤。

铬酸洗液是重铬酸钾与浓硫酸混合而成的红色溶液，对有机物和油污的去除能力特别强，并具有很强的腐蚀性，所以，使用时谨防溅在衣服和皮肤上。被洗涤的仪器应尽量无水，以免冲稀洗液，降低洗涤效果。洗液可反复使用多次，直到用过的洗液变成绿色(表示洗液已经失效)。

(4)用其他试剂洗涤　如果对仪器内污物的性质比较熟悉，就可以更有针对性、更有效地进行洗涤。例如，仪器附有不溶于水的碱、碳酸盐、碱性氧化物等可用稀盐酸洗涤；附有铜、银痕迹可用硝酸洗涤；附有二氧化锰痕迹可用浓盐酸洗涤。

洗净的玻璃仪器，在内壁上应附着很均匀的水膜，它们不聚成水滴，也不成股流下。

2. 常用玻璃仪器的干燥　用于有机化学实验的玻璃仪器，除需要洗净外，常常还需要干燥。仪器的干燥程度要根据实验的要求，来选择不同的干燥方式。一般将洗净的玻璃仪器倒挂在专用试剂橱里，第二天使用，即可满足要求。有些无水操作实验，要让玻璃仪器放进专门干燥设备进行干燥。干燥玻璃仪器的方法有下列几种。

(1)自然风干　自然风干是指把已洗净的仪器放在干燥架上自然风干，这是常用且简单的方法。但必须注意：如玻璃仪器洗得不够干净，水珠不易流下，干燥较为缓慢，风干后会留有污迹。

(2)烘干　把玻璃仪器放入烘箱内烘干，仪器口向上。带有磨砂口玻璃塞的仪器，必须取出活塞再烘干。烘箱内的温度保持在100～155℃片刻即可。已烘干的玻璃仪器最好先在烘箱内降至室温后再取出。切不可让很热的玻璃仪器沾上冷水，以免破裂。

(3)吹干　用气流烘干机或吹风机把仪器吹干。

(4)有机溶剂干燥　急用时可用有机溶剂协助干燥，即往仪器内依次注入少量乙醇或乙醚，然后转动仪器让溶剂在内壁流动，全部润湿后倒出，再用电吹风吹干以达到快速干燥的目的。

练习：洗涤常用玻璃仪器和烘干试管。

（二）药品的取用

实验所用的药品一律不能用口尝，不能直接用手拿，必须使用特定的工具取用。

1. 固体药品的取用 取粉末状或小颗粒的药品要用洁净的药匙。取用时，将试管倾斜或平放，把盛有药品的药匙（或纸槽）小心送到试管底部，然后把试管竖立，使药品全部落到试管底部，如实验图 1－1。

2. 液体药品的取用 液体药品通常盛放在细口的试剂瓶中。取用时，先把瓶塞拿下，倒放在桌面上，然后右手握住试剂瓶（手心握着标签），左手拿着试管，使试管倾斜与水平面成一定角度，把溶液缓慢地倒入试管，如实验图 1－2。倒完之后，立即盖好瓶塞，将试剂瓶放回原处。

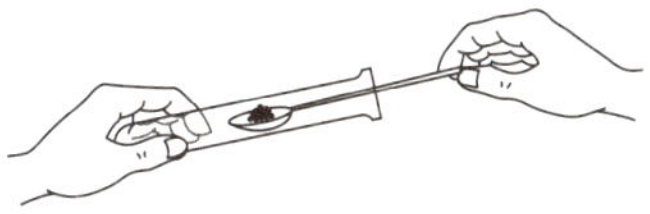

实验图 1－1 向试管内加入粉末药品

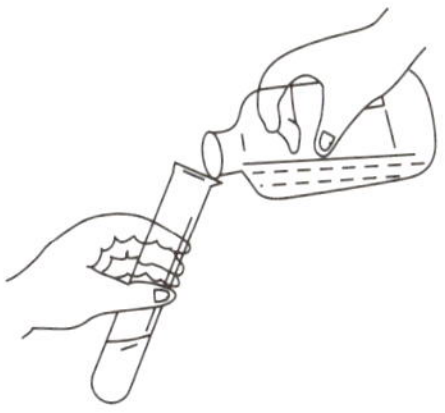

实验图 1－2 液体的倾倒

取用一定数量的液体药品可选用合适规格的量筒（或量杯）量出体积。量取时，量筒必须放平稳，使视线与量筒内液体的凹月面的最低处在同一水平面，再读出所取液体的体积数，如实验图 1－3。

取用少量液体药品时可用胶头滴管。使用胶头滴管时，先用拇指和食指挤压胶头，再把滴管的玻璃尖嘴插入试剂瓶液面以下，放松拇指和食指，液体就被吸入滴管里。把胶头滴管移出试剂瓶，垂直放到试管或其他容器的上方，再挤压胶头，使液体流出，如实验图 1－4。当胶头滴管吸有液体时，不要将尖嘴向上，以防液体倒流，腐蚀胶头并使药品变质。

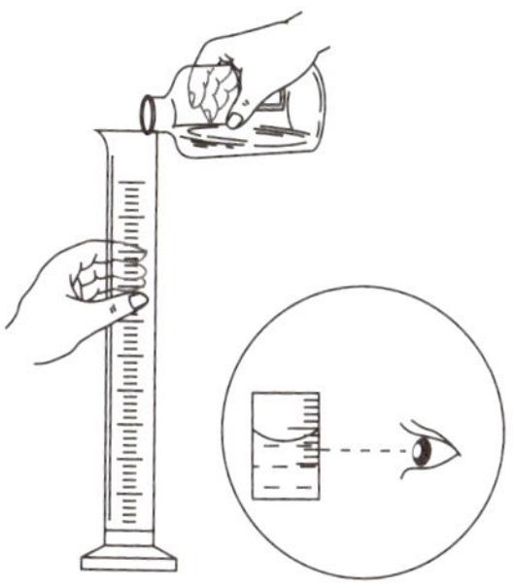

实验图 1－3 液体体积的量取

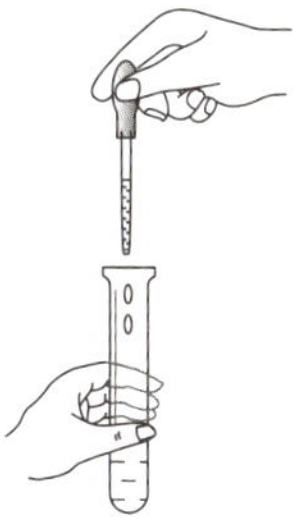

实验图 1－4 用滴管将试剂加入试管

练习：用滴管取液体试剂，直到能比较准确地估量所取液体的体积为止。

（三）物质的称量

托盘天平是常用的称量器具，如实验图 1－5，用于精确度不高的称量，一般能称准到 0.1g 或 0.2g，使用方法和注意事项如下。

1. 称量前应先调整托盘天平的零点。即检查托盘天平的指针是否停在标尺的正中间。如果不在正中间位置，可调节平衡调节螺丝，使指针在标尺上左右摆动的格数相等，这样指针就能停在标尺的中间位置，这就是托盘天平的零点。

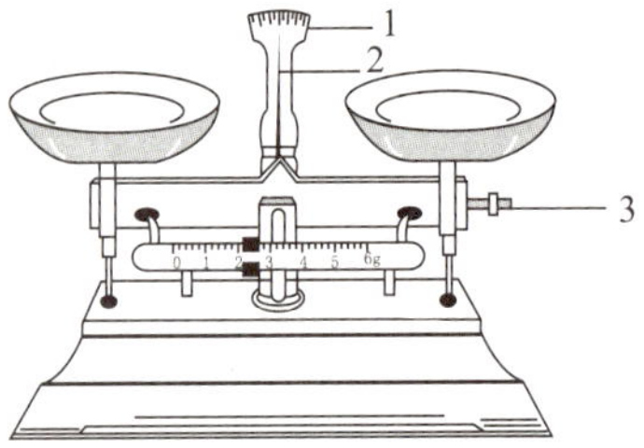

实验图 1-5 托盘天平

1. 标尺 2. 指针 3. 平衡调节螺丝

2. 称量时，通常左边放被称量的物品，右边放砝码，砝码必须用镊子夹取，应先放质量大的后加质量小的。添加砝码和调节托盘天平上的游码，使指针停在标尺的中间位置时，天平即处于平衡状态，此时指针所停的位置称为停点或平衡点。停点和零点相符时，砝码的质量加标尺刻度就是称量物品的质量。

3. 托盘天平不能称量热的物体。称量物不能直接放在托盘上，根据称量物的性能和要求，将称量物放在纸片上、表面皿或其他容器中称量。

4. 称量后，将砝码放回到砝码盒中，并使天平恢复原状。

练习：称粗盐 5g。

(四)物质的加热

常用的加热仪器有酒精灯、酒精喷灯和煤气灯，这里主要介绍使用酒精灯加热的方法。

1. 酒精灯的使用方法 使用酒精灯以前，先检查灯芯，如果灯芯顶部已被烧焦或烧平，用镊子向上拉一下灯芯，剪去烧焦处。然后检查灯壶中的酒精(酒精以不少于其容积的 1/4，不多于其容积的 2/3 为宜)，如果需加入酒精，应在点燃酒精灯以前借助漏斗往灯壶中添加，而不能向燃着的酒精灯里添加酒精。

点燃酒精灯时，绝对不能用燃着的酒精灯去点燃另一盏酒精灯，如实验图 1-6。

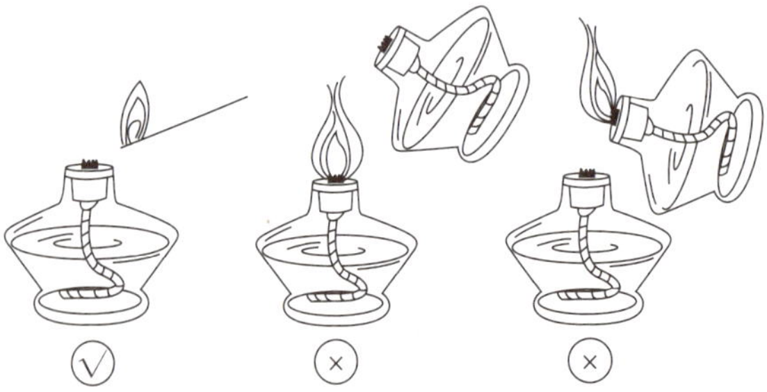

实验图 1-6 酒精灯的点法

熄灭酒精灯时，不能用嘴吹，而必须用酒精灯帽直接盖住酒精灯的火焰，确认酒精灯火焰灭后，然后将灯帽盖好，以免乙醇挥发。

2. 加热的方法 酒精灯的火焰分焰心、内焰、外焰三部分，如实验图 1-7。由于外焰燃烧得最充分，所以外焰的温度最高，加热物体时，应将物体放在外焰部分，如实验图 1-8。

(1)用试管加热固态物质时，应把试管固定在铁架台上或用试管夹夹住，先均匀加热试管的各部位，再集中加热放药品的部位。必须使试管口稍微向下倾斜，以免凝结在试管上的水倒流进灼热的试管底，使试管炸裂。

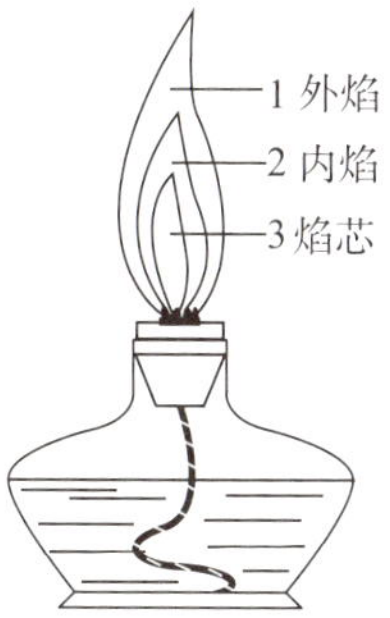

实验图 1－7　酒精灯火焰的温度

1. 最高温　2. 高温　3. 低温

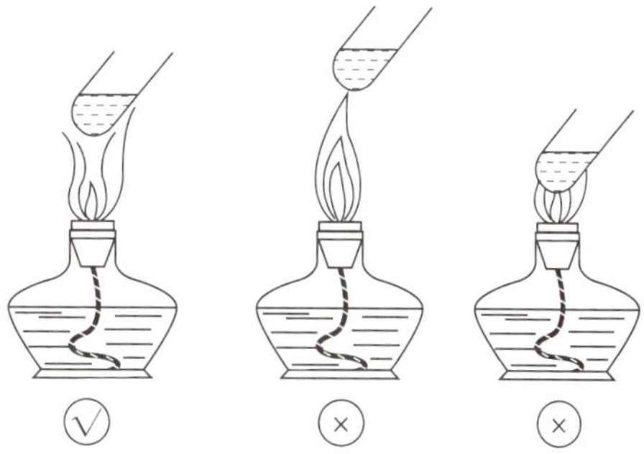

实验图 1－8　使用酒精灯加热物体的方法

(2)用试管加热液体时，液体的体积不能超过试管的 1/3，加热时应用试管夹，使试管与台面保持 45°，试管口不能对着人，应先使试管均匀受热，再自上而下地加热液体，以防液体沸腾冲出。

(3)用烧杯、烧瓶加热药品时，应将烧杯、烧瓶放在铁架台的铁圈上，铁圈上必须垫石棉网，以防受热不均造成容器炸裂。

(五)物质的溶解、过滤和蒸发

1. 溶解　溶解通常是指固体(或液体)与液体相混合而形成溶液的过程。

溶解过程中可采用研磨、振荡、搅拌、加热等措施加速溶解。溶解前要考虑好溶质与溶剂的加入顺序，一般情况都是把溶质加入到溶剂中。溶解过程中若有大量的热放出，应分次将溶质加入溶剂，边冷却边溶解。例如，在烧杯中溶解某固体时，应先把水倒入烧杯中，再将要溶解的固体逐渐加到水中，用玻璃棒沿烧杯壁轻轻搅动(必要时还可以加热)，使固体完全溶解。

2. 过滤　过滤是使固体和液体分离的操作，常压过滤的过程如下。

(1)过滤器的准备　将一张圆形滤纸对折两次，打开成圆锥形，如实验图 1－9。将滤纸一边为三层，一边为一层地放入漏斗，使滤纸的边缘比漏斗稍低，然后用少量蒸馏水将滤纸润湿，使它与漏斗紧贴在一起。漏斗与滤纸之间不能有气泡，否则会影响过滤速度。

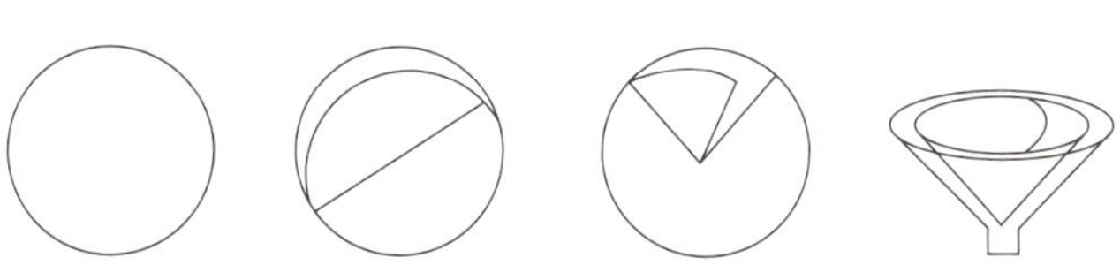

实验图 1－9　滤纸的准备

(2)过滤　先把漏斗放在铁架台的铁圈上，调整铁圈的高度，使漏斗下面的管伸到烧杯内，管尖紧贴烧杯内壁。然后将玻璃棒下端与三层滤纸处轻轻接触，把过滤的液体从烧杯口沿着玻璃棒缓慢地倒入漏斗，液面应低于滤纸的边缘，以防液体从滤纸与漏斗之间流下，如实验图 1－10。如果过滤后的滤液仍然混浊，应重新过滤一次。

常采用减压过滤的方法来加快过滤速度，装置如实验图 1－11 所示。它是由吸滤瓶、布氏漏斗和水泵组成，水泵一般装在自来水的水龙头上。由于水泵带走空气，使吸滤瓶中减压，从而使过滤速度大大加快。

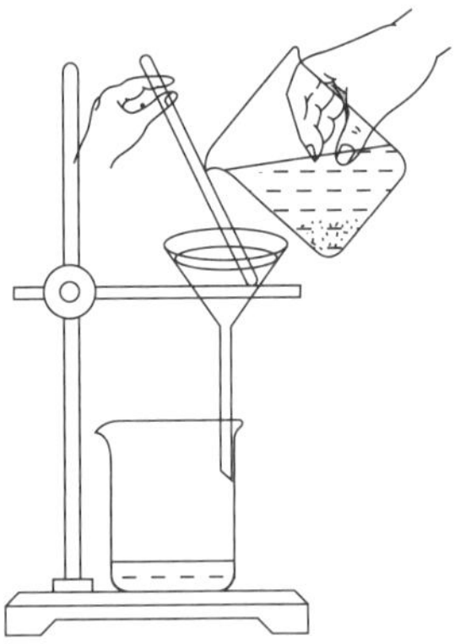

实验图 1－10　常压过滤

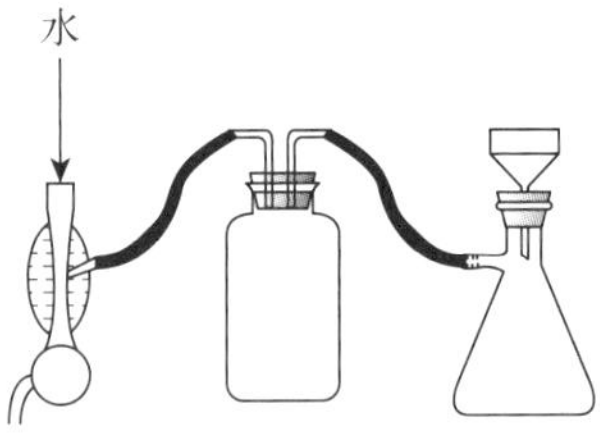

实验图 1－11　减压过滤

3. 蒸发　为了从滤液中提取纯净的固体，先将滤液倒入蒸发皿中，把蒸发皿放在有石棉网的铁圈上，用酒精灯加热。同时，用玻璃棒不断搅拌滤液，直到快要蒸干时，停止加热。最后，利用余热将少量水蒸干，把固体收集起来，如实验图 1－12。

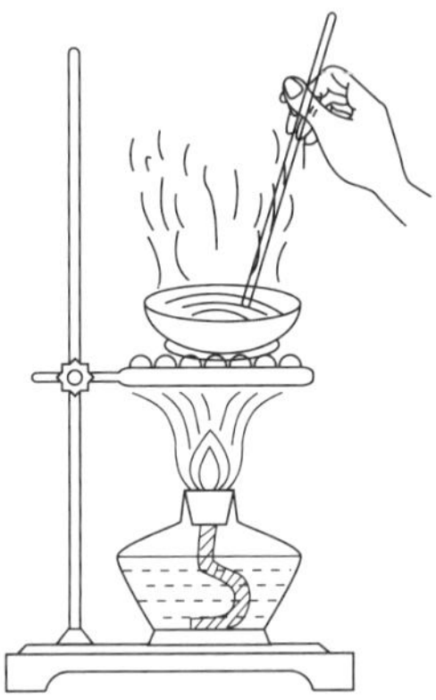

实验图 1－12　蒸发

蒸发操作应注意：①蒸发皿中的溶液不得超过容器的 2/3，以免加热时溶液溅出；②蒸发皿一般应放在石棉网上加热。加热后的蒸发皿不能骤冷，以防炸裂。

练习：将称得的粗盐溶解、过滤和蒸发，提纯食盐。

（六）常用仪器的介绍

1. 移液管　移液管是用来准确量取一定容积溶液的量具。根据移液管有无分度，可将移液管分为无分度移液管（大肚移液管）和有分度移液管（吸量管）。

大肚移液管是中间有一膨大部分（称为球部）的玻璃管，球部两端均为较细的管颈，上端管颈刻有一条环形标线，它属于完全流出式，即吸取溶液至标线处，全部流出，流出溶液的全部体积等于移液管的标示容量。

移取液体前，应先将移液管洗涤干净。一般是用洗耳球吸取洗液洗涤，也可将移液管放在量筒内用洗液浸泡。然后用自来水和蒸馏水洗净。为确保所取的溶液浓度不变，还要用所取的溶液将移液管润洗 2～3 次。

吸取溶液前要用吸水纸擦拭管尖。移取液体时，用右手的拇指和中指拿住移液管的标线上方，将移液管下端插入液面内 1cm 处，左手拿洗耳球，先挤压出球中的空气，再把球的尖嘴对准移液管的管口，然后放松手指，使溶液吸入管内。当液体吸过标线以上时，迅速移去洗耳球，用食指按住管口，将移液管提出液面，用滤纸擦拭移液管外黏附的溶液，然后稍微放松食指，使管内液体慢慢流出。当液体弯月面与标线相切时，立即用食指按紧管口，使液体不再流出。

取出移液管，将移液管尖端靠在接收器的内壁上，放松食指让液体流出。放毕，让移液管的尖端在器壁上停15秒，再把移液管移开(管尖中还残留溶液设计时已计在标示容量之外，如无标示“吹”，不得吹出)，如实验图1－13。

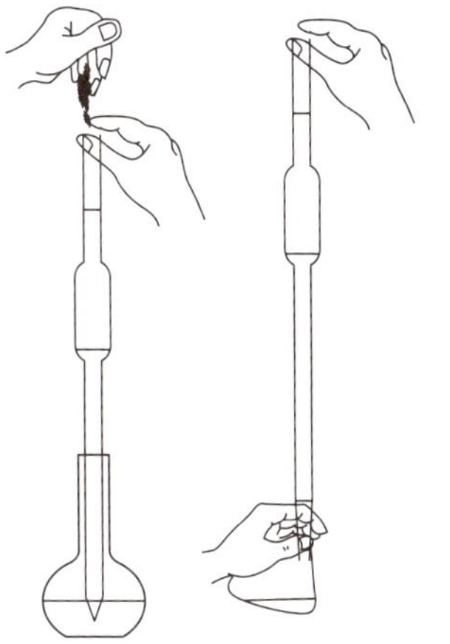

实验图1－13 移液管的使用

用完后的移液管应洗净放好，如果尖嘴碰坏，则不能再用。

有分度移液管的管壁刻有分度数字，表明液面到达某刻度时的容量，它的使用方法与无分度移液管相似，此处不再赘述。

2. 容量瓶 容量瓶又叫量瓶，它是用来配制一定体积、一定物质的量浓度溶液的一件精密计量仪器，容量瓶形状为细颈、梨形、平底容器。带有磨砂玻璃瓶塞，其颈部刻有一条环形标线，标示液体在20℃时定容到此时的体积数。容量瓶的规格以容积表示，常用为50ml、100ml、1000ml等多种。

使用容量瓶以前要进行磨口密合性试验。按标示容量将水注入瓶内，把口、塞擦干后将塞塞紧，用手轻压瓶塞将瓶颠倒，使塞向下，停留时间不少于10秒，共颠倒10次。然后用滤纸擦拭，检查是否有水渗出，将塞旋转90°，同样检查，均无水渗出，方可使用。

配制溶液时，先将固体(或液体)在烧杯里溶解。然后将溶液沿玻璃棒转移到容量瓶中，如实验图1－14。烧杯及玻璃棒均用少量蒸馏水淋洗2～3次，每次淋洗液也转移入容量瓶中，加蒸馏水至约2/3处，然后手拿容量瓶上端摇动容量瓶成圆周运动，使溶液初步混匀。再加水至标线下1cm处，改用滴管逐滴加蒸馏水至溶液凹液面的最低点与标线相切。盖好瓶塞，用左手食指按住瓶塞，右手托住瓶底，将容量瓶倒转10～15次，就能使溶液混匀，如实验图1－15。

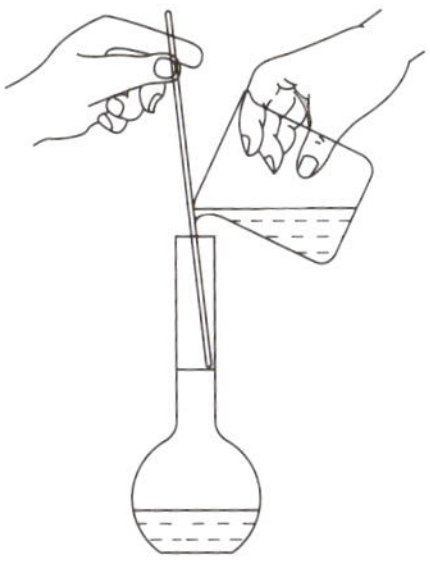

实验图1－14 转移溶液

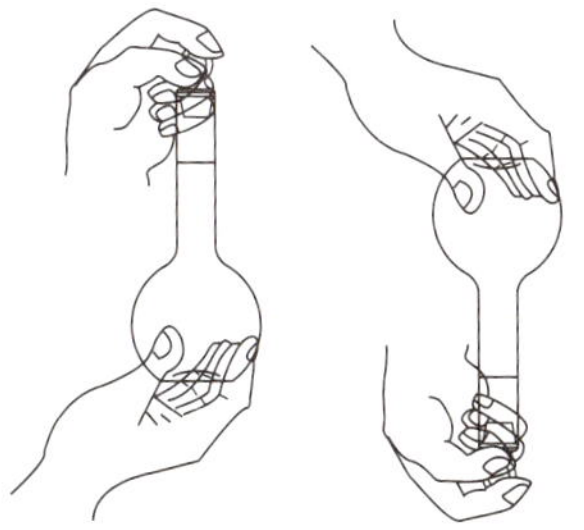

实验图1－15 混匀容量瓶中溶液

使用容量瓶应注意以下问题。

(1)在容量瓶中配制溶液时，一定要将热的溶液冷却之后，再转移到容量瓶中。

(2)不能将固体试剂或浓溶液直接放进容量瓶中配制溶液。

(3)容量瓶只能用来配制溶液，不能用来贮存溶液，特别是不能用来贮存强碱溶液。

练习：用移液管和容量瓶作稀释溶液练习。

四、思考题

1. 怎样才能把玻璃仪器洗涤干净?
2. 取用固体和液体药品时应注意什么?
3. 加热试管和烧杯时应注意什么?

实验二　溶液的配制和稀释

一、实验目标

1. 学会各种浓度溶液的配制方法。
2. 继续练习托盘天平、量筒(或量杯)、容量瓶、移液管等仪器的使用。

二、实验用品

1. 仪器　托盘天平、烧杯、玻璃棒、量筒(或量杯)、滴管、表面皿、容量瓶、20ml 移液管。

2. 固体药品　NaCl、$NaHCO_3$。

3. 液体药品　95%(体积分数)乙醇、0.5mol/L HCl、蒸馏水。

三、实验原理

配制用物质的量浓度、体积分数或质量浓度等表示的溶液时，先将定量的溶质与适量的溶剂混合，使溶质完全溶解后，再加入溶剂到所需的体积，最后混合均匀。

溶液的稀释是指向浓溶液中加入适量的溶剂使其变成所需浓度的稀溶液的操作过程。溶液稀释前后溶质的量保持不变。

四、实验内容

1. 配制 50ml 0.9%(g/ml)生理氯化钠溶液

(1)计算配制 0.9%(g/ml)氯化钠溶液 50ml，需要固体氯化钠多少克?

(2)用托盘天平称(见实验图 1-5)取所需的氯化钠。

(3)在干净的烧杯中加入少量的蒸馏水，再倒入称得的氯化钠固体，用玻璃棒搅拌使其完全溶解，然后将溶液倒入 50ml 量筒(见实验图 1-3)中，用少量蒸馏水洗涤烧杯

2～3 次，每次淋洗的水也并入量筒中，加蒸馏水到总体积为 50ml，最后用玻璃棒搅拌均匀即得所需氯化钠溶液。

(4) 回收溶液。

2. 配制 75%（体积分数）乙醇溶液 50ml

(1) 计算配制 75% 的乙醇溶液 50ml 需要 95% 的乙醇多少毫升?

(2) 用量筒量取所需体积的乙醇，然后加蒸馏水稀释，溶液体积达到 50ml 为止，最后用玻璃棒搅拌均匀即得。

(3) 回收溶液。

3. 配制 0.1mol/L 盐酸溶液 100ml

(1) 计算配制 0.1mol/L 盐酸溶液 100ml 需要 0.5mol/L 盐酸多少毫升?

(2) 取一支已洗净的移液管（见实验图 1－13），用少量 0.5mol/L 盐酸润洗 2～3 次，然后精确移取所需 0.5mol/L 盐酸于 100ml 容量瓶中，然后，往容量瓶中小心地加入蒸馏水至约 2/3 处，然后手拿容量瓶上端摇动容量瓶成圆周运动使溶液初步混匀。继续加蒸馏水直到液面接近刻度 1cm 处，改用胶头滴管滴加蒸馏水，当溶液凹液面最低处恰好与刻度相切时，把玻璃塞盖紧，摇匀即可（见实验图 1－14、1－15）。

(3) 回收溶液。

4. 配制 0.1mol/L 的碳酸氢钠溶液 100ml

(1) 计算配制 0.1mol/L 的碳酸氢钠溶液 100ml，需要固体碳酸氢钠多少克?

(2) 用托盘天平称取所需的碳酸氢钠。（注意：这只是操作练习，实际工作中用容量瓶配制溶液时，不应该用托盘天平称量。）

(3) 溶解　在烧杯中加入约 20ml 蒸馏水，将称得的碳酸氢钠倒入烧杯中，用玻璃棒搅拌使其完全溶解。

(4) 转移　将烧杯中的溶液用玻璃棒引流转移到容量瓶中，再用少量蒸馏水洗涤烧杯和玻璃棒 2～3 次，并将每次的洗涤液全部转移至容量瓶中。

(5) 初步混匀　往容量瓶中小心地加蒸馏水至约 2/3 处，然后手拿容量瓶上端摇动容量瓶成圆周运动使溶液初步混匀。

(6) 定容　继续加蒸馏水，直到液面接近刻度 1cm 处，改用胶头滴管滴加蒸馏水，至溶液凹液面最低处恰好与刻度相切。

(7) 摇匀　把玻璃塞盖紧，一手食指顶着瓶塞，拇指和中指轻扶瓶颈，另一手的各指尖顶住瓶底四周，倒置，复原，如此重复 10～15 次，使其充分混匀。

(8) 回收溶液。

五、思考题

1. 能否在量筒、容量瓶中直接溶解固体试剂? 为什么?
2. 已洗净的移液管还要用待吸液润洗 2～3 次，容量瓶也需要吗? 为什么?

实验三　药用氯化钠的制备

一、实验目标

1. 学会药用氯化钠的制备方法。
2. 学会溶液中不同杂质的去除方法。

二、实验用品

1. 仪器　天平、100ml 烧杯、蒸发皿、酒精灯。

2. 固体药品　粗食盐。

3. 液体药品　1mol/L $BaCl_2$溶液、2mol/L NaOH 溶液、1mol/L Na_2CO_3溶液、2mol/L HCl 溶液

4. 指示剂　pH 试纸。

三、实验原理

不溶性杂质可用过滤的方法去除。可溶性杂质可选择适当试剂，使它们生成难溶化合物的沉淀而去除。

1. 泥沙等不溶物的去除　将粗食盐溶解于水，过滤除去。

2. SO_4^{2-}的除去　加入稍微过量的 $BaCl_2$溶液，生成 $BaSO_4$沉淀而除去。

3. Ca^{2+}、Mg^{2+}、Ba^{2+}、Fe^{3+}的除去　加入适量的 NaOH 和 Na_2CO_3溶液，使其生成氢氧化物和碳酸盐沉淀除去。

4. 其他　溶液中过量的CO_3^{2-}可加入盐酸中和。粗盐中 K^+ 和NO_3^- 较少，由于 NaCl 的溶解度受温度影响不大，而 KNO_3、KCl 和 $NaNO_3$溶解度随温度降低而明显减小。故在加热蒸发浓缩时，NaCl 结晶出来，K^+、NO_3^- 则留在母液中，可过滤除去。

四、实验内容

1. 用台秤称取市售粗食盐 10g，置于 100ml 小烧杯中，加入 80℃左右的热蒸馏水 30ml 并不断搅拌，使食盐全部溶解。

2. 趁热加入 1mol/L $BaCl_2$溶液 1.5～2.0ml，继续加热几分钟(使沉淀颗粒长大，易于过滤)，冷却，过滤，除去 $BaSO_4$沉淀，保留滤液。

3. 将滤液加热至沸，加入 2mol/L NaOH 溶液 0.5ml，再滴加 1mol/L Na_2CO_3溶液约 2ml，至沉淀完全为止，过滤，弃去沉淀。

4. 在滤液中滴加 2mol/L HCl 溶液，加热，搅拌，赶尽 CO_2，用 pH 试纸检验，使溶液呈酸性(pH 约为 2～3)。

5. 将中和后的溶液小心移入蒸发皿，用小火蒸发并不断搅拌，以防止溶液或晶体

溅出，约蒸去原体积的3/4时去火。稍冷却，将所得晶体过滤，用少量蒸馏水(约2～3ml)洗涤两次，晶体置烘箱中，在105℃烘干即得纯食盐。

6. 称重，计算产率：

$$\omega_{NaCl} = m_{精}/m_{粗} \times 100\%$$

五、思考题

1. 可溶性杂质有哪些？选择哪些试剂使其生成沉淀而除去？
2. 在操作过程中如何能提高产率？为什么？

实验四 化学反应速率和化学平衡

一、实验目标

1. 通过实验验证浓度、温度、催化剂对化学反应速率的影响。
2. 通过实验验证浓度、温度对化学平衡移动的影响。

二、实验用品

1. 仪器 试管、试管架、试管夹、烧杯、二氧化氮平衡仪、玻璃棒、量筒。

2. 固体药品 MnO_2。

3. 液体药品 0.1mol/L $Na_2S_2O_3$溶液、0.1mol/L 硫酸溶液、质量分数$\omega_B = 0.03$ H_2O_2、0.3mol/L $FeCl_3$溶液、0.1mol/L KSCN 溶液。

三、实验内容

1. 影响化学反应速率的因素

(1)浓度对化学反应速率的影响

试管编号	加0.1mol/L $Na_2S_2O_3$溶液	加蒸馏水	试管编号	加0.1mol/L H_2SO_4溶液	出现沉淀先后
1	4ml	—	3	2ml	
2	2ml	2ml	4	2ml	

取2支试管，分别编号为1、2，按上面表格中所示量加入加0.1mol/L $Na_2S_2O_3$溶液和蒸馏水，摇匀。

另取2支试管，分别编号为3、4，按上述表格中所示量加入0.1mol/L H_2SO_4溶液。

分别将3、4号试管中的溶液同时倒入1、2号试管中，观察出现浑浊的先后顺序，把结果记录在表中。

结论：____。

(2)温度对化学反应速率的影响

试管编号	加 0.1mol/L $Na_2S_2O_3$ 溶液	试管编号	加 0.1mol/L H_2SO_4 溶液	出现沉淀先后
1	2ml	3	2ml	
2	2ml	4	2ml	

取 2 支试管，分别编号为 1、2，按上面表格中所示量加入加 0.1mol/L $Na_2S_2O_3$ 溶液

另取 2 支试管，分别编号为 3、4，按上述表格中所示量加入 0.1mol/L H_2SO_4 溶液。

在烧杯中加入半杯热水，把 1 号、3 号试管放入烧杯中水浴加热，另两支试管放在试管架上备用。2 分钟后，同时把 1、3 号试管；2、4 号试管中的硫酸和硫代硫酸钠溶液混合，观察试管中出现浑浊的先后顺序，把结果记录在表中。

结论：____。

(3)催化剂对化学反应速率的影响

试管编号	质量分数为 0.03 的 H_2O_2	MnO_2	产生气泡的先后	带火星的火柴检验生成的气体
1	2ml	少量		
2	2ml	—		

取两支试管，分别编号为 1、2，按上面表格中所示量加入质量分数为 0.03 的 H_2O_2 2ml，向 1 号试管中加入少量 MnO_2，观察两支试管中产生气体的先后顺序，并用带火星的火柴在两支试管口检验所生成的气体。

结论：____。

2. 影响化学平衡移动的因素

(1)浓度对化学平衡移动的影响

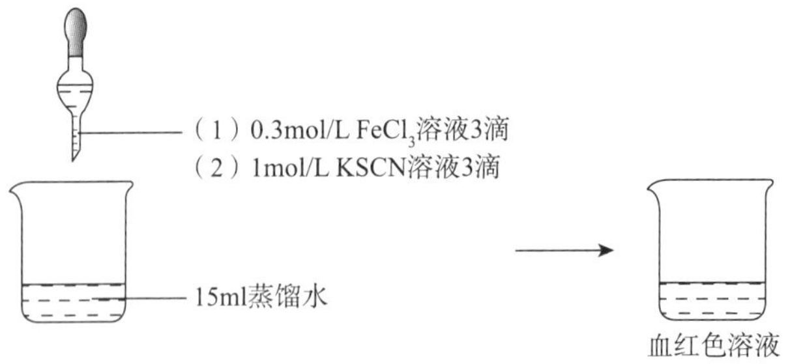

取一个 100ml 的小烧杯，加入 15ml 蒸馏水，滴入 0.3mol/L $FeCl_3$ 溶液和 1mol/L KSCN 溶液各 3 滴，混匀。

试管编号	上述血红色混合液	加 0.3mol/L $FeCl_3$ 溶液	1mol/L KSCN 溶液	加入 KCl 晶体	溶液颜色变化
1	3ml	5 滴	—	—	
2	3ml	—	5 滴	—	
3	3ml	—	—	少量	
4	3ml	—	—	—	

将上述混合液分装于 4 支试管中，编号分别为 1、2、3、4，4 号试管留作对照。

在 1 号试管中滴入 $FeCl_3$ 溶液 5 滴，在 2 号试管中滴入 KSCN 溶液 5 滴，在 3 号试管中加入少量氯化钾晶体，观察溶液颜色变化，并与 4 号试管进行比较。

结论：______________________________。

(2) 温度对化学平衡移动的影响　如实验图 1－16 所示，在两个用导管连通的烧瓶里，盛有已达到平衡状态的 NO_2 和 N_2O_4 的混合气体，用夹子夹住橡皮管，将一个烧瓶放入盛有热水的烧杯中，另一个烧瓶放入盛有冰水的烧杯中。数分钟后，观察两个烧瓶中混合气体的颜色变化。

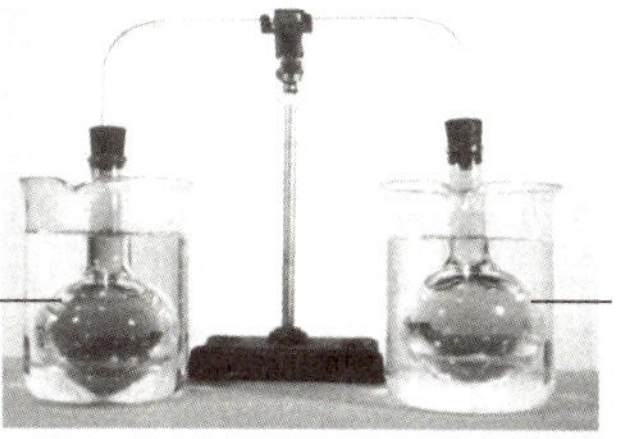

实验图 1－16　温度对化学平衡移动的影响

结论：______________________________。

四、思考题

1. MnO_2 在 H_2O_2 的分解过程中起催化作用，它能否改变 H_2O_2 的转化率？反应时加或不加 MnO_2，对 H_2O_2 的分解有何影响？

2. 你能举出生活中外界条件影响化学反应速率的事例吗？

实验五　电解质溶液和同离子效应

一、实验目标

1. 学会区别强电解质和弱电解质。
2. 学会用酸碱指示剂、pH 试纸测定溶液的酸碱性。
3. 验证盐类水溶液的酸碱性。
4. 验证同离子效应。

二、实验用品

1. 仪器　试管、点滴板。

2. 固体药品　锌粒、NH_4Cl 晶体。

3. 液体药品　0.1mol/L 的溶液：氢氧化钠、盐酸、醋酸、氨水、碳酸钠、氯化

钠、氯化铵。

4. 指示剂 pH 试纸、红色石蕊试纸、蓝色石蕊试纸、石蕊试液、酚酞试液、甲基橙试液。

三、实验内容

(一)强电解质和弱电解质的区别

取 2 支试管，分别加入 0.1mol/L 盐酸和 0.1mol/L 醋酸各 1ml，再加入同样大小的锌粒一粒。观察哪支试管反应更剧烈，说明原因。写出化学方程式。

(二)溶液的酸碱性及酸碱指示剂

1. 常用指示剂在酸碱溶液中颜色的变化

(1)取 2 支试管，各加入 1ml 蒸馏水和 1 滴甲基橙试液，观察其颜色。然后在其中一支试管中加入 2 滴 0.1mol/L 盐酸溶液，在另一支试管中加入 2 滴 0.1mol/L NaOH 溶液，观察颜色的变化，并记录在下表中。

(2)取 2 支试管，各加入 1ml 蒸馏水和 1 滴酚酞试液，观察其颜色。然后在其中一支试管中加入 2 滴 0.1mol/L 盐酸溶液，在另一支试管中加入 2 滴 0.1mol/L NaOH 溶液，观察颜色的变化，并记录在表中。

(3)取 2 支试管，各加入 1ml 蒸馏水和 1 滴石蕊试液，观察其颜色。然后在其中一支试管中加入 2 滴 0.1mol/L 盐酸溶液，在另一支试管中加入 2 滴 0.1mol/L NaOH 溶液，观察颜色的变化，并记录在表中。

溶液	甲基橙	酚酞	石蕊
蒸馏水			
盐酸			
氢氧化钠			

2. 用 pH 试纸测定近似 pH 值 取 pH 试纸 5 小片放入点滴板的小孔内，每孔 1 片。分别滴加 0.1mol/L 盐酸、醋酸、NaOH、$NH_3 \cdot H_2O$ 和纯水。用 pH 试纸测定溶液 pH，并与理论计算值比较，将实验测得值和计算值填入下表。

pH	醋酸	盐酸	纯水	$NH_3 \cdot H_2O$	NaOH
测得值					
计算值					

(三)盐类水解

取红色石蕊试纸、蓝色石蕊试纸及 pH 试纸各 3 片，分别放在点滴板上，每孔 1 片，再分别滴加 1 滴 0.1mol/L 碳酸钠、0.1mol/L 氯化钠和 0.1mol/L 氯化铵溶液，观察试纸颜色的变化，把结果填入表内。

溶液	红色石蕊试纸	蓝色石蕊试纸	pH 试纸	酸碱性
碳酸钠				
氯化钠				
氯化铵				

(四)同离子效应

取试管 2 支，均加入 1ml 蒸馏水、0.1mol/L 氨水 2 滴和酚酞 1 滴，振荡均匀，观察溶液颜色。在其中一支试管中加入 NH_4Cl 晶体，振荡后与另一支试管比较，颜色有何变化？为什么？

四、思考题

1. 盐类水溶液的酸碱性与盐的类型有什么关系？
2. 同离子效应对弱电解质的解离度有什么影响？

实验六　缓冲溶液

一、实验目标

1. 学会缓冲溶液的配制。
2. 验证缓冲溶液的性质。

二、实验原理

1. 缓冲溶液组成　缓冲溶液一般是由共轭酸碱对组成的，如弱酸和弱酸盐，弱碱和弱碱盐。

2. 缓冲溶液性质　抗酸、抗碱和抗稀释作用是因为缓冲溶液中具有抗酸成分和抗碱成分，加入少量强酸或强碱，其 pH 值基本上是不变的；稀释缓冲溶液时，酸和碱的浓度比值不变，适当稀释不影响其 pH 值。

3. 缓冲容量　是衡量缓冲溶液缓冲能力大小的尺度。缓冲容量的大小与缓冲组分浓度和缓冲组分的比值有关。缓冲组分浓度越大，缓冲容量越大；缓冲组分比值为 1 时，缓冲容量最大。

三、实验用品

1. 仪器　试管、量筒、烧杯、移液管、玻璃棒等。

2. 液体药品　0.1mol/L HCl、0.1mol/L NaOH、0.1mol/L NaCl、0.5mol/L HAc、0.5mol/L NaAc、蒸馏水。

3. 指示剂　pH 试纸。

四、实验内容

1. 缓冲溶液的配制 取洁净试管三支，分别标上1、2、3号，然后用10ml刻度移液管按下表所示数量，分别吸取0.5mol/L HAc和0.5mol/L NaAc溶液加入试管中，制得缓冲溶液1、2、3，用pH试纸分别测其pH。

试管编号	1	2	3
HAc的体积(ml)	9	5	1
NaAc的体积(ml)	1	5	9
溶液pH			

2. 缓冲溶液抗酸、抗碱的作用 按下表所列顺序，将少量0.1mol/L HCl或0.1mol/L NaOH依次滴入0.1mol/L NaCl溶液或自制的缓冲溶液中，观察并记录结果。

试管号	盐溶液及缓冲溶液用量	加入酸或碱的量	溶液pH值
1	0.1mol/L NaCl 2ml	0.1mol/L HCl 1滴	
2	0.1 mol/L NaCl 2ml	0.1 mol/L NaOH 1滴	
3	自制缓冲溶液(1) 2ml	0.1mol/L HCl 1滴	
4	自制缓冲溶液(1)2ml	0.1mol/L NaOH 1滴	
5	自制缓冲溶液(2)2ml	0.1 mol/L HCl 1滴	
6	自制缓冲溶液(2)2ml	0.1mol/L NaOH 1滴	

3. 缓冲溶液的稀释 按下表所列顺序，依次实验，观察缓冲溶液适量稀释时溶液的pH值。

试管号	缓冲溶液用量	蒸馏水用量	溶液pH值
1	自制缓冲溶液(2)4ml	0	
2	自制缓冲溶液(2)2ml	2ml	
3	自制缓冲溶液(3)2ml	2ml	

五、思考题

为什么在缓冲溶液中加入少量酸或碱时，pH值无明显改变？

实验七　几种重要阴离子的检验

一、实验目标

1. 通过检验七种阴离子的实验，认识各离子的特性反应。
2. 利用化学知识和实验技能，学会检验和鉴别化合物的方法。

二、实验原理

利用各种阴离子的特性反应，进行检验和鉴别。

三、实验用品

1. 仪器　试管。

2. 固体药品　Na_2SO_4、Na_2CO_3、$NaHCO_3$。

3. 液体药品　0.1mol/L 溶液：NaCl、NaBr、Na_2SO_4、Na_2S、$Na_2S_2O_3$、Na_2CO_3、$NaNO_3$、Na_3PO_4、$BaCl_2$、KI、$AgNO_3$；新制饱和 $FeSO_4$ 溶液、澄清石灰水、浓硫酸、4mol/L 氨水、3mol/L 盐酸、6mol/L 盐酸、4mol/L 硝酸、6mol/L 硝酸。

4. 试纸　$Pb(Ac)_2$试纸。

四、实验内容

1. Cl^-离子的检验　取 2 支试管，各加入 NaCl 溶液 2ml，向每支试管中滴加 3 滴 $AgNO_3$溶液，观察有什么现象？再在上述一支试管中加入 4mol/L 硝酸 5 滴，另一支试管中加入 4mol/L 氨水 5 滴，观察沉淀是否溶解。写出有关化学反应方程式。

2. S^{2-}离子的检验　取 1 支试管，加入 Na_2S 溶液 1ml，再加入 6mol/L 盐酸 1ml，将湿润的 $Pb(Ac)_2$试纸盖在试管口上，微热后，观察试纸是否变黑。

3. $S_2O_3^{2-}$ 离子的检验　取 1 支试管，加入 $Na_2S_2O_3$溶液 2ml，滴加 $AgNO_3$溶液至产生白色沉淀，观察沉淀颜色变化（白－黄－棕－黑）。

4. SO_4^{2-} 离子的检验　取 1 支试管，加入 Na_2SO_4溶液 2ml，滴加 $BaCl_2$溶液 5 滴，观察现象，再滴加少量 6mol/L 盐酸并加热，观察白色沉淀是否溶解。写出有关化学反应方程式。

5. CO_3^{2-} 离子的检验　在试管中加入约 0.2g Na_2CO_3 固体，加入 3mol/L 稀盐酸 3ml，立即用预先准备好的带有玻璃导管的塞子塞紧。玻璃导管的另一端通入盛有澄清石灰水的试管中，观察现象。写出有关的化学反应方程式。

6. NO_3^- 离子的检验　在试管中加入 10 滴新制的饱和 $FeSO_4$溶液和 5 滴 $NaNO_3$溶液摇匀，然后将试管斜持，沿管壁慢慢加入少量浓硫酸，观察液体中的棕色环。

7. PO_4^{3-} 离子的检验　在试管中加入 7～8 滴 Na_3PO_4溶液，滴加 0.1mol/L 的$AgNO_3$

溶液 2 滴，观察现象。再滴加 6mol/L 硝酸 8 滴观察现象。

五、问题与讨论

1. 检验 Cl^- 离子时，为什么要加硝酸?
2. 检验 NO_3^- 离子时，实验成功的关键是什么?

六、拓展实验:

1. 设计实验，鉴别 NaCl、NaBr、KI 三种溶液。
2. 设计实验，鉴别 Na_2SO_4、Na_2CO_3、$NaHCO_3$ 三种固体。

实验八　几种阳离子的检验

一、实验目的

1. 通过八种阳离子的检验实验，认识各种阳离子的特性反应。
2. 学会焰色反应的正确操作方法，理解焰色反应是物理变化。
3. 体验综合利用化学知识和实验技能，探究和认识未知物质。

二、实验原理

利用各种阳离子的特性反应，进行检验和鉴别。

三、实验用品

1. 仪器　表面皿、试管、铂金丝、酒精灯。

2. 液体药品　6mol/L 的 NaOH 溶液、氯化铵溶液、$AlCl_3$ 溶液、氨水、$FeCl_3$ 溶液、$FeCl_2$ 溶液、6mol/L 盐酸、$BaCl_2$ 溶液、Na_2SO_4 溶液、$CaCl_2$ 溶液、饱和 $NH_4C_2O_4$ 溶液、6mol/L HAc 溶液、2mol/L HCl 溶液、H_2O_2 溶液、KSCN 溶液、$CuSO_4$ 溶液、0.1mol/L NaOH 溶液、0.1mol/L 硝酸铅溶液、0.1mol/L 铬酸钾溶液、0.1mol/L 的 NaCl、KCl 溶液。

3. 指示剂　红色石蕊试纸。

四、实验内容

(一) 八种阳离子的检验

1. NH_4^+ 离子的检验　用干燥的表面皿两个(一大一小)，在大的表面皿中心滴加 3 滴氯化铵溶液，再滴入 3 滴 6mol/L 的 NaOH 溶液，立即用粘有湿润的红色石蕊试纸的小表面皿盖在上面，观察试纸的颜色变化。写出有关化学反应方程式。

2. Al^{3+}离子的检验 在装有 $AlCl_3$溶液的试管中加入氨水或碱，可生成白色凝聚胶状的$Al(OH)_3$沉淀。将沉淀分成两份，分别加入过量的 NaOH 和氨水。观察现象比较不同，得出结论。

3. Fe^{2+}离子的检验 在试管中加入 $FeCl_2$溶液 2ml，加入 1 滴 KSCN 溶液，观察现象，再加入少量双氧水，观察现象。

4. Fe^{3+}离子的检验 在试管中加入 $FeCl_3$溶液 2ml，加入 1 滴 KSCN 溶液，观察现象。

5. Ba^{2+}离子的检验 在试管中加入 $BaCl_2$溶液 1ml，滴加 Na_2SO_4溶液 3～5 滴，观察现象，再滴加少量 6mol/L 盐酸并加热，观察白色沉淀是否溶解。写出有关化学反应方程式。

6. Ca^{2+}离子的检验 在试管中加入 1ml $CaCl_2$溶液，加入饱和 $NH_4C_2O_4$溶液，观察现象。把生成物分成两份，分别加入 2 滴 6mol/L HAc 和 2mol/L HCl，观察现象，比较不同，得出结论。

7. Cu^{2+}离子的检验 取 1 支试管，加入 $CuSO_4$溶液 1ml，加 0.1mol/L NaOH 溶液 4～5 滴，观察现象。写出有关化学反应方程式。

8. Pb^{2+}离子的检验 在试管中加入 0.1ml/L 硝酸铅溶液 4 滴，再滴加 0.1ml/L 铬酸钾溶液 3 滴，观察现象，写出有关化学反应方程式。

（二）焰色反应

取一顶端弯成小圈的铂金丝，蘸浓盐酸在酒精灯上灼烧至无色，然后分别蘸 0.1mol/L 的 NaCl、KCl、$CaCl_2$、$BaCl_2$溶液，在氧化焰中灼烧，观察和比较它们的火焰有何不同。

五、问题与讨论

鉴别失去标签的无水 $AlCl_3$、$BaCl_2$、$CaCl_2$等三种白色固体，请思考并设计鉴别的方法与步骤。

实验九 硫酸亚铁铵的制备

一、实验目标

1. 学会复盐的一般特征和制备方法。
2. 练习水浴加热、常压过滤与减压过滤、蒸发与结晶等基本操作。
3. 学会用目测比色法检验产品质量。

二、实验用品

1. 仪器 台秤、小烧杯、酒精灯、表面皿、电炉、蒸发皿、水浴锅、布氏漏斗、比色管、玻璃棒、移液管、漏斗。

2. 固体药品 $(NH_4)_2SO_4$固体、铁屑。

3. 液体药品 100g/L Na_2CO_3、3mol/L H_2SO_4、2mol/L HCl、1mol/L KSCN 溶液、0.01000mg/ml Fe^{3+}标准溶液、无水乙醇、去离子水。

4. 其他 滤纸。

三、实验内容

1. 铁屑的净化(除去油污) 用台秤称取 2.0g 铁屑，放入小烧杯中，加入 10ml 100g/L Na_2CO_3溶液。缓缓加热约 10 分钟后(不能煮干)，倾倒去 Na_2CO_3碱性溶液，铁屑用自来水冲洗后，再用去离子水冲洗洁净(如果用纯净的铁屑，可省去这一步)。

2. 硫酸亚铁的制备 往盛有 2.0g 洁净铁屑的小烧杯中加入 15ml 3mol/L H_2SO_4溶液，盖上表面皿，放在低温电炉上加热(在通风橱中进行，一定要保持烧杯中的溶液只能处于微沸状态，绝对不能使溶液出现暴沸现象)。在加热过程中应不时加入少量去离子水，以补充被蒸发的水分，防止 $FeSO_4$结晶出来；同时要控制溶液的 $pH<1$，至反应不再冒气泡为止。趁热用普通漏斗过滤，滤液承接于洁净的蒸发皿中。将小烧杯中及滤纸上的残渣取出，用滤纸片吸干后称量。根据已发生反应的铁屑质量，计算出溶液中 $FeSO_4$的理论产量。

3. 硫酸亚铁铵的制备 根据 $FeSO_4$的理论产量，计算并称取所需 $(NH_4)_2SO_4$固体的用量。在室温下将称取的 $(NH_4)_2SO_4$加入上面所制得的 $FeSO_4$溶液中，水浴加热搅拌，使硫酸铵全部溶解，调节 pH 为 1～2，继续蒸发浓缩至溶液表面刚出现晶膜时为止。自水浴锅上取下蒸发皿，放置，冷却后即有硫酸亚铁铵晶体析出。待冷至室温后用布氏漏斗减压过滤，再用少量乙醇洗去晶体表面所附着的水分。将晶体取出，置于两张洁净的滤纸之间，并轻压以吸干母液，称重。计算理论产量和产率。产率计算公式如下：

$$产率=\frac{实际产量}{理论产量}\times 100\%$$

4. 产品检验(选做)

(1)选用实验方法证明产品中含有NH_4^+、Fe^{2+}和SO_4^{2-}。

(2)Fe^{3+}的分析：称取 1.0g 产品置于 25ml 比色管中，加入 15ml 不含氧气的去离子水溶液，加入 2ml 2mol/L HCl 和 1ml 1mol/L KSCN 溶液，摇匀后继续加去离子水稀释至刻度，充分摇匀。将所呈现的红色与下列标准溶液进行目视比色，确定 Fe^{3+}含量及产品标准。

在 3 支 25ml 比色管中分别加入 2ml 2mol/L HCl 和 1ml 1mol/L KSCN 溶液，再用移液管分别加入 5、10、20ml 0.01000mg/ml Fe^{3+}标准溶液(0.01000mg/ml)，加不含氧的去离子水稀释到刻度并摇匀。上述三支比色管中溶液 Fe^{3+}含量所对应的硫酸亚铁铵试剂规格分别为：含 Fe^{3+}为 0.05mg 的符合一级品标准；含 Fe^{3+}为 0.10mg 的符合二级品标准；含 Fe^{3+}为 0.20mg 的符合三级品标准。

四、思考题

1. 为什么制备硫酸亚铁铵时要保持溶液有较强的酸性？如何控制这一酸度？

2. 在检验产品中 Fe^{3+} 含量时，为什么要用不含氧气的去离子水？如何制备不含氧气的去离子水？

实验十　实验技能测试

一、测试目的

1. 巩固和考察在无机化学实验中学过的有关知识。

2. 考查学生对常用仪器的使用技能、实验操作技能、实验的记录和设计技能的熟练程度。

二、测试方法

把试题分别编号，用抽签的方式，分批逐个在实验室中进行考核。操作后，教师给学生当场评分，并指出其优点和不足之处。

三、测试内容

根据考核目的，结合各校各专业所开的实验，确定考核的具体要求和内容。

（一）实验操作技能考核内容（供参考）

1. 把固体药品放入试管中（药品分大颗粒、粉末两种）。
2. 用胶头滴管取液体药品。
3. 用量筒量取液体药品。
4. 用移液管吸取液体药品。
5. 用酒精灯加热盛有固体或液体的试管。
6. 用托盘天平称取药品（药品 NaCl）。
7. 常压过滤的操作（可用水代替混合物）。
8. 减压抽滤的操作（可用水代替混合物）。
9. 容量瓶的检漏、移液、定容、摇匀等操作（可用水代替溶液）。

（实验操作技能考核题目请参考实验一至实验七）

（二）《中华人民共和国药典》（2020 年版）收载的无机药物的鉴别和检查

由教师指定题目，学生根据题目查阅《中华人民共和国药典》（2020 年版），设计实验的具体方案，经指导老师审阅同意后，由学生独立完成。

附 录

附录一　常用计量单位换算

1. 长度单位的换算

   $1km = 10^3m = 10^4dm = 10^5cm = 10^6mm$

   lnm(纳米)= $10^{-9}m$

   lpm = $10^{-12}m$

2. 体积单位的换算

   1L(升)= $1dm^3 = 10^{-3}m^3$

   lml(毫升)= $lcm^3 = 10^{-3}dm^3 = 10^{-6}m^3$

3. 质量单位换算

   1t(吨)=1000kg

   1kg =1000g =1 公斤

   1g =1000mg

   1 克拉 =200mg

4. 能量单位换算

   1kJ =1000J

   lcal(卡)=4. 184J

5. 温度的换算

   热力学温度(T)=273. 15 + t(℃)

6. 压强单位的换算

   1atm(大气压)=101325Pa

   1mmHg(毫米汞柱)=133. 322Pa

   1atm =760mmHg

附录二　部分无机酸、碱在水中的解离常数(298.15K)

酸或碱		解离常数(K_a或K_b)	pK_a或pK_b
醋酸	HAc	$K=1.76\times10^{-5}$	4.75
氢氰酸	HCN	$K=4.93\times10^{-10}$	9.31
次氯酸	HClO	$K=2.95\times10^{-8}$(291K)	7.53
氢氟酸	HF	$K=3.53\times10^{-4}$	3.45
硼酸	H_3BO_3	$K=5.8\times10^{-10}$	9.24
亚硝酸	HNO_2	$K=5.1\times10^{-4}$	3.29
甲酸	HCOOH	$K=1.77\times10^{-4}$	3.75
草酸	$H_2C_2O_4$	$K_1=5.9\times10^{-2}$	1.23
		$K_2=6.4\times10^{-5}$	4.19
氢硫酸	H_2S	$K_1=9.1\times10^{-8}$(291K)	7.04
		$K_2=1.1\times10^{-12}$(291K)	11.96
过氧化氢	H_2O_2	$K_1=2.4\times10^{-12}$	11.62
		$K_2=1.0\times10^{-25}$	25
亚硫酸	H_2SO_3	$K_1=1.54\times10^{-2}$(291K)	1.81
		$K_2=1.02\times10^{-7}$(291K)	6.91
硅酸	H_2SiO_3	$K_1=1.7\times10^{-10}$	9.77
		$K_2=1.6\times10^{-12}$	11.8
碳酸	H_2CO_3	$K_1=4.4\times10^{-7}$	6.36
		$K_2=5.61\times10^{-11}$	
磷酸	H_3PO_4	$K_1=7.52\times10^{-3}$	2.12
		$K_2=6.23\times10^{-8}$	7.21
		$K_3=4.4\times10^{-13}$	12.36
氨水	$NH_3\cdot H_2O$	$K=1.79\times10^{-5}$	4.75

附录三　常用缓冲溶液的配制

序号	缓冲溶液	配制方法
1	乙醇－醋酸铵缓冲液（pH3.7）	取5mol/L醋酸溶液15.0ml，加乙醇60ml和水20ml，用10mol/L氢氧化铵溶液调节pH值至3.7，用水稀释至1000ml，即得
2	枸橼酸盐缓冲液（pH6.2）	取2.1%枸橼酸水溶液，用50%氢氧化钠溶液调节pH值至6.2，即得
3	枸橼酸－磷酸氢二钠缓冲液（pH4.0）	甲液：取枸橼酸21g或无水枸橼酸19.2g，加水使溶解成1000ml，置冰箱内保存。乙液：取磷酸氢二钠71.63g，加水使溶解成1000ml。取上述甲液61.45ml与乙液38.55ml混合，摇匀，即得
4	氨－氯化铵缓冲液（pH8.0）	取氯化铵1.07g，加水使溶解成100ml，再加稀氨溶液(1→30)调节pH值至8.0，即得
5	醋酸－醋酸钠缓冲液（pH3.6）	取醋酸钠5.1g，加冰醋酸20ml，再加水稀释至250ml，即得
6	醋酸－醋酸钠缓冲液（pH3.7）	取无水醋酸钠20g，加水300ml溶解后，加溴酚蓝指示液lml及冰醋酸60～80ml，至溶液从蓝色转变为纯绿色，再加水稀释至1000ml，即得
7	醋酸－醋酸钠缓冲液（pH3.8）	取2mol/L醋酸钠溶液13ml与2mol/L醋酸溶液87ml，加每1ml含铜1mg的硫酸铜溶液0.5ml，再加水稀释至1000ml，即得
8	醋酸－醋酸钠缓冲液（pH4.5）	取醋酸钠18g，加冰醋酸9.8ml，再加水稀释至1000ml，即得
9	醋酸—醋酸钠缓冲液（pH4.6）	取醋酸钠5.4g，加水50ml使溶解，用冰醋酸调节pH值至4.6，再加水稀释至100ml，即得
10	醋酸－醋酸铵缓冲液（pH4.5）	取醋酸铵7.7g，加水50ml溶解后，加冰醋酸6ml与适量的水使成100ml，即得
11	磷酸盐缓冲液（pH6.5）	取磷酸二氢钾0.68g，加0.1mol/L氢氧化钠溶液15.2ml，用水稀释至100ml，即得
12	磷酸盐缓冲液（pH6.6）	取磷酸二氢钠1.74g、磷酸氢二钠2.7g与氯化钠1.7g，加水使溶解成400ml，即得
13	磷酸盐缓冲液（含胰酶）（pH6.8）	取磷酸二氢钾6.8g，加水500ml使溶解，用0.1mol/L氢氧化钠溶液调节pH值至6.8；另取胰酶10g，加水适量使溶解，将两液混合后，加水稀释至1000ml，即得
14	磷酸盐缓冲液（pH7.0）	取磷酸二氢钾0.68g，加0.1mol/L氢氧化钠溶液29.1ml，用水稀释至100ml，即得
15	磷酸盐缓冲液（pH7.3）	取磷酸氢二钠1.9734g与磷酸二氢钾0.2245g，加水使溶解成1000ml，调节pH值至7.3，即得
16	磷酸盐缓冲液（pH7.4）	取磷酸二氢钾1.36g，加0.lmol/L氢氧化钠溶液79ml，用水稀释至200ml，即得
17	磷酸盐缓冲液（pH7.8～8.0）	取磷酸氢二钾5.59g与磷酸二氢钾0.41g，加水使溶解成1000ml，即得

附录四　常见难溶电解质的溶度积(25℃)

难溶电解质	化学式	溶度积 K_{sp}
氯化银	$AgCl$	1.77×10^{-10}
溴化银	$AgBr$	5.35×10^{-13}
碘化银	AgI	8.51×10^{-17}
铬酸银	Ag_2CrO_4	1.12×10^{-12}
碳酸钡	$BaCO_3$	2.58×10^{-9}
硫酸钡	$BaSO_4$	1.07×10^{-10}
铬酸钡	$BaCrO_4$	1.17×10^{-10}
碳酸钙	$CaCO_3$	4.96×10^{-9}
草酸钙	CaC_2O_4	1.46×10^{-10}
硫化铜	CuS	1.27×10^{-36}
氢氧化亚铁	$Fe(OH)_2$	4.87×10^{-17}
氢氧化铁	$Fe(OH)_3$	2.64×10^{-39}
氯化亚汞	Hg_2Cl_2	1.45×10^{-18}
碘化亚汞	Hg_2I_2	5.33×10^{-29}
氢氧化镁	$Mg(OH)_2$	5.61×10^{-12}
铬酸铅	$PbCrO_4$	2.8×10^{-13}
碘化铅	PbI_2	8.49×10^{-9}
硫化铅	PbS	9.04×10^{-29}

参考答案

第一章　走进物质的微观世界

第一节　原子结构

一、选择题

(一)单项选择题

1. B　2. C　3. D

(二)多项选择题

1. AC　2. BCD

二、判断题

1. √　2. ×　3. ×

第二节　元素周期律与元素周期表

一、选择题

(一)单项选择题

1. D　2. D　3. B　4. C　5. A

(二)多项选择题

1. ABD　2. ACD

二、判断题

1. ×　2. √　3. ×

三、简答题

1. 第三周期，第 VIA 族，强非金属性；第四周期，第 IIA 族，强金属性

2. (1) $K > Na > Mg > Al$

   (2) $P < S < Cl < F$

   (3) $KOH > Ca(OH)_2 > Mg(OH)_2$

   (4) $H_2SiO_3 < H_3PO_4 < H_2SO_4 < HClO_4$

第三节　化学键

一、选择题

(一)单项选择题

1. A　2. B　3. A

(二)多项选择题

1. ABC　2. AD

二、判断题

1. √　2. ×　3. √

第四节 分子间作用力

一、选择题

(一)单项选择题

1. C 2. A 3. C 4. B 5. D

(二)多项选择题

1. ABD 2. AD 3. AB

二、判断题

1. √ 2. √ 3. ×

第二章 搭建微观与宏观的桥梁

第一节 物质的量

一、选择题

(一)单项选择题

1. C 2. D 3. B 4. D 5. B 6. A 7. A 8. B

(二)多项选择题

1. BC 2. ABC 3. CD 4. BCD 5. BCD

二、判断题

1. × 2. √ 3. × 4. × 5. × 6. √ 7. × 8. √

三、计算题

1. (1)0.01mol (2)0.1mol (3)0.2mol (4)48g (5)35.5g
   (6)2500g

2. 3mol 150g

第二节 气体摩尔体积

一、选择题

(一)单项选择题

1. D 2. C 3. D 4. B 5. D 6. A

(二)多项选择题

1. AC 2. BD 3. AD 4. AD

二、判断题

1. √ 2. √ 3. √ 4. × 5. × 6. ×

第三章 知晓溶液的基本知识

第一节 溶液的基本概念

一、选择题

(一)单项选择题

1. B 2. D 3. A 4. C 5. A

(二)多项选题

1. ABCD 2. AB 3. ABC 4. BD

二、判断题

1. × 2. × 3. ×

第二节 溶液浓度的表示方法

一、选择题

(一)单项选择题

1. C 2. B 3. D 4. D 5. C 6. A 7. B

(二)多项选择题

1. AB 2. CD 3. ABCD

二、判断题

1. × 2. √ 3. √ 4. × 5. √

三、计算题

1. 50g/L 0.595mol/L 2. 300ml

第三节 溶液浓度的换算、溶液的配制和稀释

一、选择题

(一)单项选择题

1. A 2. A 3. C 4. B

(二)多项选题

1. ABC 2. BC 3. AC 4. ACD

二、判断题

1. × 2. √ 3. × 4. √

三、计算题

1. 54.3ml 2. 20ml 3. 315.8ml

第四节 溶液的渗透压

一、选择题

(一)单项选择题

1. C 2. B 3. D 4. D 5. A

(二)多项选择题

1. ABC 2. BCD 3. BCD 4. ACD

二、判断题

1. × 2. √ 3. × 4. ×

第五节 胶体溶液

一、选择题

(一)单项选择题

1. D 2. C 3. A 4. B

(二)多项选择题

1. CD 2. ABC 3. ABCD 4. BCD

二、判断题

1. × 2. √ 3. √ 4. ×

第四章 探索化学反应的基本规律

第一节 化学反应速率

一、选择题

(一)单项选择题

1. B 2. D 3. C

(二)多项选择题

1. ABD 2. AC

二、判断题

1. × 2. √ 3. ×

第二节 化学平衡

一、选择题

(一)单项选择题

1. A 2. B 3. D 4. B 5. C

(二)多项选择题

1. BCD 2. ABC 3. BD 4. ACD 5. AB

二、判断题

1. × 2. × 3. ×

第三节 氧化还原反应

一、选择题

(一)单项选择题

1. A 2. D 3. C 4. B

(二)多项选择题

1. AB 2. ACD 3. BC 4. ABD

二、判断题

1. × 2. √ 3. ×

第五章 解悟电解质溶液的奥妙

第一节 弱电解质的解离平衡

一、选择题

(一)单项选择题

1. B 2. A 3. A 4. D 5. C 6. D

(二)多项选择题

1. AB 2. ABD 3. CD 4. ABD

二、判断题

1. × 2. × 3. √ 4. × 5. √

三、计算题

1. 4.2×10^{-4}mol/L　2. 6.0×10^{-4}mol/L

第二节　酸碱理论简介

一、选择题

(一)单项选择题

1. B　2. C　3. B　4. C　5. D

(二)多项选择题

1. AB　2. CD

二、判断题

1. ×　2. ×　3. √

第三节　水的解离和溶液的 pH

一、选择题

(一)单项选择题

1. A　2. B　3. A　4. D　5. C

(二)多项选择题

1. AB　2. AC　3. ABD

二、判断题

1. √　2. ×　3. ×　4. ×

三、计算题

1. 3　2. 12　3. 2.73　4. 11.28

第四节　离子反应

一、选择题

(一)单项选择题

1. B　2. C

(二)多项选择题

1. ABC　2. BCD

二、判断题

1. ×　2. √

第五节　盐类水溶液的酸碱性

一、选择题

(一)单项选择题

1. A　2. C　3. B　4. D　5. D

(二)多项选择题

1. ABD　2. BCD　3. ABC　4. ABCD

二、判断题

1. ×　2. ×　3. ×

第六节 缓冲溶液

一、选择题

（一）单项选择题

1. D　2. C　3. A　4. B

（二）多项选择题

1. ACD　2. ABC　3. BCD

二、判断题

1. ×　2. √　3. ×

第七节 难溶电解质的沉淀溶解平衡

一、选择题

（一）单项选择题

1. B　2. C　3. D

（二）多项选择题

1. BCD　2. ABD　3. AC

二、判断题

1. ×　2. √　3. ×

三、计算题

1. $Q_i = 1.25 \times 10^{-9}$，$Q_i > K_{sp}$，有 $Mg(OH)_2$ 沉淀生成。

2. $Q_i = 5.0 \times 10^{-9}$，$Q_i > K_{sp}$，能产生 AgCl 沉淀。

第六章 认识一类复杂化合物

第一节 配合物的基本概念

一、选择题

（一）单项选择题

1. C　2. C　3. A　4. D　5. B　6. B　7. D

（二）多项选择题

1. ABD　2. ABC　3. ACD　4. ABC

二、判断题

1. √　2. ×　3. ×

三、简答题

1. （1）硫酸四氨合锌（Ⅱ）　（2）氯化二氨合银（Ⅰ）
　（3）六氰合铁（Ⅱ）酸钾　（4）六氰合铁（Ⅲ）酸钾

2. （1）$[Cu(NH_3)_4]SO_4$　（2）$K_2[HgI_4]$

第二节 螯合物

一、选择题

（一）单项选择题

1. D　2. C　3. B　4. A

(二)多项选择题

1. ABC　2. AB

二、判断题

1. ×　2. √　3. √

第七章　浏览丰富多彩的无机物

第一节　常见非金属单质及其化合物

一、选择题

(一)单项选择题

1. D　2. C　3. A　4. A　5. B　6. D　7. B　8. B　9. A　10. D

11. D　12. C　13. D　14. C　15. B

(二)多项选择题

1. ABC　2. BCD　3. AC　4. BCD　5. ABD　6. ACD　7. ABCD

二、判断题

1. ×　2. √　3. ×　4. √　5. ×

第二节　常见金属单质及其化合物

一、选择题

(一)单项选择题

1. A　2. A　3. B　4. B　5. C　6. C　7. D　8. B　9. A　10. C

11. D　12. C　13. A　14. D　15. C

(二)多项选择题

1. BCD　2. ABC　3. AB　4. CD　5. ACD

二、判断题

1. √　2. ×　3. √　4. ×　5. ×

参考文献

[1] 张雪昀，董会钰，俞晨秀．基础化学［M］．北京：中国医药科技出版社，2019.

[2] 刘景晖，许颂安．化学(医药卫生类)［M］．北京：高等教育出版社，2014.

[3] 牛秀明，林珍．无机化学［M］．北京：人民卫生出版社，2018.

[4] 刘洪波．无机化学［M］．北京：中国医药科技出版社，2015.

[5] 李雪华，陈朝军．基础化学［M］．北京：人民卫生出版社，2018.

[6] 吴昌富．无机化学［M］．北京：中国中医药出版社，2018.

[7] 王一凡，刘绍乾．基础化学［M］．北京：化学工业出版社，2018.

[8] 于索华．基础化学学习指导［M］．北京：科学出版社，2019.

[9] 国家药典委员会．中国药典［M］．北京：中国医药科技出版社，2020.

[10] 王宝仁．无机化学［M］．北京：化学工业出版社，2018.

[11] 屠呦呦．青蒿及青蒿素类药物［M］．北京：化学工业出版社，2015.

[12] 刘峛，范宏，宋海岩．无机化学［M］．西安：西北工业大学出版社，2015.

[13] 唐建生．基础化学［M］．北京：北京师范大学出版社，2014.

[14] 林珍．无机化学基础［M］．北京：中国中医药出版社，2018.

[15] 解从霞，傅洵．基础化学教程习题解析［M］．北京：科学出版社，2019.

[16] 陈任宏，王秀芳，卫月琴．药用基础化学［M］．北京：化学工业出版社，2019.

原子序数 — 92 U — 元素符号，红色指放射性元素

元素名称 注＊的是人造元素 — 铀

外围电子层排布，括号指可能的电子层排布 — $5f^36d^17s^2$

相对原子质量（加括号的数据为该放射性元素半衰期最长同位素的质量数） — 238.0

金　属　　非金属　　稀有气体　　过渡元素

周期＼族	I A 1	II A 2	III B 3	IV B 4	V B 5	VI B 6	VII B 7	VIII 8	VIII 9	VIII 10	I B 11	II B 12	III A 13	IV A 14	V A 15	VI A 16	VII A 17	0 18	电子层	0族电子数
1	1 H 氢 $1s^1$ 1.008																	2 He 氦 $1s^2$ 4.003	K	2
2	3 Li 锂 $2s^1$ 6.941	4 Be 铍 $2s^2$ 9.012											5 B 硼 $2s^22p^1$ 10.81	6 C 碳 $2s^22p^2$ 12.01	7 N 氮 $2s^22p^3$ 14.01	8 O 氧 $2s^22p^4$ 16.00	9 F 氟 $2s^22p^5$ 19.00	10 Ne 氖 $2s^22p^6$ 20.18	L K	8 2
3	11 Na 钠 $3s^1$ 22.99	12 Mg 镁 $3s^2$ 24.31											13 Al 铝 $3s^23p^1$ 26.98	14 Si 硅 $3s^23p^2$ 28.09	15 P 磷 $3s^23p^3$ 30.96	16 S 硫 $3s^23p^4$ 32.06	17 Cl 氯 $3s^23p^5$ 35.45	18 Ar 氩 $3s^23p^6$ 39.95	M L K	8 8 2
4	19 K 钾 $4s^1$ 39.10	20 Ca 钙 $4s^2$ 40.08	21 Sc 钪 $3d^14s^2$ 44.96	22 Ti 钛 $3d^24s^2$ 47.87	23 V 钒 $3d^34s^2$ 50.94	24 Cr 铬 $3d^54s^1$ 52.00	25 Mn 锰 $3d^54s^2$ 54.94	26 Fe 铁 $3d^64s^2$ 55.85	27 Co 钴 $3d^74s^2$ 58.93	28 Ni 镍 $3d^84s^2$ 58.69	29 Cu 铜 $3d^{10}4s^1$ 63.55	30 Zn 锌 $3d^{10}4s^2$ 65.39	31 Ga 镓 $4s^24p^1$ 69.72	32 Ge 锗 $4s^24p^2$ 72.64	33 As 砷 $4s^24p^3$ 74.92	34 Se 硒 $4s^24p^4$ 78.96	35 Br 溴 $4s^24p^5$ 79.90	36 Kr 氪 $4s^24p^6$ 83.80	N M L K	8 18 8 2
5	37 Rb 铷 $5s^1$ 85.47	38 Sr 锶 $5s^2$ 87.62	39 Y 钇 $4d^15s^2$ 88.91	40 Zr 锆 $4d^25s^2$ 91.22	41 Nb 铌 $4d^45s^1$ 92.91	42 Mo 钼 $4d^55s^1$ 95.94	43 Tc 锝 $4d^55s^2$ 〔98〕	44 Ru 钌 $4d^75s^1$ 101.1	45 Rh 铑 $4d^85s^1$ 102.9	46 Pd 钯 $4d^{10}$ 106.4	47 Ag 银 $4d^{10}5s^1$ 107.9	48 Cd 镉 $4d^{10}5s^2$ 112.4	49 In 铟 $5s^25p^1$ 114.8	50 Sn 锡 $5s^25p^2$ 118.7	51 Sb 锑 $5s^25p^3$ 121.8	52 Te 碲 $5s^25p^4$ 127.6	53 I 碘 $5s^25p^5$ 126.9	54 Xe 氙 $5s^25p^6$ 131.3	O N M L K	8 18 18 8 2
6	55 Cs 铯 $6s^1$ 132.9	56 Ba 钡 $6s^2$ 137.3	57～71 La～Lu 镧 系	72 Hf 铪 $5d^26s^2$ 178.5	73 Ta 钽 $5d^36s^2$ 180.9	74 W 钨 $5d^46s^2$ 183.8	75 Re 铼 $5d^56s^2$ 186.2	76 Os 锇 $5d^66s^2$ 190.2	77 Ir 铱 $5d^76s^2$ 192.2	78 Pt 铂 $5d^96s^1$ 195.1	79 Au 金 $5d^{10}6s^1$ 197.0	80 Hg 汞 $5d^{10}6s^2$ 200.6	81 Tl 铊 $6s^26p^1$ 204.4	82 Pb 铅 $6s^26p^2$ 207.2	83 Bi 铋 $6s^26p^3$ 209.0	84 Po 钋 $6s^26p^4$ 〔209〕	85 At 砹 $6s^26p^5$ 〔210〕	86 Rn 氡 $6s^26p^6$ 〔222〕	P O N M L K	8 18 32 18 8 2
7	87 Fr 钫 $7s^1$ 〔223〕	88 Ra 镭 $7s^2$ 〔226〕	89～103 Ac～Lr 锕 系	104 Rf 𬬻* $(6d^27s^2)$ 〔261〕	105 Db 𬭊* $(6d^37s^2)$ 〔262〕	106 Sg 𬭳* $(6d^47s^2)$ 〔263〕	107 Bh 𬭛* $(6d^57s^2)$ 〔264〕	108 Hs 𬭶* $(6d^67s^2)$ 〔265〕	109 Mt 鿏* $(6d^77s^2)$ 〔268〕	110 Ds 𫟼* 〔269〕	111 Rg 𬬭* 〔272〕	112 Cn 鿔* 〔277〕	113 Nh 鿭* 〔284〕	114 Fl 𫓧* 〔289〕	115 Mc 镆* 〔288〕	116 Lv 𫟷* 〔293〕	117 Ts 鿬 〔294〕	118 Og 鿫* 〔294〕		

镧系	57 La 镧 $5d^16s^2$ 138.9	58 Ce 铈 $4f^15d^16s^2$ 140.1	59 Pr 镨 $4f^36s^2$ 140.9	60 Nd 钕 $4f^46s^2$ 144.2	61 Pm 钷 $4f^56s^2$ 〔145〕	62 Sm 钐 $4f^66s^2$ 150.4	63 Eu 铕 $4f^76s^2$ 152.0	64 Gd 钆 $4f^75d^16s^2$ 157.3	65 Tb 铽 $4f^96s^2$ 158.9	66 Dy 镝 $4f^{10}6s^2$ 162.5	67 Ho 钬 $4f^{11}6s^2$ 164.9	68 Er 铒 $4f^{12}6s^2$ 167.3	69 Tm 铥 $4f^{13}6s^2$ 168.9	70 Yb 镱 $4f^{14}6s^2$ 173.0	71 Lu 镥 $4f^{14}5d^16s^2$ 175.0
锕系	89 Ac 锕 $6d^17s^2$ 〔227〕	90 Th 钍 $6d^27s^2$ 232.0	91 Pa 镤 $5f^26d^17s^2$ 231.0	92 U 铀 $5f^36d^17s^2$ 238.0	93 Np 镎 $5f^46d^17s^2$ 〔237〕	94 Pu 钚 $5f^67s^2$ 〔244〕	95 Am 镅* $5f^77s^2$ 〔243〕	96 Cm 锔* $5f^76d^17s^2$ 〔247〕	97 Bk 锫* $5f^97s^2$ 〔247〕	98 Cf 锎* $5f^{10}7s^2$ 〔251〕	99 Es 锿* $5f^{11}7s^2$ 〔252〕	100 Fm 镄* $5f^{12}7s^2$ 〔257〕	101 Md 钔* $5f^{13}7s^2$ 〔258〕	102 No 锘* $5f^{14}7s^2$ 〔259〕	103 Lr 铹* $5f^{14}6d^17s^2$ 〔262〕

注：相对原子质量录自1999年国际原子量表，并全部取4位有效数字。